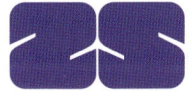

© Verlag Zabert Sandmann
München
1. Auflage 2012
ISBN 978-3-89883-326-4

Redaktion: Karen Guckes-Kühl, Karin Kerber, Dr. Petra Thorbrietz

Redaktionelle Mitarbeit: Antje Bernhardt, Iris Eisenbeiß

Wissenschaftliche Mitarbeit: Dr. Felix Jonto Saha, Dr. Siegfried Schlett

Grafische Gestaltung: Georg Feigl, Marion Feldmann

Illustrationen: Frank Duffek

Foto Buchumschlag (vorne): Gisela Schenker, gettyimages: Howard Rice

Herstellung: Karin Mayer, Peter Karg-Cordes

Lithografie: Christine Rühmer

Druck & Bindung: Mohn Media Mohndruck GmbH, Gütersloh

Beim Druck dieses Buchs wurde durch den innovativen Einsatz der Kraft-Wärme-Kopplung im Vergleich zum herkömmlichen Energieeinsatz bis zu 52 % weniger CO_2 emittiert. *Dr. Schorb, ifeu.Institut*

Prof. Dr. med. Gustav Dobos

Chronische Krankheiten natürlich behandeln

Mein erfolgreiches Therapiekonzept

unter Mitarbeit von Dr. Petra Thorbrietz

ZABERT SANDMANN

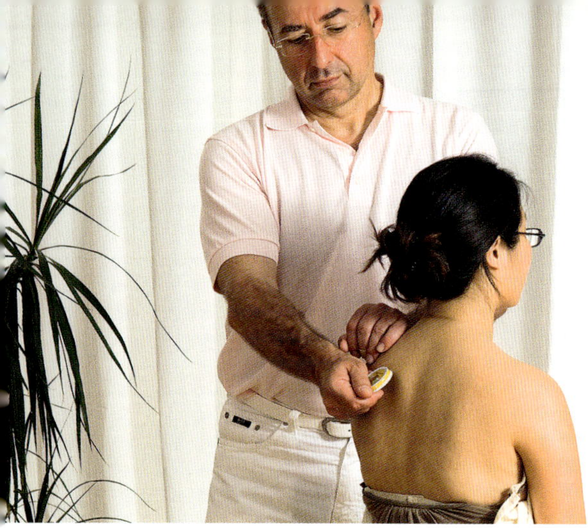
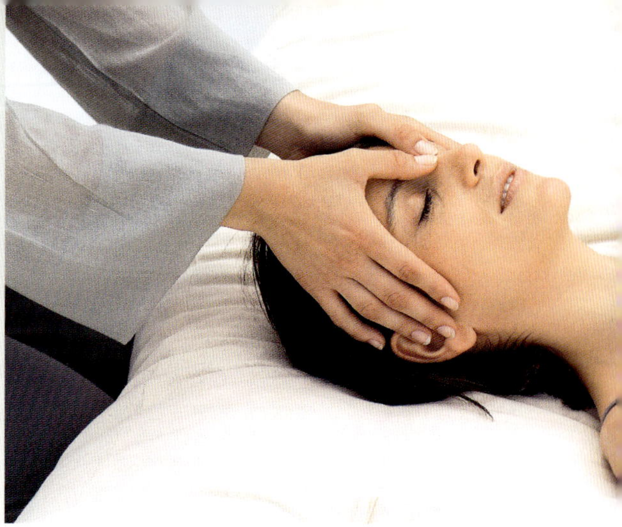

Inhalt

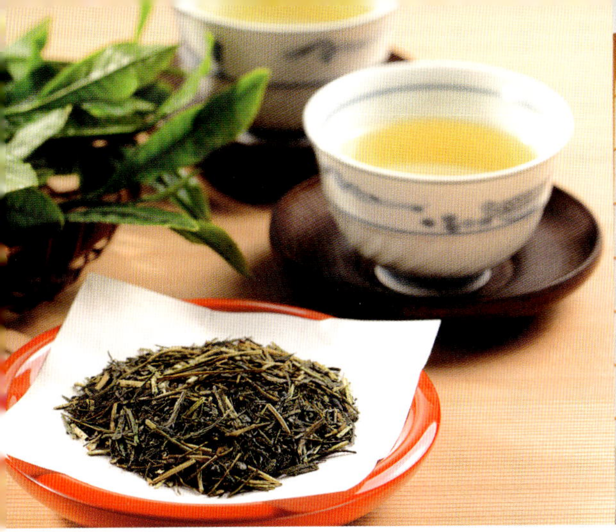

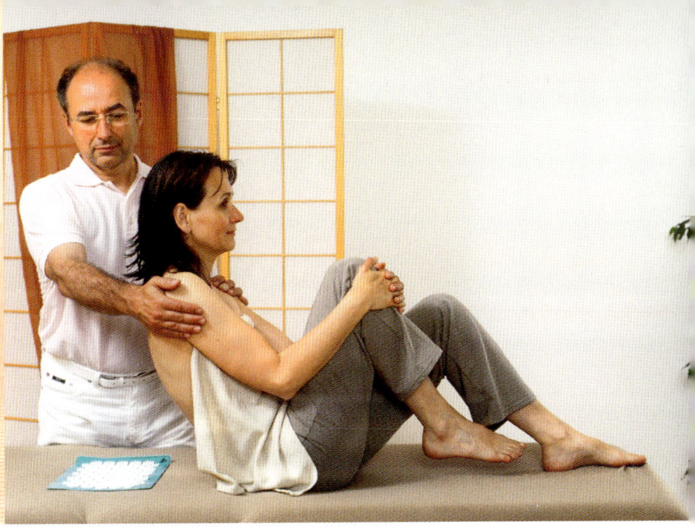

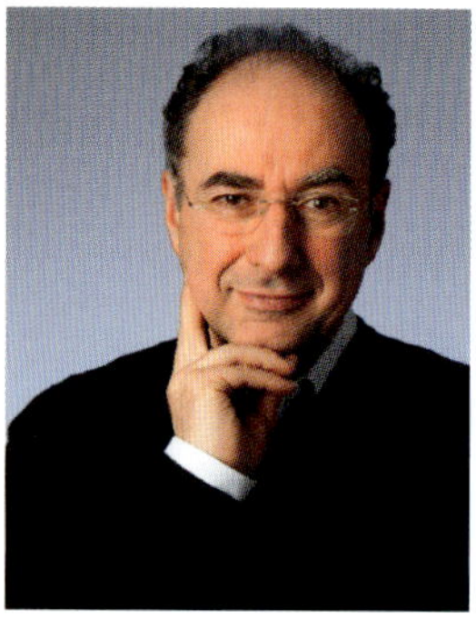

Liebe Leserin, lieber Leser,

Es geht voran – die Integrative Medizin setzt sich in immer mehr Bereichen der Medizin durch. Als im Jahr 2008 die erste Auflage dieses Buches erschien, musste ich den Lesern noch ausführlich erklären, worum es mir geht: um die Integration wissenschaftlich geprüfter naturheilkundlicher Verfahren in die sogenannte Schulmedizin.

In den letzten Jahren hat sich hier vieles getan. Die Naturheilkunde findet immer breitere Anerkennung – und zwar nicht mehr nur in der Bevölkerung, sondern auch innerhalb der Ärzteschaft. Immer mehr meiner Kollegen überweisen Menschen mit chronischen Krankheiten an unsere Klinik für Naturheilverfahren und Integrative Medizin in Essen, weil sie unseren patientenzentrierten Ansatz positiv bewerten.

Der Mensch steht im Mittelpunkt der Integrativen Medizin – denn gerade chronische Krankheiten wie Rheuma, Bluthochdruck oder entzündliche Darmerkrankungen haben nicht nur körperliche Ursachen, sondern auch ganz individuelle Auslöser. Die Krankheitsgeschichten der Patienten sind geprägt von ihrem Lebensstil, den Belastungen ihres Berufs oder ihres Privatlebens. Doch so, wie Stress und Kummer krank machen können, so gibt es in jedem Menschen und in dessen Umfeld auch viele positive Ressourcen. Sie gilt es zu entdecken und zu fördern, wenn eine chronische Krankheit sich nachhaltig bessern soll.

Es geht voran – das ist auch der Grund, warum wir nun, vier Jahre nach dem Erscheinen von »Die Kräfte der Selbstheilung aktivieren!« eine erweiterte Neuauflage vorlegen – mit neuem Titel und ergänzt um viele aktuelle wissenschaftliche Erkenntnisse und klinische Erfahrungen. Gleichzeitig wurden die Inhalte gestrafft, um gerade medizinischen Laien schneller und fokussierter zu vermitteln, was sie selbst für ihre Genesung tun können.

Ein neues Arzt-Patienten-Verhältnis

Das bedeutet nicht, dass die Patienten alleine an ihren Symptomen herumdoktern sollen. Die Integrative Medizin ist kein Gegensatz zur naturwissenschaftlich ausgerichteten Schulmedizin – im Gegenteil: Sie bemüht sich um ein neues Verhältnis zwischen Ärzten und ihren Patienten. Eines, in dem es Zeit und Aufmerksamkeit füreinander gibt. Eines, in dem offen über Ängste vor den Nebenwirkungen von Medikamenten gesprochen werden kann, aber auch über die Risiken von unerwünschten Wechselwirkungen, die zum Beispiel Heilkräuter auslösen können. Johanniskrautpräparate zum Beispiel, bekannte und sehr wirksame pflanzliche Heilmittel bei Depressionen, verändern die Art und Weise, wie viele andere Medikamente verstoffwechselt werden. Die Einnahme dieser seit Jahrhunderten bekannten Heilpflanze sollte daher immer mit einem Arzt besprochen werden.

Richtig angewendet, helfen naturheilkundliche Therapien, die Wirkung einer medizinischen Behandlung zu verstärken. Sie lindern Symptome und können häufig die notwendige

Dosis an Arzneimitteln verringern – und damit auch deren Nebenwirkungen. Patienten halten dadurch auch wichtige therapeutische Maßnahmen eher ein. So ist es gefährlich, bei Asthma das vielleicht lebensrettende Kortisonspray abzusetzen, ohne es vorher mit dem Lungenfacharzt zu besprechen. Andererseits können Patienten mit dieser Krankheit lernen, ihre Lungenkapazität durch gezielte Übungen zu erhöhen und ihre Fitness zu steigern, damit sie nicht mehr so schnell außer Atem kommen. Wie medikamentöse Therapien gegen Heuschnupfen sinnvoll durch Akupunktur unterstützt werden können, ist zum Beispiel das Thema eines Forschungsprojekts der Berliner Universitätsklinik Charité – gefördert von der renommierten Deutschen Forschungsgemeinschaft (DFG).

An den Kliniken Essen-Mitte haben wir 2010 in Kooperation mit dem Zentrum für Senologie ein ambitioniertes Pilotprojekt gestartet: die Behandlung brustkrebskranker Frauen mit Integrativer Onkologie. Auch dabei geht es nicht etwa um »alternative« Tumortherapien, sondern um die Intensivierung der Krebsbehandlung generell. Weil Naturheilverfahren akute Nebenwirkungen der Krebstherapie lindern, brechen die Patientinnen seltener die kräftezehrende Behandlung ab. Zugleich lernen sie, Widerstandskräfte aufzubauen für ein neues Leben nach der Erkrankung. Das Thema Krebs ist zu komplex, um es in diesem Buch abzuhandeln – Sie finden jedoch einen kurzen Überblick und einen Literaturhinweis auf Seite 141.

Besser umgehen lernen mit Belastungen

Eine ganz wichtige Rolle auf dem Weg zur Besserung aller chronischen Krankheiten spielt der Umgang mit Stress. In unserer Klinik in Essen setzen wir die Mind-Body-Medizin ein – ein Begriff, der sich in Deutschland erst langsam durchzusetzen beginnt. Es geht dabei darum, die innere und äußere Lebensordnung in Einklang miteinander zu bringen, Anspannung und Belastungen früher wahrzunehmen, Stress abzufedern, eigenen Bedürfnissen Raum zu geben. Eine wichtige Rolle spielt dabei der Begriff der »Achtsamkeit« – das bewusste Wahrnehmen des Hier und Jetzt, eine Praxis, die aus dem Buddhismus stammt, von dem Amerikaner Jon Kabat-Zinn aber spiritueller Inhalte entkleidet und für die Alltagspraxis tauglich gemacht wurde. Wichtig ist auch der Zugang zur Entspannung. Weil sich Entspannung schwer beschreiben lässt, aber leicht spürbar wird, finden Sie am Ende dieses Buches eine Audio-CD von mir, auf der Sie einige Beispiele für Übungen hören, die Sie leicht erlernen und praktizieren können.

Es lohnt sich, aktiv zu werden

Ich würde mich freuen, wenn ich Sie mit diesem Buch motivieren könnte, Ihre inneren Potenziale zu entdecken, und vielleicht gelingt es Ihnen so, einen eigenen Beitrag zur Linderung Ihrer chronischen Krankheit zu leisten.

Übrigens: Für meine ärztlichen Kollegen dokumentiert dieses Buch auch, insbesondere durch die Darstellung der wissenschaftlichen Veröffentlichungen auf den Seiten 174 bis 181, die rasante Weiterentwicklung der Forschung. Nehmen Sie es also mit in die Praxis, wenn Sie mit Ihrem Arzt über Ihre Fragen sprechen wollen.

In diesem Sinne wünsche ich Ihnen viel Erfolg und alles Gute!

Prof. Dr. med. Gustav J. Dobos

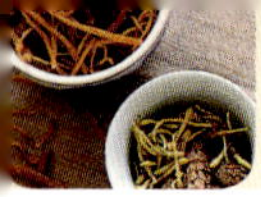

Wie sich Naturheilkunde und moderne Medizin ergänzen

»Ich kann!« Das ist die Botschaft, die ich meinen Patienten mitgeben möchte. Sich nicht unterkriegen lassen. Wieder die Kontrolle über das eigene Leben gewinnen. Sich selbst spüren lernen. Verantwortung für sich übernehmen. An Boden gewinnen. Wieder Lust am Leben haben.

Die besten Heilmittel nützen wenig, wenn es uns Ärzten nicht gelingt, den Menschen in seiner Individualität anzusprechen. Die antiken Lehren von Gesundheit und Heilung erfüllen diese Bedingung: Das indische Ayurveda oder die Traditionelle Chinesische Medizin messen der Persönlichkeit des kranken Menschen mindestens genauso viel Bedeutung zu wie dem Leiden selbst.

Die chinesische Medizin hat viel mit meinem Weg als Mediziner zu tun. Anfang der 80er-Jahre schloss ich den ersten Teil meines Medizinstudiums ab. Ich hatte mich verliebt, in eine junge Frau, die in Freiburg Sinologie studierte. Sie teilte mir mit, dass sie ein zweijähriges Stipendium des Deutschen Akademischen Austauschdienstes (DAAD) in die Volksrepublik China erhalten hatte. Wenn ich sie nicht verlieren wollte, musste ich ihr folgen. So lernte ich Anfang der 80er-Jahre die Grundzüge der Traditionellen Chinesischen Medizin in ihrem Herkunftsland kennen und war mehr als einmal verblüfft, welche Behandlungserfolge mit Methoden erzielt wurden, die so gänzlich anders als jene schienen, die ich gerade erst gelernt hatte.

Was läuft falsch?

Mindestens jedes fünfte Medikament wird in Deutschland nicht wie vom Arzt verordnet eingenommen. Vielleicht landet es auch gleich im Müll. Das gilt zum Beispiel für 40 Prozent der Antidepressiva, für 50 bis 80 Prozent der blutdrucksenkenden Medikamente oder für jedes zweite Rheumamittel.

Jede vierte Einweisung in ein Krankenhaus erfolgt nach Schätzungen durch mangelnde »Compliance«, also das Nicht-Einhalten ärztlicher Empfehlungen. Viele bezahlen den falschen Umgang mit Medikamenten mit ihrem Leben. Allein 40.000 Herzkranke sterben jährlich an falschem Umgang mit ihren Medikamenten.

Warum ist das so? Die meisten Menschen schlucken ungern Arzneimittel. 38 Prozent der Bevölkerung haben nach einer Allensbach-Umfrage aus dem Jahr 2007 Angst vor erheblichen Nebenwirkungen. Jeder Dritte kritisierte, dass »zu rasch starke Medikamente« verschrieben würden und »zu wenig auf Nebenwirkungen geachtet« würde. Das Misstrauen in die Medizin ist groß, obwohl ihre Erfolge zu den bedeutenden Errungenschaften des vergangenen Jahrhunderts gehören: Die Lebenserwartung liegt 30 Jahre höher als noch vor hundert Jahren. Die Notfallmedizin hat in Deutschland höchsten Standard. Viele Operationen, die früher nur unter Lebensgefahr oder zumindest großen Belastungen für den Patienten möglich waren, werden heute minimalinvasiv, also mit kleinstem Schnitt in Haut und Weichteile durchgeführt. Die Diagnostik hat technisch wie molekularbiologisch riesige Fortschritte gemacht und bietet inzwischen neue Möglichkeiten der Vorhersage und Vermeidung von Krankheiten.

Chronische Krankheiten als Herausforderung

Doch während die früher so gefährlichen Infektionskrankheiten oder schwere Unfälle als Todesursache zurückgedrängt wurden, leiden heute bis zu 40 Prozent der Deutschen unter chronischen Krankheiten. Drei Viertel der Bevölkerung sterben daran: die meisten an Herz-Kreislauf-Leiden und Krebs. Rund 70 Prozent des Gesundheitsbudgets müssen in Deutschland allein für die Behandlung fortgeschrittener chronischer Erkrankungen aufgewendet werden. Der rasche Anstieg der älteren Bevölkerung in der Gesellschaft wird das Problem drastisch verschärfen.

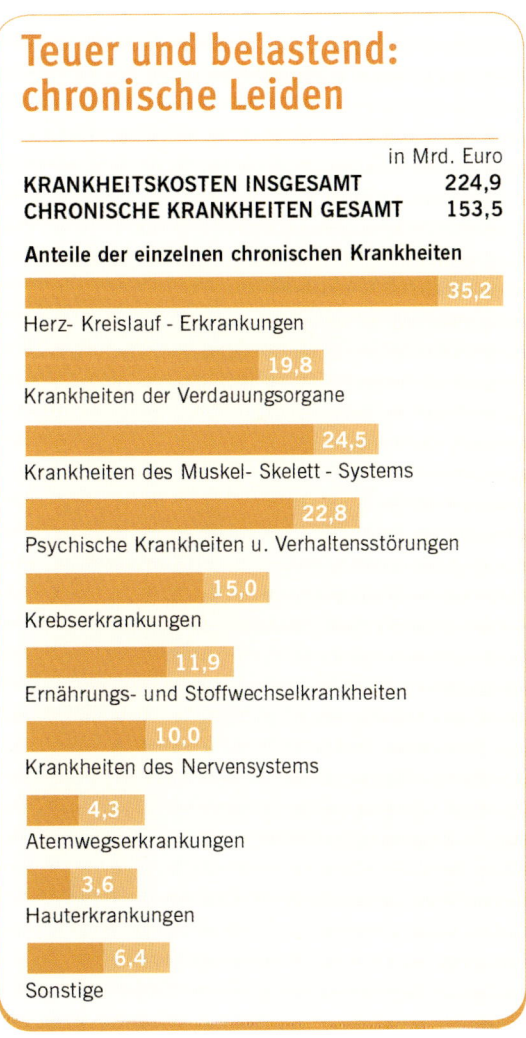

Teuer und belastend: chronische Leiden

	in Mrd. Euro
KRANKHEITSKOSTEN INSGESAMT	**224,9**
CHRONISCHE KRANKHEITEN GESAMT	**153,5**

Anteile der einzelnen chronischen Krankheiten

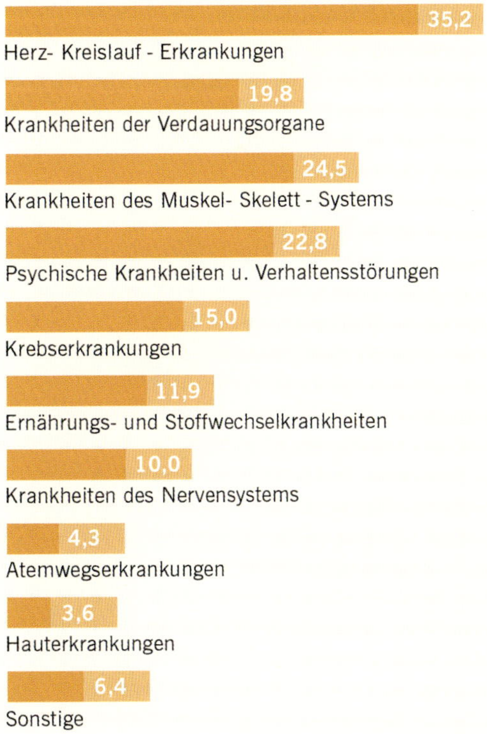

Quelle: Statistisches Bundesamt

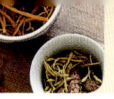

Gleichzeitig entstehen schon bei Jugendlichen neue chronische Krankheiten, die nicht eine Folge des Alters sind, sondern des Lebensstils: Die epidemisch ansteigenden Zahlen von übergewichtigen Kindern lassen befürchten, dass künftig ganz neue Patientengruppen mit Stoffwechselstörungen wie Arteriosklerose oder Diabetes konfrontiert sein werden.

Beschleunigung, Zeitverdichtung und die Möglichkeiten zum Multitasking, zur gleichzeitigen Erledigung mehrerer Aufgaben, erhöhen noch dazu die Belastungen in der Gesellschaft, im Arbeitsleben wie im Privaten. Die Zahl der Depressiven und der Menschen mit Burn-out nimmt genauso zu wie die Gruppe der Schmerzkranken, der Übergewichtigen, der Allergiker. Bei all diesen in unserer Gesellschaft weit verbreiteten Krankheiten und Syndromen spielen Stress und Überlastung eine entscheidende Rolle.

Patientenmeinungen zur Medizin

Schulmedizin und Naturheilkunde

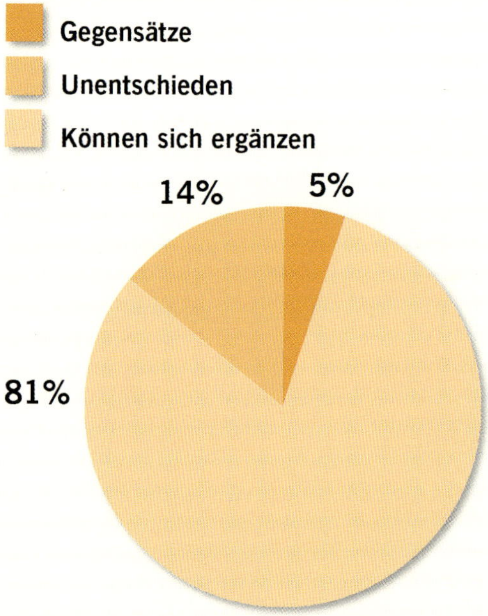

Quelle: Allensbach-Umfrage 2006

Verantwortung übernehmen

Notwendig sind Behandlungsansätze, die über Medikamente weit hinausgehen, die den Kranken befähigen, mit seinem Leiden eigenverantwortlich umzugehen, es zu meistern oder seine Symptome zurückzudrängen. Das gelingt nur mit interdisziplinären Ansätzen, die sich nicht nur an einem einzelnen Organ orientieren, sondern auch die Lebenssituation des Betroffenen berücksichtigen, seine individuelle Verfassung – organisch, psychisch und sozial.

Weniger Nebenwirkungen und eine ganzheitliche Sichtweise sind nach Ansicht jedes zweiten Deutschen die Vorteile der Naturheilkunde. Und 80 Prozent sind überzeugt, dass sie kein Gegensatz zur Schulmedizin ist, sondern eine Ergänzung. Die Komplementärmedizin hat längst das Reich der Kräuterweiblein und der Magie verlassen und die Wissenschaft erobert. In den USA werden ihre Wirkungen seit 1998 am National Center for Complementary and Alternative Medicine (NCCAM) systematisch erforscht, mit staatlichen Mitteln. Zwei Drittel der amerikanischen Medizinfakultäten haben komplementäre Heilverfahren in ihre Ausbildungsgänge integriert. Das gilt für die renommiertesten Kliniken: die Stanford University zum Beispiel, die Harvard Medical School oder das Sloan Kettering Hospital in New York.

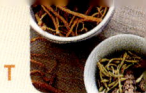

1999 wurde die als Modellprojekt des Landes Nordrhein-Westfalen gegründete Klinik für Naturheilkunde und Integrative Medizin in Essen die erste ihrer Art in Europa. Dazu kam mithilfe der Alfried Krupp von Bohlen und Halbach-Stiftung im Jahr 2004 eine Stiftungsprofessur für Naturheilkunde und Integrative Medizin an der Universität Duisburg-Essen. Inzwischen haben mein Team und ich rund 20.000 Patienten behandelt und erprobt, wie sich naturheilkundliche Verfahren in die klinische Versorgung eingliedern lassen.

Akuthilfe und Umstimmung

»Integrativ« – darunter verstehe ich eine Art »Mehrsprachigkeit«: Wir kombinieren je nach den individuellen Bedürfnissen des Patienten etablierte medizinische Verfahren mit den Erfahrungen, aber auch den wissenschaftlichen Studien aus der Naturheilkunde. Dazu zählen zum Beispiel Wassertherapien nach Sebastian Kneipp, Massage, Neuraltherapie, Akupunktur, Massage und natürlich auch der Einsatz von Heilkräutern. Die Integrative Medizin betrachtet dabei nicht nur einzelne Organe, sondern den Menschen als individuelles Ganzes. In ihrem Schwerpunkt ist sie nicht allein auf die krank machenden Prozesse fokussiert, sondern auf die Ressourcen der Selbstheilung.

Die Integrative Medizin betrachtet nicht nur einzelne Organe, sondern den Menschen als individuelles Ganzes.

Ziel ist die optimale Verbindung zweier unterschiedlicher Strategien: Während die Schulmedizin erfolgreich Symptome und manchmal deren Ursachen bekämpft und vor allem im Akutfall hervorragende Dienste leistet, setzen Naturheilkunde, aber auch die Traditionelle Chinesische Medizin (TCM) und die Mind-Body-Medizin an einem anderen Punkt an: an den Selbstregulationsmechanismen des Körpers. Sie wirken deshalb häufig mit Zeitverzug und erfordern Geduld, Regelmäßigkeit und eine gewisse Disziplin. Bei akuten und vielleicht sogar lebensbedrohenden Symptomen können sie schulmedizinische Medikamente nicht ersetzen. Die Bereitschaft der Patienten, mehr Verantwortung für sich zu übernehmen, bedeutet deshalb auch, in Absprache mit dem Arzt darauf zu achten, dass so wenig Medikamente wie möglich eingenommen werden, aber eben auch so viele wie nötig.

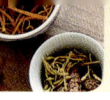

Neben der Behandlung ist ein zweites, wichtiges Ziel der Integrativen Medizin die Vorbeugung von Krankheiten. Der Druck zu handeln ist groß: 90 Prozent aller Herz-Kreislauf-Krankheiten, 60 Prozent aller Krebserkrankungen und mehr als die Hälfte der Schmerzsyndrome sind die Folge eines ungesunden Lebensstils. In seinem Zentrum steht der Stress: Menschen, die sich überlastet fühlen, leben besonders ungesund. Bis zu 90 Prozent der Symptome, wegen der Menschen ihren Hausarzt aufsuchen, haben ihre Wurzel im Stress. Der richtige Umgang mit Belastungen im Alltag ist deshalb eine zentrale Aufgabe für die Integrative Medizin.

Motivation statt Strafe

Doch wie kann man sein Leben nachhaltig verändern? Abschreckungskampagnen nutzen wenig gegen ungesundes Verhalten. Anstatt die negativen Seiten des Lebensstils zu betonen, bemühen sich moderne verhaltenspsychologische Ansätze deshalb, Aktivität und Lebensfreude zu wecken, um unsere Gesundheit zu schützen.

Bis zu 90 Prozent der Symptome, wegen der Menschen ihren Hausarzt aufsuchen, haben ihre Wurzel im Stress.

1997 bekam ich die Chance, als Chefarzt einer Naturheilklinik im sächsischen Bad Elster die Integration von schulmedizinischen und anderen Ansätzen in die klinische Praxis umzusetzen. Zwei Jahre später übernahm ich mit einem Team von damals acht Mitarbeitern die neu gegründete Abteilung für Naturheilkunde und Integrative Medizin in Essen-Mitte, eine Modelleinrichtung des Landes Nordrhein-Westfalen. Nach einer fünfjährigen Evaluationsphase durch den Wissenschaftsbeirat der Universitätsklinik Essen hatte sich das 54-Betten-Haus etabliert. Die Klinik wird von allen Krankenkassen anerkannt. Das Unterfangen, auch noch einen Lehrstuhl für das Gebiet zu etablieren, schien damals völlig abenteuerlich. Doch mit Unterstützung der Alfried Krupp von Bohlen und Halbach-Stiftung gelang es.

Was hält uns gesund?

Diese Frage ist viel schwieriger zu beantworten als die nach den Auslösern von Krankheiten. Der israelische Medizinsoziologe Aaron Antonovsky (1923 bis 1994) prägte in diesem Zusammenhang den Begriff der »Salutogenese« – der Erforschung der Quellen der Gesundheit. Wer Gesundheit »lernen« will, muss begreifen, was sein Umgang mit seinem Körper für Folgen hat. Er muss praktische Erfahrungen mit neuen Verhaltensweisen machen und diese in seinen Alltag einbauen können. Und er muss Sinn in seinem Leben suchen oder finden. Dann kann er das Bewusstsein entwickeln: »Ich kann, wenn ich will!«

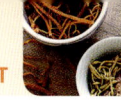

Jeder Mensch verfügt über ein Gesundheits- und Entwicklungspotenzial, das durch Anforderungen und Krisen reift.

Jeder Mensch verfügt über ein Gesundheits- und Entwicklungspotenzial, das in der Auseinandersetzung mit Anforderungen und Krisen reift. Dieses Potenzial kann durch günstige Umweltbedingungen wie gute Ernährung oder Freude an der Arbeit ebenso gestärkt werden wie durch bestimmte Entspannungstechniken oder Therapien. Wichtig ist dabei das Prinzip der Achtsamkeit, auf das Sie immer wieder in diesem Buch stoßen werden: die bewusste Aufmerksamkeit für das Sein in diesem Augenblick. Wenn es Ihnen gelingt, Ihre Aufmerksamkeit auf den eigenen Körper und den Atem zu richten, werden Ihnen Stress oder Angst nicht mehr so viel anhaben können. Sie werden die Fähigkeit entwickeln, rechtzeitig die Notbremse zu ziehen, bevor Sie Ihren Organismus überfordern.

Ein wichtiges Schlagwort in der modernen Medizin ist »evidenzbasiert«. Es besagt, dass Therapien nachvollziehbar und wissenschaftlich überprüfbar sein sollen. Für die Praxis bedeutet das, so schreibt der Brite David Sackett, der Begründer der »Evidence-Based Medicine (EBM)«, dass der Arzt seine individuelle Erfahrung mit den besten, aktuell zur Verfügung stehenden wissenschaftlichen Erkenntnissen verbindet, um die für den Patienten optimale Therapie zu finden. Bei nichtpharmakologischen Therapien wie allen hinwendungsorientierten Verfahren (z. B. Chirurgie, Atemtherapie) ist der bei Medikamenten übliche »randomisierte Doppelblindversuch« (RCTs) nicht oder nur schwer möglich. Auch sonst spiegeln die standardisierten RCTs die Behandlungsrealität nur unzureichend wider. An der Charité Berlin wird deshalb daran gearbeitet, geeignete Wirkungsnachweise für die Praxis der Medizin zu entwickeln. Details darüber finden Sie in den Literaturhinweisen im Anhang oder in meinem Buch »Chronische Erkrankungen«.[1, 2]

Der Lebensstil als Schlüssel

Entspannung, Ernährung, Bewegung – das sind die wesentlichen Faktoren, über die wir Einfluss auf unseren Körper nehmen können.

1, 2: siehe Literatur Seite 174

Gezielte Reize durch Körpertherapien spielen dabei eine große Rolle. Denn sie wirken nicht nur lokal, sondern beeinflussen auch das Gehirn. Vieles läuft dabei unbewusst ab, gesteuert von den evolutionär ältesten Zentren im Gehirn. Ein weiterer zentraler Punkt der Integrativen Medizin ist deshalb der Umgang mit Stress, einem Urmechanismus unseres Körpers.

Allein 40 Prozent der Risikofaktoren für einen Herzinfarkt werden darauf zurückgeführt. Die meisten Medikamente, die verschrieben werden, hängen in irgendeiner Form mit Stress zusammen: Antidepressiva, Beruhigungs- und Schlafmittel, Blutdrucksenker und Säurehemmer und auch Schmerzmittel.

Vereinfacht gesprochen verfügt unser Organismus über ein – durch die Erbanlagen bestimmtes – Programm, das uns befähigt, auf gefährliche Situationen zu reagieren. Fühlen wir uns bedroht, dann aktiviert unser sympathisches Nervensystem ein Areal im Gehirn, das Hypothalamus genannt wird. Das setzt eine Kaskade von Hormonen im Körper frei, die Stoffwechsel und Herzfrequenz, Blutdruck und Muskelspannung anregen: In Bruchteilen von Sekunden ist der gesamte Organismus in Alarmbereitschaft. Dadurch sind wir in der Lage, auf die Gefahr zu reagieren – wir können weglaufen oder uns wehren. Wir bezeichnen diesen Reflex als »Kampf-oder-Flucht-Reaktion« oder als »Stressreaktion«. Der Volksmund nennt das schlicht »Stress«.

Wenn die gefährliche Situation erfolgreich gemeistert wurde, folgt eine Phase der Erholung: Das parasympathische Nervensystem dämpft nun die körperliche und geistige Erregung und reguliert alle Stoffwechselvorgänge in die entgegengesetzte Richtung, zur Ruhe hin. Das ist die »Entspannungsantwort«.[3]

Die Gefahr innerer Bilder

Die meisten Stressauslöser begegnen uns nicht real, sondern bedrohen uns in unseren Gedanken und Vorstellungen.

Die meisten Stressauslöser begegnen uns heute nicht mehr real, sondern bedrohen uns in unseren Gedanken und Vorstellungen – zum Beispiel in der Angst, eine geforderte Leistung nicht zu erbringen. Diese inneren Bilder und Gedanken bewirken das Gleiche wie reale Gefahren – nur bauen wir danach die durch die Stressreaktion ausgelöste körperliche Aktivierung nicht mehr durch Kampf oder Flucht ab: Die Entspannungsreaktion bleibt häufig aus. Der Stress wird chronisch – und zur Grundlage vieler Krankheiten.

3: siehe Literatur Seite 174

Stress ist keine Einbildung oder Nervenschwäche – Sie sollten ihn sehr ernst nehmen. Das liegt daran, dass die entwicklungsgeschichtlich älteren Teile unseres Gehirns, die für Emotionen und Instinkte zuständig sind, weitgehend autonom auf Reize reagieren. Sie bereiten uns Stress, bevor der jüngere Verstand rational entgegensteuern kann. So kommt es, dass uns ein Stück Holz im Halbschatten Angst einjagen kann. Bis wir realisieren, dass es keine Schlange ist, klopft unser Herz schon längst bis zum Hals.

Der amerikanische Neurologe Antonio Damasio[4] von der Universität of Southern California interpretiert unsere Psyche als ständigen Versuch des Ausgleichs zwischen dem kognitiven, rationalen Gehirn, das der Außenwelt zugewendet ist, und dem emotionalen Gehirn, das auf Überleben ausgerichtet ist und in engem Kontakt mit dem Körper steht. Dabei ist es der innerste und älteste Teil, das sogenannte limbische System, das unser physiologisches Gleichgewicht kontrolliert: Atmung, Herzrhythmus, Blutdruck, Appetit, Schlaf, Libido und Hormone.

Die Psyche ist wichtig

Zum Glück sind wir dem Stress nicht wehrlos ausgeliefert. Wir können etwas dagegen tun, und das fängt bei unserer inneren Einstellung an: So erkannte der amerikanische Psychologe Richard Lazarus (1922 bis 2002) schon in den 60er-Jahren, dass wir uns unterschiedlich stark »gestresst« fühlen – je nachdem, ob wir eine Belastung im Griff zu haben glauben oder uns hilflos fühlen. Psyche und Körper hängen eng miteinander zusammen.

Wir fühlen uns unterschiedlich stark gestresst – je nachdem, ob wir eine Belastung im Griff zu haben glauben oder uns hilflos fühlen.

Diese Erkenntnis stellte auch ganz neue Fragen an die Medizin: Was hilft wirklich? Ein Medikament oder bereits der Glaube daran? Mitte der 70er-Jahre unternahmen der Sozialpsychologe Robert Ader und der Immunologe Nicholas Cohen von der Universität Rochester ein legendäres Experiment, das zeigte, dass Gesundheit »gelernt« werden kann. Mäuse, die immununterdrückende Mittel gemeinsam mit Zuckerlösung verabreicht bekamen, wiesen auch dann noch eine verringerte Abwehrreaktion auf, als sie statt des Medikaments ein Scheinmedikament mit der Zuckerlösung erhielten.[5]

Wenn wir unsere Vorstellungen verändern, finden wir zu neuen Bewertungen und Handlungsprogrammen.[6] Das könnte auch die

4–6: siehe Literatur Seite 174

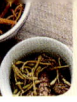

unspezifische, aber deutliche Wirkung von »fühlbaren« Therapien wie Yoga oder Qigong verständlich machen.

Auf der Basis dieser Erkenntnis wurden für die Stressbewältigung Techniken mit dem Ziel entwickelt, selbstschädigende Gedanken zu erkennen und durch andere Vorstellungen zu ersetzen. Der amerikanische Psychotherapeut Albert Ellis (1913 bis 2007) entwickelte eine Strategie, um Emotionen zu »entschärfen«, die wir in unserer Essener Klinik neben anderen Verfahren in der Ordnungstherapie anwenden: Die Patienten lernen, die reale Situation, die ihnen Stress bereitet, von ihrer subjektiven Bewertung zu unterscheiden. So entlarven sie ihre eigenen Denkmuster und können sie mit einiger Übung bald aushebeln. Es geht darum, negative Gedanken wie Ängste oder Aggressionen als eigene Bewertungen zu erkennen – denn die meisten von ihnen laufen unbemerkt und »automatisch« in uns ab, während sie gleichzeitig Stress auslösen. Wenn Sie erst einmal Ihren negativen Gedankenmustern auf die Spur gekommen sind, ist es möglich, diese zu hinterfragen: Woher weiß ich das? Ist das wirklich wahr? Ziehe ich voreilige Schlüsse? Übertreibe ich?

Gedankentraining stärkt Sie im Umgang mit dem Leben und – wenn Sie krank sind – in der Bewältigung Ihrer Symptome.

Vielleicht erscheinen Ihnen diese Beispiele banal. Doch am Spiegel des Stresshormons Kortisol lässt sich ablesen, wie stark negative Gedanken auf den Körper wirken. Der Körper unterscheidet nicht zwischen einer tatsächlichen Notsituation und einer Katastrophe, die in Wirklichkeit nur in unserer Vorstellungskraft existiert.[7]

Beim Ausbruch von Krankheit spielt chronischer Stress häufig eine entscheidende Rolle. Beispiele sind chronisch entzündliche Darmerkrankungen, Herzerkrankungen bis hin zum Infarkt, Rheuma, Migräne, chronische Schmerzen, Asthma und Allergien. Seit Kurzem gibt es aus Tierversuchen auch erste Hinweise darauf, dass eine experimentelle chronische Stresssituation auch das Wachstum von Krebsmetastasen fördert.[8]

Umgekehrt lässt sich am Kortisolspiegel ablesen, dass das Konzept der Stressbewältigung funktioniert: Die Fähigkeit, die eigenen Gedanken wahrnehmen und beeinflussen zu können, ermöglicht Ihnen, die Kontrolle über Situationen zu behalten und sich nicht mehr abhängig zu fühlen. Gedankentraining stärkt Sie im Umgang mit dem Leben und – wenn Sie krank sind – in der Bewältigung Ihrer Symptome. Viele Patienten lernen auf diese Weise, mit Schmerzen anders umzugehen, und sie benötigen danach weniger

7, 8: siehe Literatur Seite 174

Medikamente. Ein bewusster Umgang mit ihren Bewertungen und Vorstellungen unterstützt ihre Selbstheilungskräfte – unter anderem, weil sich der Haushalt ihrer Botenstoffe verändert. Ein arabisches Sprichwort sagt: »Wir können nicht verhindern, dass die Vögel der Sorge über unserem Kopf kreisen. Doch es liegt an uns, zu entscheiden, ob sie Nester bauen dürfen.«

Training für die Nerven

Unsere Beziehung zu den Mitmenschen, unsere Rollen im Alltag und emotionalen Bindungen zu anderen wirken direkt bis auf die biochemische Ebene. Das gilt nicht nur für Flusskrebse. Sie schlagen mit dem Schwanz, wenn sie sich bedroht fühlen. Dieser Reflex wird durch den Botenstoff Serotonin ausgelöst, aber nur bei starken, dominanten Tieren. Bei untergeordneten Tieren in der Gruppe sorgt es im Gegenteil dazu, dass diese den »Schwanz einziehen«. Sperrt man nun zwei untergeordnete Tiere in einen Raum, dann kämpfen sie um eine neue Rangordnung. Bei dem Tier aber, das sich die Rolle des »Chefs« erstritten hat, dreht sich sofort die Wirkung des Serotonins um und löst nun auch den Schlagreflex aus. Den Stressforschern zeigte dieses Experiment, dass die Verschaltung der Nerven nicht, wie früher angenommen, unveränderbar ist. Der Satz »Was Hänschen nicht lernt, lernt Hans nimmermehr« stimmt nicht: Das Nervensystem kann umtrainiert werden. Diese Eigenschaft (Neuroplastizität) können wir uns zunutze machen und krank machende Angewohnheiten abtrainieren.

Unsere Rollen im Alltag und unsere emotionalen Bindungen zu anderen wirken direkt bis auf die biochemische Ebene.

Körperliche Nähe hat viele positive Auswirkungen: Botenstoffe wie das Bindungshormon Oxytocin, das schon bei der Mutter-Kind-Beziehung eine große Rolle spielt, prägen auch später noch unsere Beziehungen. Sie erzeugen Wohlbehagen und den Wunsch nach mehr – das bringt uns schließlich dazu, Bindungen einzugehen. Dieses Grundprinzip des Lebens reicht sogar bis zur Ebene der Zelle: Wenn man eine Herzzelle isoliert und in eine Nährlösung legt, hört sie auf zu zucken und stirbt. Wenn man nun eine zweite Zelle neben sie legt, beginnen beide im selben Rhythmus zu schlagen und überleben länger. Wenn wir uns geliebt fühlen oder uns selbst lieben, werden Hormone, Endorphine und andere chemische Stoffe ausgeschüttet. Dieser biochemische Zustand des Wohlfühlens gleicht viele negativen Effekte der Stressreaktionen im Alltag aus.[9]

9: siehe Literatur Seite 174

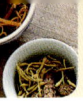

Kennen Sie jemanden, der meditiert? Dieser Vorgang lässt sich nur schwer beschreiben, denn äußerlich passiert dabei nicht viel. Meditation ruft einen ruhigen und ausgeglichenen Zustand von Geist und Körper hervor. Andererseits führt sie gleichzeitig zu erhöhter Wachheit und verschärfter Wahrnehmung. Wie kann das sein? Neurobiologen und Mediziner vermuten, dass in der Meditation das für Aktivierung verantwortliche sympathische und das für Entspannung zuständige parasympathische Nervensystem gleichzeitig aktiv sind. Das Herz wechselt seinen Rhythmus. Die Blutgefäße weiten sich. Hände und Füße werden warm.

Damit sich jedoch mit fortschreitender Entspannung die Gefäße nicht über ein optimales Maß weiten und der Blutdruck nicht unter ein kritisches Maß sinkt, sendet das zentrale Nervensystem ab einem bestimmten Punkt ein Signal aus: einen Botenstoff namens Vasopressin. Während die Entspannungsreaktion bis dahin die Muskelspannung, Puls und Blutdruck reduziert hat, scheint ab diesem Punkt eine Gegenregulation einzusetzen: Zwischen den Polen der Ent- und Anspannung sucht der Organismus nach einer Mitte der »Wohlspannung«, der wachen Gelassenheit. Tests zeigen, dass die Ausschüttung von Vasopressin von einer positiven emotionalen Gestimmtheit begleitet wird. In Experimenten zeigte sich außerdem, dass sich sowohl Gesunde wie auch Menschen mit Gedächtnisproblemen nach einer mehrtägigen Einnahme genauer, besser und zuverlässiger erinnern können. Vasopressin, so die Annahme der Meditationsforscher, hilft dabei, positive Bilder – etwa bei der Visualisierung – im Gehirn zu verankern.

Zwischen den Polen der Ent- und Anspannung sucht der Organismus bei der Meditation nach der »Wohlspannung«, der wachen Gelassenheit.

Der Atem als Instrument

Eine spezielle Form der Atemtherapie setzen wir unter anderem an unserer Essener Klinik bei chronischen Schmerzen ein. Eine wichtige Rolle spielt der Atem auch in der »Mindfulness-Based Stress Reduction« des Molekularbiologen Jon Kabat-Zinn. Im Rahmen seiner »Achtsamkeitsmeditationen« nehmen auch Depressivität und Angst ab, und die Fähigkeit, mit belastenden Situationen umzugehen, verbessert sich deutlich.

Der Kardiologe Herbert Benson von der Harvard University hat viele dieser Aspekte in der Mind-Body-Medizin (MBM) zusammengefasst, der amerikanischen Weiterentwicklung einer deutschen

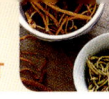

Ordnungstherapie. Sein Therapieprogramm kombiniert verhaltenspsychologisches Training mit viel Bewegung, gesunder Ernährung und sozialer Unterstützung. Im Zentrum seiner Strategie steht das Erlernen der Fähigkeit, die Stressreaktion des Körpers zu neutralisieren: Der Körper reagiert mit einer Entspannungsantwort.

Eine wichtige Rolle spielt dabei auch körpereigenes Stickoxid, das in den Gefäßwänden je nach körperlichem Wohlbefinden in unterschiedlichen Konzentrationen gebildet und auch wieder abgebaut wird. Es führt im Organismus zur Freisetzung anderer Botenstoffe, der sogenannten Cannabinoide.[10] Erhöht sich deren Konzentration im Nervensystem, senkt das in der Folge Blutdruck und Pulsschlag und schützt vor nervlicher Überlastung. Nachgewiesen ist ein positiver Effekt bei koronarer Herzkrankheit, chronisch entzündlicher Darmerkrankung, rheumatischen Leiden, chronischen Schmerzen, Migräne und Kopfschmerzen, Fibromyalgie sowie begleitend zur Brustkrebstherapie.[11, 12]

Dass sich die Mühe lohnt, zeigt eine Pilotstudie: Bei Personen, die ihren Lebensstil änderten, wurden bereits nach drei Monaten Krebsgene abgeschaltet.[13, 14]

Die Stärke der Integrativen Medizin liegt darin, dass sie die enorme Schlagkraft der Schulmedizin, was die Bekämpfung akuter Krankheiten und Symptome angeht, mit den zwar sanften, aber nachhaltigen Potenzialen anderer Medizinsysteme kombiniert – und so speziell die Selbstheilungskräfte fördert. Die Chance liegt darin, dass die Patienten dabei ihren eigenen, ganz individuellen und ihren Möglichkeiten gemäßen Ansatzpunkt finden, selbst etwas zu ihrer Gesundheit beizutragen. Es macht schließlich auch jede schulmedizinische Therapie effizienter, wenn die Betroffenen darauf vertrauen, dass sie selbst, mit der Hilfe der Medizin, etwas bewegen können und sich sagen: »Ich kann.«

Was ist Integrative Medizin?

An der Essener Klinik praktizieren mein Team und ich die sogenannte Integrative Medizin. Das sind ihre Kennzeichen: Sie

- verbindet Schulmedizin mit wissenschaftlich geprüften traditionellen Heilverfahren wie Naturheilkunde oder Traditionelle Chinesische Medizin,
- bezieht Neuraltherapie, manuelle Therapien sowie ausleitende Verfahren wie Schröpfen oder Blutegeltherapie mit ein,
- reduziert die Dosis von Medikamenten und dadurch ihre Nebenwirkungen,
- nutzt mentale Techniken der Mind-Body-Medizin zur Stressbewältigung,
- regt die Selbstheilungskräfte an,
- wirkt positiv auf die Stimmung,
- motiviert zu einem gesünderen Lebensstil,
- lindert akute Symptome,
- führt zu einer langfristigen Umstimmung des Organismus,
- gibt Hilfe zur Selbsthilfe,
- überprüft ihre Aussagen mit wissenschaftlichen Methoden.

10–14: siehe Literatur Seite 174

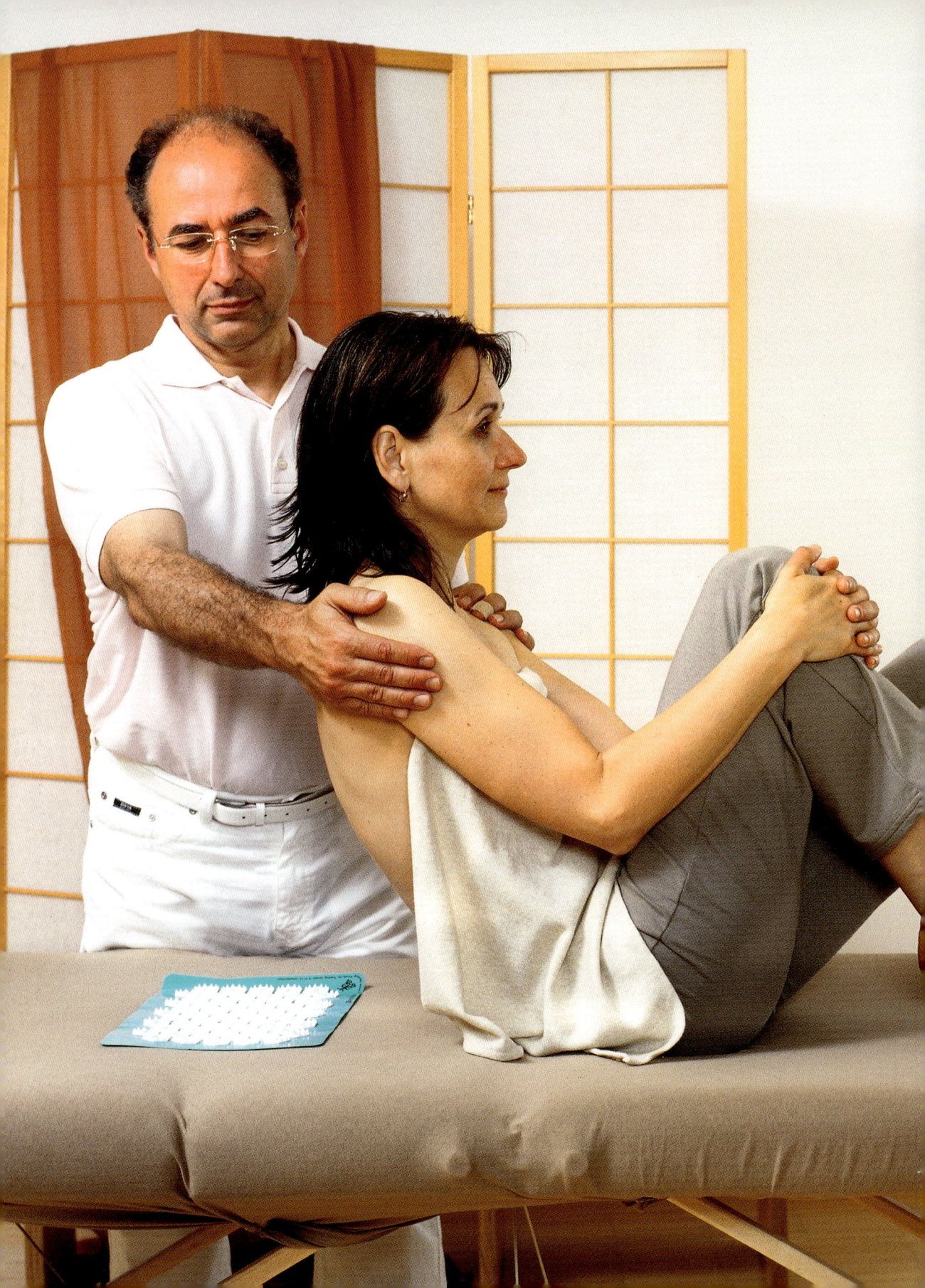

Akuthilfe und langfristige Strategien

Ob bei Asthma, Rückenschmerzen oder Migräne – viele der chronischen Krankheiten können Sie mit Naturheilverfahren selbst erfolgreich beeinflussen. Sie helfen nicht nur bei akuten Symptomen, sondern leiten vor allem auch nach und nach eine Umstimmung des Körpers ein. In der Folge kann die Tablettendosis reduziert werden, und die Vitalität steigt. Besonders wichtig ist auch, dass Sie lernen, Ihre Selbstwahrnehmung zu stärken und zu erkennen, unter welchen Bedingungen die Beschwerden auftreten. Lesen Sie hier, was Sie zu Hause für sich tun können.

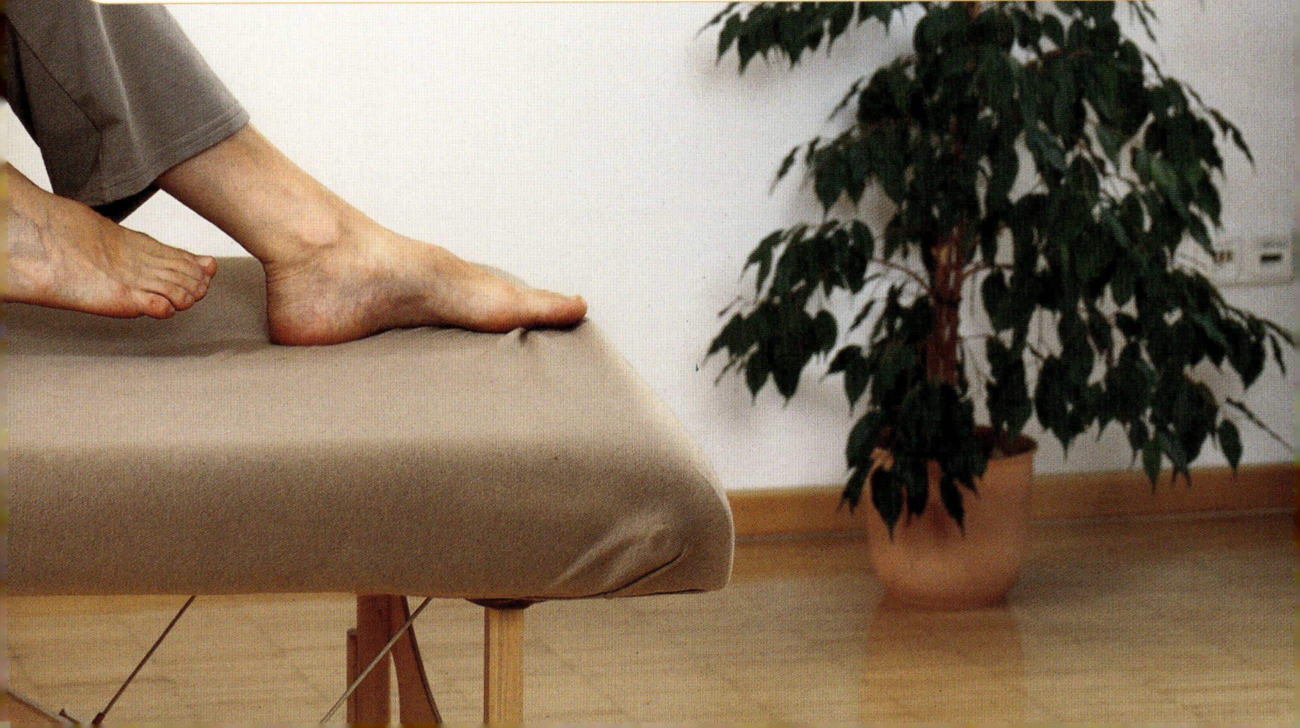

Allergien

Die Fakten

- Jede zweite Frau und jeder dritte Mann in Deutschland entwickeln im Laufe ihres Lebens eine Allergie. 18 Prozent der Kinder sind daran erkrankt, jedes dritte Neugeborene kommt mit einer Überempfindlichkeit des Immunsystems zur Welt. Die Zahl der Allergiker hat sich in den vergangenen drei Jahrzehnten in Europa fast verdreifacht. Schon heute schätzt man dort den volkswirtschaftlichen Schaden auf mindestens 100 Milliarden Euro jährlich.[1, 2] Jeder dritte Patient sucht Hilfe bei Naturheilverfahren.[3]

Ansatz der Naturheilkunde

- Entspannung reguliert den Botenstoffhaushalt und dämpft die überschießenden Reaktionen des Immunsystems. Kontrollierte Reize, etwa Güsse, senken die Empfindlichkeit des Organismus. Probiotika und gezielte Ernährung stärken die Darmflora als Basis des Abwehrsystems.
- **PROGNOSE:** Wer das Allergen möglichst meidet und den richtigen Umgang mit Stressfaktoren lernt, kann die Auswirkungen einer Allergie deutlich abschwächen. Das mindert den Einsatz von Medikamenten (Kortison, Antihistamine) und ihre Nebenwirkungen.

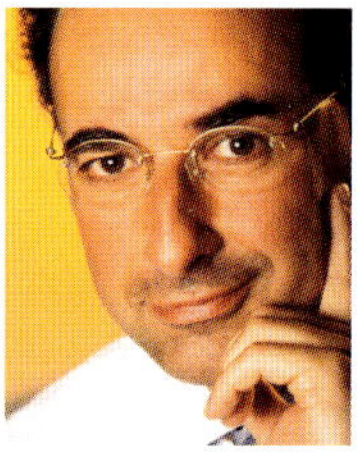

Warum es sich lohnt, aktiv zu werden

Allergien sind komplexe Reaktionen des Körpers, eine Kombination von meist genetisch bedingten molekularbiologischen Reaktionen auf ganz bestimmte Substanzen (meist Eiweißstoffe) und Störungen der Körperregulation, die ganz wesentlich von der Umwelt beeinflusst werden. In erster Linie geht es bei der Behandlung also darum, die **Auslöser einer Allergie zu erkennen** – zum Beispiel Hundehaare oder Selleriesalz, Schalentiere oder Birkenpollen – **und möglichst zu meiden.**

Leider werden gerade im Umfeld der Naturheilkunde häufig Diagnoseverfahren angewendet, die nicht ausreichend überprüft sind. Dazu zählen zum Beispiel die Elektroakupunktur nach Voll, Bioresonanzverfahren und die Kinesiologie. Solche Methoden ergeben eine Fülle von Hinweisen auf Substanzen, die angeblich zu meiden wären, vor allem bestimmte Lebensmittel. Meistens ist dieser restriktive Umgang mit Nahrung jedoch gar nicht nötig. Er kann zu Mangelerscheinungen (Mineralstoffe und Vitamine) führen und er schürt Ängste, die ihrerseits

1–3: siehe Literatur Seite 174

wieder allergische Reaktionen verstärken. Ein Prick-Test, bei dem Substanzen auf die Haut aufgetragen werden, zeigt zwar unter Umständen eine immunologische Reaktion auf eine bestimmte Substanz (Sensibilisierung). Eine behandlungsbedürftige Allergie liegt aber erst vor, wenn auch ein klinisches Symptom wie zum Beispiel ein richtiger Ausschlag auftritt. Bevor Sie sich also auf spezialisierte Diäten oder Therapien einlassen, die Ihnen möglicherweise auch schaden könnten, sollten Sie sich auf jeden Fall umfangreichen Allergietests bei einem internistischen Facharzt (Allergologen) unterziehen. Hinweis: Wenn Sie Beschwerden wie etwa Krämpfe oder Durchfall haben und kein Nahrungsmittel als Allergen oder unverträglich identifiziert wurde, könnten Sie möglicherweise unter einem Reizdarm leiden (siehe Seite 118).

Der zweite und mindestens ebenso wichtige Weg ist – neben der Vermeidung des Allergens – die **Stärkung der Psyche** und damit der Regelkreise des Organismus. Aus der Forschung wissen wir, dass unser Immunsystem stark von psychischen Faktoren abhängig ist, es wird von ihnen »konditioniert«. Die Botenstoffe der Körperabwehr stehen in ständigem Wechselspiel mit denen des vegetativen Nervensystems und der Psyche – das ist das Gebiet der »Psycho-Neuro-Immunologie«. Hier greifen Verfahren der Ordnungstherapie (siehe Seite 170), zum Beispiel Entspannungstechniken und Achtsamkeit im Alltag oder, wenn ungelöste Konflikte eine Rolle spielen, auch eine Psychotherapie.

Schließlich ist, zur langfristigen Abschwächung allergischer Reaktionen wie auch zur Vorbeugung, eine **gesunde Darmflora** unerlässlich. Ihre Grundlagen werden beim Stillen gelegt: Durch die Muttermilch erhält das Baby nicht nur eine optimale Nahrung, sondern das Stillen sorgt auch dafür, dass Keime von der Haut der Mutter in den Dickdarm ihres Kindes gelangen und dort das Immunsystem schulen.

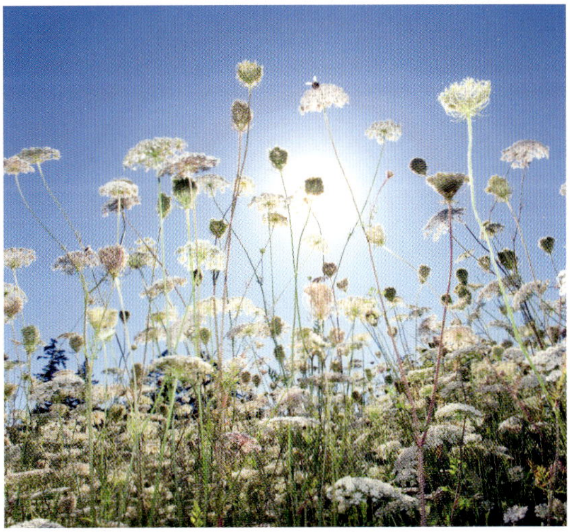

Vor allem die Pollen von Gräsern und Kräutern lösen neben denen einiger Bäume Heuschnupfen aus.

Als Erwachsene tragen wir bis zu 100-mal mehr Bakterien im Darm, als wir Körperzellen besitzen. Störungen in diesem Biotop, zum Beispiel eine Überzahl derjenigen Bakterien, die schädliche Stoffwechselprodukte abgeben, beeinträchtigen das Immunsystem in seiner Funktion. Das ließ sich bei Dermatitis-Patienten in wissenschaftlichen Studien nachweisen.[4]

Deshalb spielt eine richtige Ernährung oder auch die Behandlung mit probiotischen Bakterien bei Allergien eine wichtige Rolle – und zwar selbst dann, wenn es nicht um Überempfindlichkeiten gegenüber Nahrungsmitteln geht.

4: siehe Literatur Seite 174

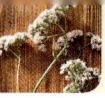

Anleitungen zur Akuthilfe

Bei Insektenstichen

Einige Menschen reagieren vor allem auf das Gift von Bienen oder Wespen mit lebensbedrohlichen Symptomen. Sie sollten immer ein Notfall-Set bei sich tragen, das ein Antihistaminikum, ein Kortisonpräparat und eine Spritze mit Adrenalin enthält. Danach sollten Sie den Notarzt rufen.

In leichten Fällen lindert eine halbe Zwiebel den Schmerz und desinfiziert gleichzeitig. Sie wird auf die Einstichstelle gelegt und mit einem Pflaster oder Verband fixiert. Wohltuend sind auch die frisch zerdrückten Blätter des Spitzwegerichs (der oft am Wegrand gedeiht). Ein empfehlenswertes Präparat aus der anthroposophischen Medizin ist der Extrakt aus Brennnessel und Arnika (Combudoron®), den man als Gel auf die Einstichstelle auftragen kann. Er verringert die Schwellung, wirkt schmerz- und juckreizlindernd und dämmt die lokale Entzündung ein.

Bei akutem Juckreiz

Gegen juckende und schmerzhafte Hautausschläge empfehle ich Ihnen zwei homöopathische Präparate: Dolichos D6 (aus der Juckbohne) müssen Sie alle 5 Minuten unter der Zunge zergehen lassen, etwa eine Stunde lang. Hat dieses Mittel keine ausreichende Wirkung, nehmen Sie in derselben Dosierung Acidum formicicum D6 (Ameisensäure). Wissenschaftliche Nachweise liegen bisher nicht vor, doch aus unserer Erfahrung mit vielen Patienten bringen die Mittel häufig Linderung. Das gilt auch für homöopathische Präparate aus dem Ballonrebenkraut (z. B. Halicar®, 3-mal täglich oder nach Bedarf häufiger, dünn auftragen). Halten Sie die juckenden Stellen zuvor unter kaltes Wasser: Durch die Kühlung ziehen sich die Gefäße zusammen, der Reiz nimmt ab.

Bei nässenden Ekzemen

Seit Jahrhunderten verwendet die Volksmedizin Extrakte der Bittersüßpflanze gegen Hautausschläge. Als Salbe (z. B. Cefabene®) werden sie auch bei Neurodermitis, Schuppenflechte und Ekzemen empfohlen.

Ist die Haut wund und neigt sie zu Blutungen, ist die Zaubernuss, Hamamelis, das pflanzenheilkundliche Mittel der Wahl (z. B. Hametum®, 3-mal täglich oder nach Bedarf häufiger dünn auftragen). Für die tägliche Pflege eignet sich die harnstoffhaltige Remederm®-Creme (2- bis 3-mal täglich auftragen). Der Harnstoff wirkt Schuppenbildung entgegen und lindert Entzündungen der Haut. Eine neue Salbe auf der Basis von Korianderöl, mit einer nachweislich entzündungshemmenden Wirkung, ist Coritop®.[5]

Bei Heuschnupfen

Wenn die Nase juckt oder Sie unter Niesanfällen leiden, sollten Sie eine Nasenspülung mit Salzlösung machen: Lösen Sie dazu 4 bis 5 Gramm Kochsalz in einem halben Liter körperwarmem Wasser, ziehen Sie dies 2-mal täglich mit der Nase auf und blasen Sie die Salzlösung dann wieder aus. Sanfter ist der Umgang mit einem dafür bestimmten Kunststoffgefäß, der Nasendusche (aus der Apo-

5: siehe Literatur Seite 175

theke). Die Nasenspülung vertreibt nicht nur Allergene und Erreger von der Schleimhaut, sondern beruhigt auch das Immunsystem.

Was langfristig hilft

Strategie Nr. 1: Die Nerven beruhigen

Da die Psyche eine große Rolle bei allergischen Reaktionen spielt, sind ausreichend Schlaf und der richtige Umgang mit Stressfaktoren (Ordnungstherapie) ein wichtiger Schritt zu einem effektiven »Allergie-Management«. Dadurch werden Sie nicht nur achtsamer (siehe Seite 170) gegenüber belastenden Reizen, sondern wirken auch Angst und Depressionen entgegen. Es hilft Ihnen sehr, wenn Sie eine Entspannungstechnik lernen – egal ob das die Muskelentspannung nach Jacobson (siehe Seite 50) oder autogenes Training ist. Geeignet sind auch die asiatischen Bewegungslehren Yoga, Qigong und Taiji, die meditative Elemente mit körperlicher Bewegung kombinieren, und natürlich die Meditation selbst (siehe Seite 172).

Strategie Nr. 2: Probiotika zuführen

Milchsäurebakterien (Laktobazillen) kommen nicht nur in fermentierten Lebensmitteln wie Joghurt, sauer vergorenem Gemüse oder Sauerkraut vor, sondern werden auch Nahrungsmitteln gezielt zugesetzt (probiotische Joghurts). Außerdem gibt es sie als Medikament zu kaufen (z. B. Omniflora®). Auch wenn nicht genau erwiesen ist, was sie im Körper bewirken, so zeigt zum Beispiel eine finnische Studie über den Einsatz von Probiotika bei Kindern, dass ihr Risiko einer allergische Erkrankung wie Neurodermitis sinkt, wenn sie während der ersten vier Lebensjahre prophylaktisch Probiotika erhalten.[6] Auch für eine spezielle Art von *Escherichia coli* (Mutaflor®) konnten im Laborversuch antiallergene Effekte festgestellt werden.

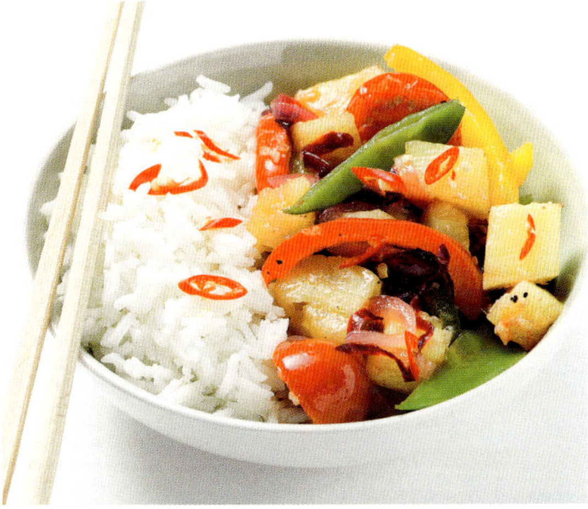

Am besten ist es, Sie kochen selbst. So können Sie Farb-, Hilfs- und Aromastoffen aus dem Weg gehen.

Hinweis: Lebensmittelhersteller werben mit vielen probiotischen Produkten, zum Beispiel Joghurts. Oft enthalten sie aber Zusatzstoffe und Zucker. Außerdem ist der Anteil der Keime nicht standardisiert. Empfehlenswert ist dagegen der Brottrunk® von Kanne, ein zusatzstofffreies Getränk aus milchsauer vergorenem Brot, das eine hohe Konzentration an Milchsäurebakterien aufweist.

Strategie Nr. 3: Vollwertig und naturbelassen essen

Sie sollten möglichst naturbelassene Lebensmittel verwenden (außer natürlich denjenigen, auf die Sie allergisch reagieren). Damit

6: siehe Literatur Seite 175

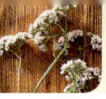

vermeiden Sie Zusatzstoffe (wie Konservierungsmittel), die weitere, potenziell allergene Belastungen für Sie bedeuten können. Fertigprodukte enthalten auch Transfettsäuren aus industriell gehärteten Fetten, die zumindest bei Kindern Allergien und auch Asthma zu fördern scheinen.[7]

Vollwerternährung wirkt sich positiv auf die Darmflora aus und ist reich an Antioxidanzien, die Entzündungsreaktionen entgegenwirken. Omega-3-Fettsäuren aus fettem Seefisch, Raps- und Walnussöl scheinen die Allergiebereitschaft zu senken (sofern Sie nicht darauf allergisch sind).

Strategie Nr. 4: Heilfasten

Ärztlich kontrolliertes Fasten ist eine naturheilkundliche Basistherapie bei Neurodermitis. Sie regeneriert die Darmflora und harmonisiert das Immunsystem. Darüber hinaus bietet Heilfasten einen idealen Einstieg in eine Ernährungsumstellung. Zum selbstständigen Fasten ohne Therapeuten eignet sich insbesondere das von Otto Buchinger entwickelte Heilfasten.

Anwendung: Trinken Sie 5 Tage je 3 Liter Kräutertee, ungesalzene Gemüsebrühen und Wasser (nicht mehr als 300 Kilokalorien täglich). Alle 2 Tage ist eine Darmreinigung (über Abführsalze oder per Einlauf) notwendig. Am 6. Tag kann mit einem langsamen Aufbau zu normaler Kost gestartet werden, beginnend mit einem frischen oder gedünsteten Apfel oder einer gekochten Kartoffel. Abhängig von der Konstitution kann bis zu 2-mal jährlich 1 Woche gefastet werden. Bei Vorerkrankungen konsultieren Sie vor Beginn einen Arzt.

Strategie Nr. 5: »Abhärten« mit Wasser

Regelmäßige Güsse und Wickel reduzieren die Anfälligkeit gegenüber Stress. Der Organismus reagiert dann weniger intensiv auf allergene Reize. Auch wenn dieser Zusammenhang nicht wissenschaftlich erwiesen ist, so wirken die Kneipp-Verfahren doch unspezifisch auf den gesamten Organismus. Sie stärken die körperliche Verfassung und tragen zur Entspannung bei. Deshalb können sie je nach individueller Konstitution bei Dermatitis und gegen Heuschnupfen angewendet werden.

Anwendung:

Speziell zu empfehlen sind:

- **Kalte Gesichtsgüsse** (siehe Seite 109) bei allergischer Rhinitis (Heuschnupfen);
- **Feuchtkalte Bauchwickel** (siehe Seite 150) bei Nahrungsmittelallergie;
- **Bäder mit Zusätzen** bei atopischer Dermatitis: Vielen Patienten helfen Bäder mit Salz aus dem Toten Meer, Schwefel oder Nachtkerzenöl. Probieren Sie aus, was Ihnen am angenehmsten ist.

Was Sie noch tun können

Bewegen Sie sich!

Regelmäßige körperliche Aktivität, zeigen Studien, lindern Allergien.[8] Optimal wäre, wenn Sie sich täglich 20 bis 30 Minuten Zeit dafür nehmen könnten. Regelmäßigkeit und Ausdauer sind wichtig: Suchen Sie sich deshalb eine Bewegungsform aus, die Ihnen Spaß macht und zu der Sie sich nicht immer wieder neu motivieren müssen. Wenn Sie ein

7, 8: siehe Literatur Seite 175

konstantes Aktivitätslevel gefunden haben, verbessert Training Ihr Lebensgefühl und führt zu nachhaltiger Fitness. Sie werden seltener krank und fühlen sich so auch psychisch wohler.

Akupressur gegen Heuschnupfen

Es gibt äußerst vielversprechende Studien, was die positive Wirkung von Akupunktur bei Heuschnupfen betrifft.[9,10] Die Ergebnisse sind sogar so aussagekräftig, dass die Deutsche Forschungsgemeinschaft aufwendige Studien an der Berliner Universitätsklinik Charité unterstützt. Während Sie für die Akupunktur einen Therapeuten benötigen können Sie die sanftere Form, die Akupressur, selbst vornehmen (siehe Kasten unten).

Homöopathika

• *Galphimia glauca (Thyrallus glauca)*

Dieses homöopathische Präparat hilft, laut einer Meta-Analyse, welche die zur Verfügung stehenden relevanten wissenschaftlichen Studien auswertet, bei Heuschnupfen.[13]
Anwendung: Prophylaktisch 6 Wochen vor der kritischen Pollenflugphase: 1-mal täglich 5 Tropfen oder Globuli D12 einnehmen, bei akuten Beschwerden bis zu 4-mal täglich 5 Tropfen oder Globuli D4 oder C4.

• *Blütenpollenmischung C30*

Belegt ist auch die Wirkung einer homöopathischen Pollenmischung (z.B. als Pollens C30/Pollantium C30, 3-mal 5 Globuli innerhalb von 24 Stunden einnehmen).[14]

Akupressur

Linderung der Heuschnupfensymptome

Wenn Sie unter Heuschnupfen leiden, können Sie es mit folgender Akupressur versuchen: Massieren Sie mit sanftem Druck der Zeigefingerkuppe oder des Daumens täglich jeweils 1/2 bis 1 Minute die Punkte Dickdarm 4 und Dickdarm 20, bei juckender Nase durchaus auch häufiger.

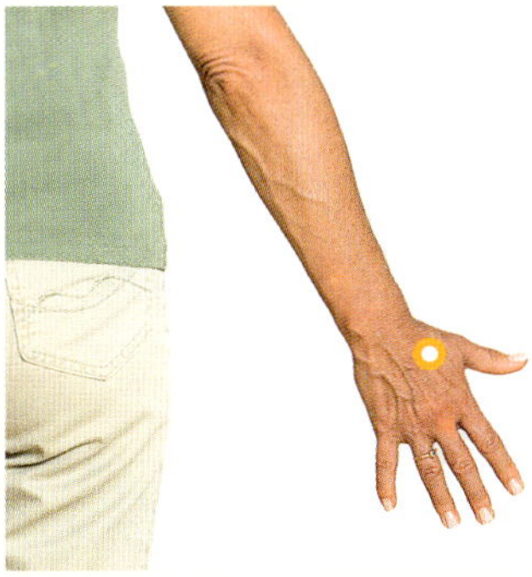

1. Der Punkt **Dickdarm 4** liegt zwischen Daumen und Zeigefinger auf der höchsten Erhebung des Handrückenmuskels, wenn der Daumen fest am Zeigefinger anliegt.

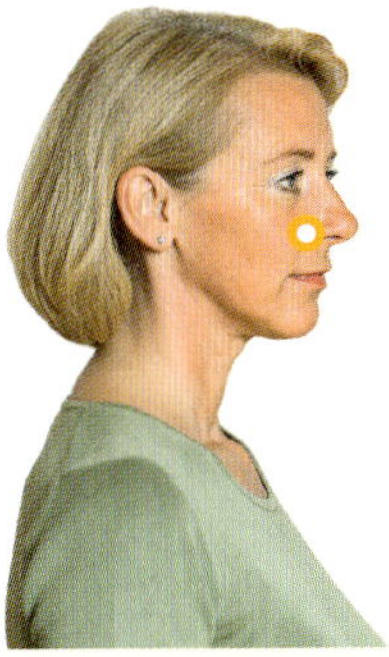

2. Der Punkt **Dickdarm 20** liegt seitlich des Nasenflügels, dort, wo die Nase am breitesten ist. Er wirkt bei Nasenverstopfung, Schnupfen und zur Gesichtsmuskelentspannung.

9–14: siehe Literatur Seite 175

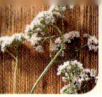

Ursachen und Symptome von Allergien

Allergische Erkrankungen beginnen mit einer Sensibilisierung: Wenn eine bis dahin unbekannte Substanz in Kontakt mit dem Körper kommt – ein Pollenkorn etwa eingeatmet wird, auf der Haut landet oder als Teil des Honigs gegessen wird –, prägen sich spezielle Wächterzellen die chemische Information ein. Die Bronchien, die Haut und der Darm enthalten verschiedene Zelltypen, die darauf spezialisiert sind, körperfremde Eindringlinge zu identifizieren und abzuwehren – falls der Körper erneut in Kontakt mit der betreffenden Substanz kommt.

Warum dieser Schutzmechanismus nicht nur Viren oder Giftstoffe auf diese Weise erkennt, sondern auch für andere Menschen harmlose Substanzen plötzlich als »Allergene« erkennt, ist bis heute nicht geklärt. Das Immunsystem bildet in diesem Fall Abwehrstoffe und -zellen, die zu Hautausschlägen, Kontaktekzemen oder Schwellungen und Verkrampfungen der Atemwege (siehe Asthma, Seite 36) führen. Besonders häufig ist die Typ-I-Reaktion: Der Körper reagiert auf das Allergen mit der Ausbildung bestimmter Erkennungsstoffe, dem Antikörper Immunglobulin E (IgE). Diese rufen andere Abwehrzellen (Mastzellen) auf den Plan, die in kürzester Zeit eine Fülle von Botenstoffen ausschütten. Diese führen unter anderem dazu, dass sich Quaddeln auf der Haut bilden oder Gefäße erweitern. Das ruft neue Entzündungszellen auf den Plan: **Heuschnupfen** entsteht auf diese Weise. Er wird neben dem saisonbedingten Auftreten von Pollen auch das ganze Jahr über von Hausstaubmilben, Schimmelpilzen oder Tierhaaren ausgelöst. Dann juckt und läuft die Nase, die Schleimhäute schwellen an, die Augen tränen und die Betroffenen müssen oft niesen. Asthmatiker leiden häufig (zu 40 bis 50 Prozent) auch an einer allergischen Rhinitis. Viele Heuschnupfengeplagte reagieren zusätzlich auf Nahrungsmittel, die ähnliche Molekülstrukturen haben wie die Pollen, die sie nicht vertragen. Man bezeichnet das als »Kreuzallergien«. Wer auf Latex allergisch reagiert, toleriert oft auch keine Tomaten oder Kartoffeln. Und Hausstaubmilbenallergiker können häufig keine Schalentiere essen.

- **Nahrungsmittelallergien** spielen sich vor allem im Verdauungstrakt ab. Die Basis dafür wird oft schon in den ersten Lebensmonaten gelegt. Bei Kindern, die nicht gestillt werden, sondern Kuhmilch erhalten, kann das noch unreife Immunsystem deren Proteine als gefährlich einschätzen und Antikörper dagegen entwickeln. Die möglichen Beschwerden bei Nahrungsmittelallergien reichen von Hautrötungen über Durchfall und Erbrechen bis hin zu Kopfschmerzen und Erstickungsanfällen.
- **Atopische Dermatitis** wird umgangssprachlich oft als »Ekzem« oder auch als »Neurodermitis« bezeichnet. Sie kann sowohl durch Allergene als auch durch unspezifische Auslöser entstehen – wenn die Haut zum Beispiel durch Wolle gereizt, durch falsche Reinigung angegriffen oder durch starkes Schwitzen belastet wird. Auch Infekte, Hormonumstellungen, extreme Wetterlagen oder psychischer Stress können die Haut röten. Die Neurodermitis beginnt häufig bereits im Säuglingsalter (ab dem 3. Lebensmonat). Die Symptome und ihre Ausprägung verändern sich mit den Jahren und reichen von nässenden Ekzemen über Krustenbildung, Rötung und starkem Juckreiz bis zu Schuppung.

Lichttherapie (Heliotherapie)

Die Bestrahlung mit UV-(B-)Licht wirkt »immunmodulierend«, sie verändert die Abwehrkräfte und eignet sich zur Behandlung aller Arten von Allergien. Der amerikanische Forscher Jon Kabat-Zinn konnte zeigen, dass die Schuppenflechte bei Betroffenen deutlich schneller abheilte, wenn diese eine Lichtbehandlung in Kombination mit einer Achtsamkeitsmeditation durchführten.[15] Wir empfehlen Neurodermitis-Patienten, diese Kombinationsbehandlung zu versuchen.

Therapeutische Hilfe

Es gibt einige vielversprechende naturheilkundliche Ansätze, die Sie aber nur mit therapeutischer Unterstützung umsetzen können.

• *Akupunktur*

Bei 80 Prozent von 5000 Pollenallergikern linderte in einer Studie der Berliner Charité die Akupunktur deutlich die Beschwerden und steigerte die Lebensqualität.[16] Auch die Weltgesundheitsorganisation empfiehlt Akupunktur bei dieser Indikation. Weitere Studien laufen (siehe Seite 27, Akupressur).

• *Eigenbluttherapie*

Bei dieser Form der Immuntherapie wird den Patienten Eigenblut entnommen und wieder in den Muskel gespritzt. Dieser Vorgang wird 2- bis 3-mal pro Woche mit steigender Dosierung wiederholt. Viele Allergiker machen gute Erfahrungen mit dieser Art der Behandlung. Die Universität Mainz untersucht die Wirkung in Studien.[17]

• *Neuraltherapie*

Als chronische Entzündungsherde werden bei Heuschnupfen unter anderem die Nasennebenhöhlen behandelt und Nervengeflechte angespritzt, die für die Regulation der Schleimhäute zuständig sind. Wissenschaftliche Untersuchungen liegen zu dieser Therapie für die Erkrankungen des allergischen Formenkreises nicht vor.

• *Chinesische Kräutertherapie*

Es gibt Hinweise, dass sie erfolgreich ist bei der Behandlung von Neurodermitis und Heuschnupfen (in Kombination mit Akupunktur).[18–20]

• *Solebäder*

Beachtlichen Erfolg haben bei Neurodermitis-Patienten Solebäder mit anschließender UV-B-Bestrahlung. Sie werden von Physiotherapeuten in Rehabilitationseinrichtungen und dermatologischen Krankenhäusern durchgeführt.

15–20: siehe Literatur Seite 175

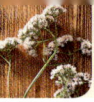

Arthrose

Die Fakten

- Mindestens fünf Millionen Menschen in Deutschland leiden unter Schmerzen und Bewegungseinschränkungen durch den Verschleiß des Knorpelgewebes in den Gelenken. Am häufigsten sind die Abbauprozesse an der Hüfte, am Knie und am Daumen. Das Alter ist ein zentraler Risikofaktor. Allein die ambulante Behandlung kostet in Deutschland jährlich 7,5 Milliarden Euro. Gelenkspiegelungen (Arthroskopien)[1] und der Einsatz von Nahrungsergänzungsmitteln bringen wenig Erfolg. Nichtsteroidale Antirheumatika sollten wegen vieler potenzieller Nebenwirkungen nicht langfristig eingenommen werden.

Ansatz der Naturheilkunde

- Die Ursachen der Arthrose – Fehlbelastungen durch Übergewicht, einseitige Belastung oder mangelnde körperliche Aktivität – können beseitigt werden. Bewegung versorgt die Gelenke mit Nährstoffen und beugt weiteren Abbauprozessen vor. Sie reduziert zudem das Gewicht, das die Gelenke belastet. Richtige Ernährung wirkt Entzündungsprozessen im Körper entgegen.
- Am wichtigsten ist es deshalb, die Ressourcen der Patienten zu wecken und sie zu befähigen, aktiv zu bleiben und mit ihren Schmerzen richtig umzugehen. Akupunktur und Neuraltherapie lindern Schmerzen. Besondere Erfolge bei Schmerzen durch Arthrose verzeichnet die jahrtausendealte Therapie mit Blutegeln.
- **PROGNOSE:** Der Abbau von Knorpel kann gebremst, die Gelenkigkeit erhalten, die Dosis an Schmerzmitteln gesenkt werden.

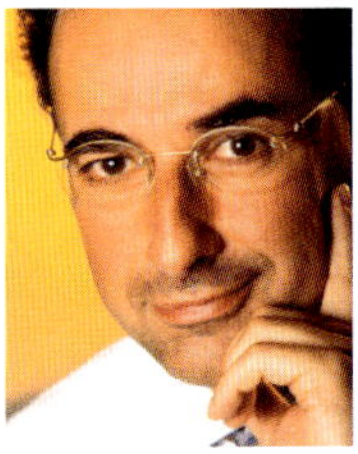

Warum es sich lohnt, aktiv zu werden

Wer Schmerzen hat, bewegt sich weniger, und wer sich nicht mehr rührt, der entwickelt mehr Schmerzen. Arthrosepatienten stecken in einem gefährlichen Teufelskreis: Wenn sie ihren Beschwerden nachgeben, werden sie immer kränker. Es geht also im Wesentlichen darum, die Patienten in Bewegung zu halten, dem weiteren Knorpelabbau vorzubeugen und Schmerzen mit möglichst nebenwirkungsarmen Mitteln zu begegnen.

Neben körperlicher Aktivität ist richtige Ernährung ganz wichtig: Wenn Sie zum Beispiel Ihren Konsum an tierischen Fetten reduzieren, nehmen Sie deutlich weniger Ara-

1: siehe Literatur Seite 175

chidonsäure auf, einen Botenstoff, der für das Entstehen von Entzündungsprozessen zentral ist. Ein guter Einstieg in eine überwiegend pflanzliche Kost ist das Heilfasten (siehe Seite 160). Der zeitweilige Nahrungsverzicht, das beobachten wir an unseren Patienten, führt zu einer raschen Schmerzlinderung, die durch eine anschließende Umstellung auf die mediterrane Vollwertkost häufig stabilisiert werden kann. Gleichzeitig schont Gewichtsverlust die Gelenke.

Anleitungen zur Akuthilfe

Bei Schmerzen

- ***Pflanzliches Schmerzmittel***

Ein Kombinationspräparat aus Zitterpappel, Esche und Goldrute (z. B. Phytodolor®) lindert akute Schmerzen.[2]

Anwendung: 3- bis 4-mal täglich 20 bis 30 Tropfen einnehmen.

Bei Entzündungshitze

Wenn Sie (nach chinesischer Sicht) eine »Hitze-Fülle-Konstitution« haben, also schnell ein rotes Gesicht entwickeln, leicht zunehmen und oft schwitzen, lindert Abkühlung der Gelenke Ihre Beschwerden, zum Beispiel ein **Eisbeutel**. Bewährt insbesondere bei Kniegelenkarthrose hat sich auch eine **Eismassage** (siehe Kasten auf Seite 32).

- ***Quarkwickel***

Diese Wickel entziehen dem geschädigten Gelenk Hitze und wirken entzündungshemmend. Man kann sie an allen betroffenen Gelenken und sogar bei Hüftarthrose (in Seitlage) anwenden.

Anwendung: Bis zu 250 Gramm Magerquark in einem Sieb abtropfen lassen und die Masse auf ein Baumwolltuch auftragen. Mit dem Quark vom Körper weg auf das Gelenk auflegen. Ein sauberes Tuch darüber legen. Sobald die Masse warm geworden ist, spätestens jedoch nach 20 Minuten, entfernen.

- ***Kohlwickel***

Anwendung: Weißkohlblätter mit einem Nudelholz bearbeiten, bis der Saft heraustritt. Die starken Rippen entfernen und die Blätter auf das Gelenk legen. Mit einem Verband fixieren und über Nacht wirken lassen.

- ***Retterspitzumschläge***

Retterspitz® (siehe Kasten auf Seite 33) erhalten Sie in der Apotheke. Die heilsame Kräutertinktur enthält Rosmarinöl, Arnikatinktur, Zitronensäure sowie Hühnerei.

Bei Energiemangel

Wenn Sie eine »Leere-Kälte-Konstitution« aufweisen, einen Energiemangel, der sich in Blässe, Schwäche, Kälteempfindlichkeit und depressiver Stimmung äußert, sollten Sie mit Kälte vorsichtig sein. Dann helfen eher Wärmeauflagen, zum Beispiel aus **Bienenwachs** (siehe Seite 131) oder folgende Auflagen:

- ***Heublumensack***

Anwendung: Erwärmen Sie einen Heublumensack (aus dem Kräuterladen oder der Apotheke) auf zwei Kochlöffeln über Wasserdampf und legen Sie ihn dann auf, bis er abgekühlt ist (siehe Kasten Seite 122).

2: siehe Literatur Seite 175

• *Bockshornkleeauflage*

Wickel mit dem Pulver dieser Heilpflanze, das Sie in Gewürzläden bekommen können (es steckt unter anderem im Curry), entfalten eine wohltuende Wärme und lindern dadurch Schmerzen.

Anwendung: Verrühren Sie 5 EL Bockshornkleepulver mit etwas warmem Wasser zu einem Brei und streichen Sie diesen auf ein Tuch. Dieses legen Sie dann mit der unbestrichenen Seite auf das betroffene Gelenk und decken es mit einem weiteren sauberen Baumwolltuch ab. Darauf kommt dann noch eine Wärmflasche.

Sie sollten mit der Bockshornkleeauflage mindestens 30 Minuten liegen bleiben, können den Wickel aber auch, wenn er Ihnen angenehm ist, über Nacht tragen.

Was langfristig hilft

Strategie Nr. 1: Anders ernähren!

Freie Radikale spielen bei Gelenkschäden eine große Rolle. Umso wichtiger ist es, dem Körper Antioxidanzien wie **Vitamin C und E** sowie spezielle Fettsäuren zuzuführen, die für das Knorpelwachstum sowie Reparaturprozesse benötigt werden. Fisch-, Avocado- und Sojaöle liefern dazu wertvolle Substanzen. Fleisch dagegen unterstützt durch seinen Gehalt an Arachidonsäure die entzündlichen Prozesse. **Glukosaminsulfat** als Nahrungsergänzungsmittel (z. B. Dona-200-S®, 3-mal täglich 2 Tabletten) scheint zu einer Besserung der Arthrose beizutragen.

Kältebehandlung

Eismassagen bei akuten Beschwerden

Die Eismassage hilft bei allen Formen von Arthrosebeschwerden, insbesondere aber bei Kniegelenkarthrose. Sie verbessert die Gelenkfunktion. Sie benötigen dafür lediglich eine Handvoll Eis, 1 TL Salz sowie einen Waschhandschuh. Die Eismassage wird nur so lange an der Gelenkregion ausgeführt, bis eine leichte Rötung der Haut auftritt. Danach wird die betroffene Körperstelle mit leichtem Druck 12-mal ausgestrichen.

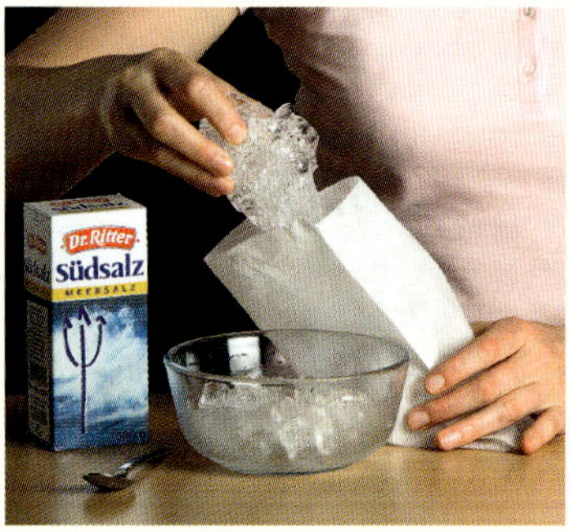

1. Mischen Sie zunächst das Salz unter das Eis und füllen Sie dann beides in einen Waschhandschuh. Verknoten Sie anschließend den Waschhandschuh fest.

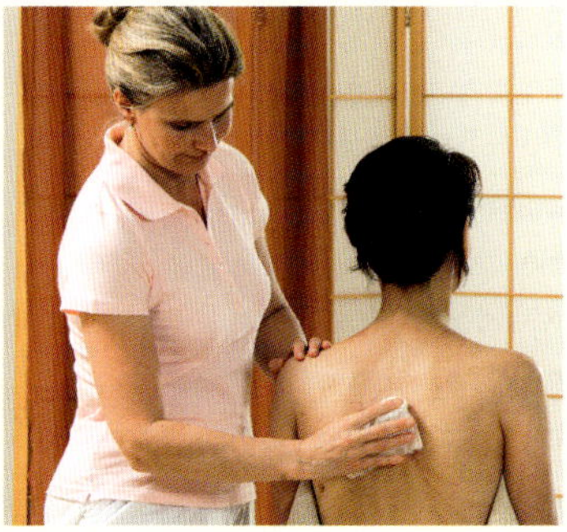

2. Eine Hilfsperson fasst den Waschhandschuh nun so, dass er leicht über die Haut gleiten kann. Er wird nun ähnlich einem Rollgleiten über die schmerzende Stelle geführt.

Heilfasten (siehe Seite 160) führt bei vielen Patienten dazu, dass deren Schmerzen nachlassen. Ob es speziell etwas bei Arthrose bewirkt, ist wissenschaftlich noch nicht geklärt. Gesundes Essen hilft auch, Gewicht zu reduzieren. Jedes Kilogramm bedeutet eine zusätzliche Belastung von bis zu 6 Kilogramm auf das Kniegelenk!

Strategie Nr. 2: Keine Angst vor Bewegung

Viele Patienten sind bemüht, ihre schmerzenden Gelenke zu schonen. Das aber ist nicht nur kontraproduktiv, was die Versorgung der restlichen Knorpelmasse angeht, sondern es führt auch über die Jahre zu Fehlhaltungen, die einzelne Muskelgruppen schwächt, andere überlastet. **Ausdauersport und gezieltes Muskeltraining** fördern hingegen die Durchblutung und den Stoffwechsel. Übergewicht wird verringert, depressive Stimmungen verschwinden. Außerdem beugen Sie damit einer Osteoporose vor, welche die Gelenke zusätzlich schädigen würde. Bewegen Sie sich also, so viel Sie können. Suchen Sie sich eine Sportart aus, die Ihnen Spaß macht und für Sie ohne Probleme durchführbar ist. Das kann Radfahren, Walking oder Ski-Langlauf sein. Lassen Ihre Gelenkprobleme das nicht zu, probieren Sie es mit schonenderen Varianten wie Schwimmen oder Wassergymnastik. Der Auftrieb durch das Wasser entlastet die Gelenke. Vermeiden sollten Sie verschleißfördernde Sportarten wie Ballsport oder Jogging.[3, 4]

Auflage

Retterspitzauflage für den Hitze-Fülle-Typ

Retterspitz ist eine Heiltinktur, die bereits im 19. Jahrhundert von der fränkischen Familie Retterspitz entwickelt und produziert wurde. Besonders seine äußerliche Anwendung als Wickel hat sich bis heute bei schmerzenden Gelenken bewährt. Für die Anwendung benötigen Sie lediglich die Arznei Retterspitz® äußerlich, ein sauberes Geschirrtuch und eine medizinische Bandage.

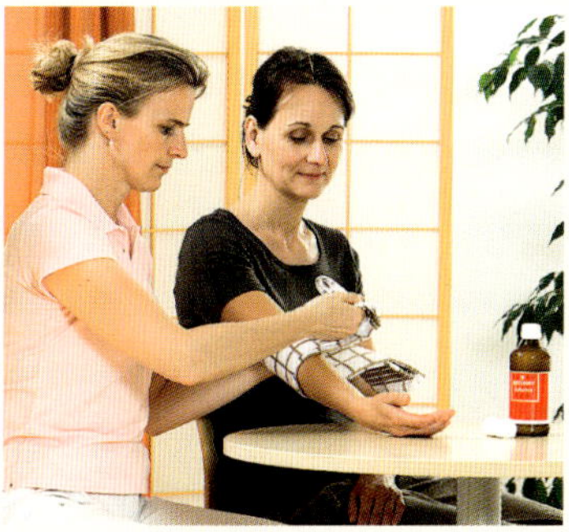

1. Feuchten Sie das Geschirrtuch mit Retterspitz nach Packungsanleitung an. Eine Hilfsperson legt das Geschirrtuch dann direkt auf das schmerzende Gelenk.

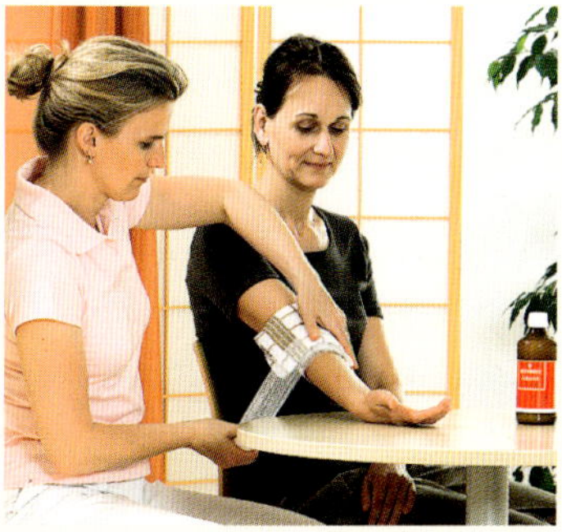

2. Das Tuch können Sie mit einer Bandage fixieren. Nach 20 Minuten entfernen Sie den Wickel oder wiederholen die Anwendung, bis Sie Besserung verspüren.

3, 4: siehe Literatur Seite 175

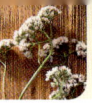

Fehlhaltungen und einseitigen Bewegungsmustern wirken komplexe Bewegungstherapien wie **Yoga** oder **Qigong** entgegen, auch für **Taiji** gibt es vielversprechende Ergebnisse.[5] Sie ermöglichen, schmerzende Gelenke vorsichtig wieder in physiologische Bewegungsabläufe zu integrieren. Gute Erfolge gibt es auch mit der **Feldenkrais-Methode**. Der Begründer Moshe Feldenkrais suchte aufgrund eigener Kniebeschwerden nach veränderten Bewegungsmustern. Der Physiker erforschte die Zusammenhänge zwischen Biomechanik, Neurophysiologie und Psyche. Das Ergebnis ist eine Methode, die das Ziel hat, die Ausführungen der eigenen Bewegungen besser wahrzunehmen und eventuell zu verändern.

Ein verwandter Ansatz ist die **Alexander-Technik**, die auch davon ausgeht, dass Störungen des Bewegungsapparats durch falsche Bewegungsmuster verursacht werden. Die Patienten lernen einen besseren körperlichen und mentalen Umgang mit sich selbst, wodurch Verspannungen und Schmerzen nachlassen oder sich sogar auflösen. Dabei werden die Aufmerksamkeit, die Selbstwahrnehmung und die Körpersensibilität geschult. Die Alexander-Technik ist nachweislich wirksam bei Rückenschmerzen.[6]

Wie bei allen Schmerzkrankheiten ist es auch bei Arthrose hilfreich, eine Entspannungstechnik zu erlernen.

Strategie Nr. 3: Mit Heilkräutern Entzündungen lindern!

Die **Teufelskrallenwurzel** *(Harpagophytum procumbens)* hilft dank ihren entzündungshemmenden Eigenschaften.[7, 8]

Anwendung: 3-mal täglich 400 bis 800 Milligramm trockenen Teufelskrallenwurzel-Extrakt einnehmen (z. B. Doloteffin®). Dieses Präparat müssen Sie bis zu 3 Monate hintereinander einnehmen, um eine Wirkung zu spüren.

Strategie Nr. 4: Wasser und Wärme einsetzen

Warme Vollbäder, mit Zusätzen von Schwefel, Sole, Heublumen und Fichtennadeln, entkrampfen die Muskeln und verstärken die Durchblutung. Gönnen Sie sich also Entspannung in der Badewanne als regelmäßige kleine »Kur«. Nur wenn das Gelenk gerade geschwollen und ohnehin schon durch eine Entzündung überwärmt ist, sollten Sie keine zusätzliche Wärme zuführen.

Anwendung: Baden Sie 2-mal wöchentlich 20 bis 30 Minuten bei 36 bis 39 °C.

Therapeutische Hilfe

• *Blutegeltherapie*

Blutegel werden seit Jahrtausenden in der Medizin eingesetzt. Wenn sich die Egel an der Haut der Gelenke ansaugen, sondern sie Speichel ab, der mehr als zwanzig verschiedene schmerzlindernde und andere Heilsubstanzen enthält. Der genaue Wirkmechanismus ist noch nicht bekannt.

Blutegel verbessern auch die Beweglichkeit deutlich. Mehrere Studien zeigen, dass die Schmerzen bei Kniearthrose deutlich besser werden. Bei zwei von drei Patienten mit Kniegelenkarthrose hält die Wirkung einer Behandlung etwa drei Monate an, bei

5–8: siehe Literatur Seite 175

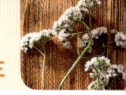

zwei Anwendungen innerhalb eines Monats sogar deutlich länger.[9,10] Wirksam sind Blutegel außerdem bei der Daumengelenkarthrose und dem sogenannten Tennisellenbogen.[11,12] Als Nebenwirkung können Allergien auf Inhaltsstoffe des Blutegelspeichels und eine verlängerte Blutung auftreten.

• Neuraltherapie

Die Injektion von Lokalanästhetika (z. B. Procain) in Narben oder chronisch entzündliche Areale kann die Gesamtregulation des Körpers verändern. Bei Arthrose werden zudem Injektionen rund um das betroffene Gelenk gesetzt. Die Wirkung der Therapie ist wissenschaftlich nicht nachgewiesen, die klinische Erfahrung aber spricht für diese Therapie.

• Akupunktur

Nadelung hilft erwiesenermaßen bei Kniearthrosen, die Krankenkassen erstatten deshalb die Therapie.[13] Für andere Gelenke liegen noch keine ausreichenden Daten vor, doch meiner Meinung nach ist eine Akupunkturbehandlung bei den meisten Arthroseformen hilfreich.

Ursachen und Symptome von Arthrose

Durch Fehlhaltungen, Überbelastung, Muskelabbau und altersbedingte Verschleißerscheinungen nimmt der Druck auf die Gelenke zu und der als Puffer fungierende Knorpel immer mehr ab – bis die Knochen aneinander reiben und erhebliche Schmerzen verursachen. Es bilden sich Geröllzysten (mit Flüssigkeit gefüllte Vertiefungen) und neue Knochensubstanz am Rand des Gelenks, was zu weiteren Schmerzen führt. Was die Abbauprozesse genau auslöst, ist noch nicht bis ins Detail geklärt: Die verminderte Durchblutung der Gelenkkapsel könnte durch Erbanlagen begünstigt sein.

Um den Arthroseschmerz zu lindern und die Gelenkbeweglichkeit so weit wie möglich zu erhalten, werden die Patienten in der Regel orthopädisch behandelt: Die betroffenen Regionen werden entlastet, zum Beispiel durch manuelle Therapie, Gehhilfen und Schienen oder durch Gewichtsreduktion. Lokale Wärmeanwendungen und Bewegungsübungen verbessern außerdem die Durchblutung im Gelenk. Hyaluronsäure, in schmerzende Kniegelenke gespritzt, scheint die Gelenkbeweglichkeit zu erhöhen. Studien zur langfristigen Wirksamkeit fehlen hier jedoch noch. Salben verstärken lokal die Durchblutung und erwärmen die umgebende Muskulatur und das Bindegewebe.

Wenn Hüft- oder Kniegelenk stark geschädigt sind, können sie chirurgisch durch eine Prothese ersetzt werden. Bei kleineren Gelenken, für die es diese Möglichkeit nicht gibt, ist mitunter die gezielte Versteifung einzelner Gelenke eine Alternative, um wieder schmerzfrei zu werden.

Manchmal werden auch Absprengungen des Gelenkknorpels, die in seinem Inneren Schmerzen verursachen, durch eine Spiegelung (Arthroskopie) entfernt. Die Verpflanzung von Knorpelgewebe – dazu werden körpereigene Zellen entnommen, im Labor vermehrt *(tissue engineering)* und dann wieder übertragen – wird nur bei jüngeren Patienten nach Unfallschäden angewendet.

9–13: siehe Literatur Seite 175

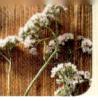

Asthma

Die Fakten

- Asthma bronchiale ist eine die Lebensqualität stark beeinträchtigende Verkrampfung der Atemwege, die mit akuter Luftnot einhergeht. Mitunter ist Asthma bronchiale lebensbedrohlich: An die 1500 Todesfälle werden jährlich in Deutschland registriert. Die Erkrankungsraten sind regional sehr unterschiedlich, die Genauigkeit vieler Diagnosen ist umstritten. Jedoch schätzt man, dass 10 Prozent der erwachsenen Deutschen daran erkrankt sind und 5 bis 7 Prozent der Kinder.

Ansatz der Naturheilkunde

- Besonders wichtig ist es bei Asthma, Stress und seelische Anspannung zu reduzieren, da nervliche Belastungen großen Einfluss haben. Hinzu kommen krampflösende Anwendungen, Atemschulung und eine allgemeine Stärkung der Fitness.
- **PROGNOSE:** Stressabbau, richtige Ernährung und ausreichend Bewegung können eine medikamentöse Therapie unterstützen, die Dosis der notwendigen Arzneimittel senken und ihre Nebenwirkungen (z. B. von Kortison) verringern. Zusätzliche Belastungen, etwa durch Infektionen, werden seltener. Mittleres bis schweres Asthma sollte keinesfalls allein durch Naturheilverfahren behandelt werden.

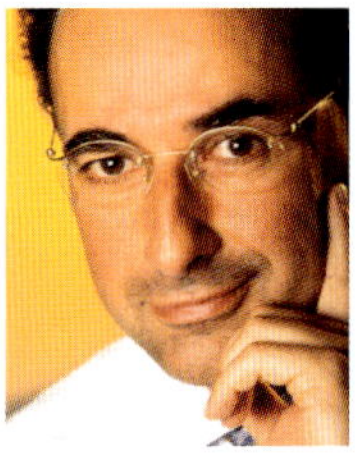

Warum es sich lohnt, aktiv zu werden

Überreizte Nerven oder psychische Belastungen führen bei 15 bis 30 Prozent aller Asthma-Patienten dazu, dass sich ihre Bronchien schmerzhaft zusammenziehen.[1] Bei Kindern, das zeigen Studien, erhöht häufiger Streit der Eltern das Risiko eines Anfalls, selbst wenn sich keine Erbanlage nachweisen lässt. Jungen sind besonders empfindlich.[2] Nicht immer reagieren die Betroffenen sofort auf Belastungen, selbst nach fünf bis sieben Wochen kann noch ein Asthmaanfall die Folge sein. Das erste Gebot einer Asthmatherapie ist deshalb, die psychische Anspannung zu reduzieren oder ihr vorzubeugen. Entspannung und Wohlbefinden wirken entkrampfend und senken das Risiko eines Anfalls.[3]

Am besten kann eine Kombination von Entspannung, gesunder Ernährung und ausreichend Bewegung (z. B. in Lungensportgruppen) eine medikamentöse Therapie un-

1–3: siehe Literatur Seite 175

terstützen. Dabei kommt es vor allem auch darauf an, dass die Betroffenen für sich selbst Verantwortung übernehmen lernen und mit der Zeit die Fähigkeit entwickeln, angemessen auf Belastungen zu reagieren. Viele Asthmatiker können nicht nur den Atem nicht »loslassen«, sondern tragen auch Trauer und Aggressionen in sich, die sie verdrängen oder allein nicht abbauen können. Manche Patienten profitieren deshalb von einer Psychotherapie.

Wissenschaftliche Nachweise für eine positive Wirkung von Entspannungsverfahren bei Asthma gibt es bisher für die progressive Muskelentspannung nach Jacobson sowie für Yoga (siehe Seite 50 und 169).[4–6] Wer ungern still sitzt oder liegt, kann stattdessen Qigong ausprobieren, das Atmen und Körper in harmonischen Einklang bringt. Eine große Unterstützung sind auch die verschiedenen Formen der Atemtherapie. Mich persönlich hat die Reflektorische Atemtherapie und ihre Wirkung auf Patienten besonders beeindruckt (siehe Seite 40).[7]

Die Wirkung von Akupunktur auf Asthma ist nicht eindeutig geklärt: Auch wenn vereinzelte Untersuchungen eine Verbesserung der Lebensqualität annehmen lassen, liegen noch nicht genug wissenschaftliche Beweise vor, um diese Therapien wirklich für die Asthmabehandlung empfehlen zu können.[8]

In meiner Zeit als Intensivmediziner habe ich immer wieder – überwiegend jüngere – Patienten behandelt, die in lebensbedrohliche Situationen gerieten, weil sie ihre Asthmamedikamente (meistens Kortison) einfach abgesetzt hatten. Bei vielen war der Grund, dass sie sich unkritisch zweifelhaften alternativmedizinischen Verfahren anvertraut

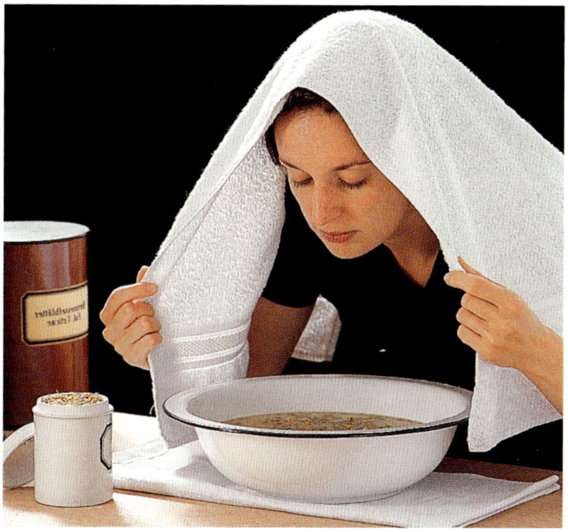

Den aufsteigenden Dampf einatmen: Inhalationen können die Behandlung unterstützen.

hatten.[9] Bei Asthma ist besonders wichtig, dass Sie von einem Lungenfacharzt Ihre Medikamentendosis genau einstellen und überwachen lassen. Sie sollten so wenig Arzneien wie möglich, aber eben doch so viele wie nötig einnehmen und keinesfalls ohne ärztliche Kontrolle experimentieren und Ihre Medikamente stets griffbereit haben.

Anleitungen zur Akuthilfe

Bei verengten Bronchien können – unterstützend zu einer medikamentösen Asthmatherapie oder bei leichten Symptomen – folgende Anwendungen Linderung bringen:

• *Heiße Rolle*

Die feuchte Wärme dieses Wickels entspannt und beruhigt die Atmung.

Anwendung: Rollen Sie dafür ein Handtuch ein, beträufeln Sie die entstandene Rolle mit

4–9: siehe Literatur Seite 175

Tuna-Atmung

Neues aufnehmen, Altes ausstoßen

Legen Sie sich mit ausgestreckten Beinen auf den Rücken (oder setzen Sie sich auf einen Stuhl). Wichtig ist, dass Sie eine entspannte, angenehme Körperhaltung einnehmen. Die Füße stehen, leicht hochgezogen, hüftbreit auseinander und sind in leichtem Winkel geöffnet. Legen Sie entweder eine Hand auf das Brustbein und die andere auf den unteren Bauch oder stattdessen beide Hände entspannt neben den Körper. Nun konzentrieren Sie sich ganz auf Ihren Atem:

Dem Atem folgen

Mit dem Ausatmen fangen Sie an, die Atemzüge zu zählen. Jetzt bewegen Sie mit jedem Einatmen die Füße nach innen, bis sich die großen Zehen berühren. Beim Ausatmen kehren sie wieder in die parallele Grundstellung zurück. Die Atmung gibt den Rhythmus für diese Fußbewegung vor. Dabei kann es sein, dass Sie zwischen den Atemzügen kleine Pausen wahrnehmen oder dass die Atemzüge unterschiedlich lang und tief sind: Jeder Atemzug ist anders, ähnlich den unterschiedlichen Wellen im Meer.

Ausmisten und Kraft schöpfen

»Tuna« bedeutet »Altes ausstoßen« und »Neues aufnehmen«: Konzentrieren Sie sich nun darauf, mit der Betonung auf das Ausatmen alles aus Ihrem Körper herauszuatmen, was Sie gerne loswerden möchten (Schmerzen, Unwohlsein, negative Gedanken oder Gefühle). Wenn Sie das einige Male gemacht, sozusagen »ausgemistet« haben, dann gehen Sie dazu über, mit dem Einatmen all das in den Körper »einzusaugen«, was Sie gerade gut gebrauchen können (Kraft, Energie, Ruhe, Gelassenheit, Ausgeglichenheit). Dabei stellen Sie sich vor, mit dem Einatmen Energie in Ihren Körper aufzunehmen und sie mit dem Ausatmen bis in die Zehenspitzen, Fingerspitzen, Haarspitzen strömen zu lassen. Vielleicht hilft dabei die Vorstellung von wärmenden Sonnenstrahlen.

Der Moment der Entspannung

Eine weitere Vertiefung kann dann dahin gehen, dass Sie Ihre Aufmerksamkeit genau auf den Punkt lenken, wo die Ausatmung in eine Einatmung übergeht. In der Regel ist dieser Punkt schwer wahrzunehmen und bei jedem Atemzug verschieden. Führen Sie die Übung so lange durch, bis Sie das Gefühl haben, gut entspannt zu sein und sich wohlzufühlen. Die Übung kann auch sehr gut als Einschlafhilfe genutzt werden.

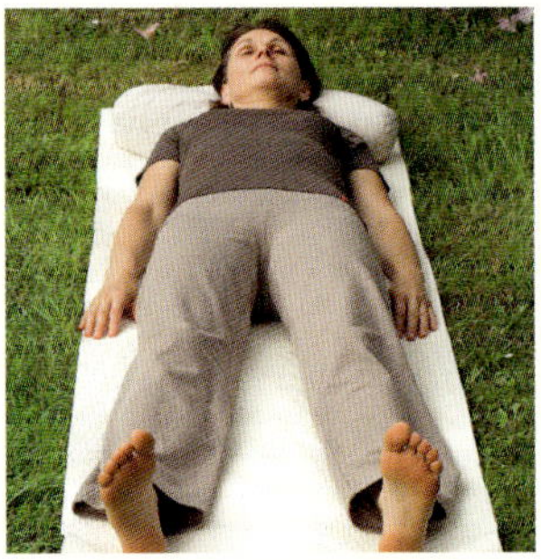

1. Die Atmung gibt die Fußbewegung vor: Beim Ausatmen stellen sich die Füße nach außen.

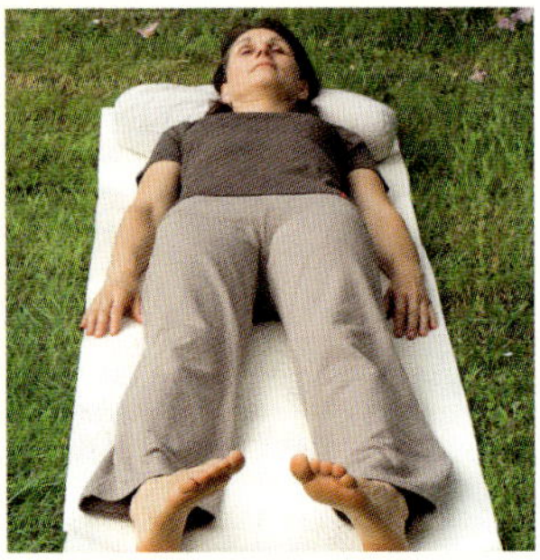

2. Beim Einatmen stellen sich die Füße nach innen – so weit, bis sich die großen Zehen berühren.

heißem Wasser und lassen Sie sie dann etwas abkühlen. Die Rolle nun auf Schultern und Nacken legen (siehe Seite 151). Achten Sie dabei darauf, dass Sie sich nicht verbrennen. Wenn sich die Rolle nach einiger Zeit zu stark abkühlt, können Sie noch eine Wärmflasche darauf legen.

• *Senfmehlauflage*

Auflagen mit zerriebenen Senfsamen führen zu einer starken Durchblutung des behandelten Körperareals. Das entkrampft die Atemmuskulatur. Sie brauchen dazu aber die Hilfe einer weiteren Person (siehe auch Seite 152).

Anwendung: Rühren Sie 4 EL schwarzes (nicht weißes) Senfmehl mit 1 Glas lauwarmem Wasser zu einer Paste und streichen Sie diese auf ein Geschirrtuch. Legen Sie das Tuch dann mit der unbestrichenen Seite auf den Rücken und breiten Sie darüber ein weiteres Tuch.

Vorsicht: Bereits nach wenigen Sekunden kann ein starkes Wärmegefühl einsetzen. Dann muss die Auflage sofort abgenommen werden, da es sonst zu Verbrennungen kommen kann. Sobald sich das Wärmegefühl aber gelegt hat, kann das Tuch erneut auf den Rücken aufgelegt werden.

Akupressur

Entspannung bei akuten Beschwerden

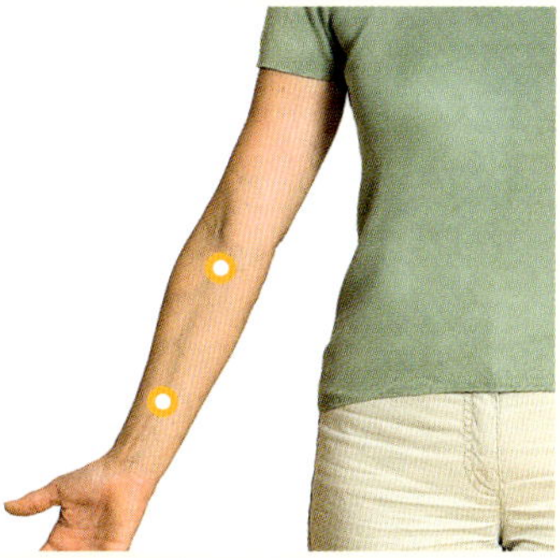

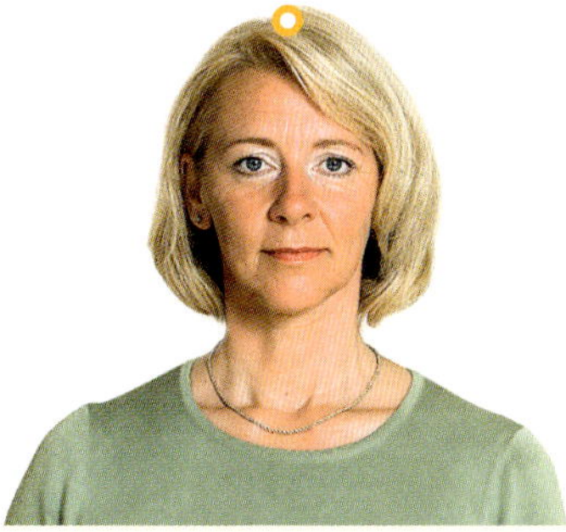

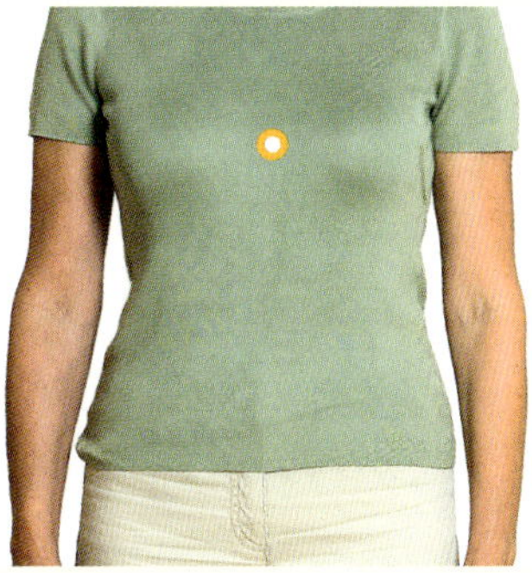

1. Der Punkt **Lunge 5** befindet sich an der Außenseite der Sehne in der Ellbogenbeuge: Heben Sie den Arm etwas an, die Handflächen zeigen nach oben. Wenn Sie nun den Arm leicht beugen, können Sie mit der anderen Hand in der Mitte der Querfalte in der Armbeuge die Sehne des zweiköpfigen Oberarmmuskels fühlen.

Der **Punkt Lunge 7** liegt 3 Fingerbreit oberhalb der Handgelenksfalte. Sie finden diesen Punkt, wenn Sie Daumen und Zeigefinger einer Hand spreizen und mit Ihrer anderen Hand wie zur Begrüßung in den Zwischenraum fassen. Ihr Zeigefinger trifft dann genau auf den gesuchten Punkt am Handgelenk der ersten Hand.

2. Das **Lenkergefäß 20** befindet sich in der Mitte des Kopfes auf der Linie, die beide Ohren verbindet.

3. Das **Konzeptionsgefäß 17** liegt in der Mitte des Brustbeins. Wenn Sie eine Linie von einer Brustwarze zur anderen ziehen, ist der Punkt dort, wo sich diese Linie mit dem Brustbein kreuzt.

• ***Tuna-Atmung***

Machen Sie eine einfache Atemübung, zum Beispiel die aus dem Qigong stammende Tuna-Atmung (siehe Kasten auf Seite 38). Sie beruhigt, der Atem wird langsamer, und dadurch entspannt sich auch die Muskulatur der Bronchien.

• ***Akupressur***

Entspannend und beruhigend wirkt außerdem eine Akupressur (siehe Seite 39).

• ***Inhalation***

Bewährt haben sich Inhalationen mit 0,9-prozentiger Kochsalzlösung durch einen Inhalator. Die entsprechenden Fertiglösungen und geeigneten Geräte dafür sind in der Apotheke erhältlich (z. B. Pariboy). Sie enthalten Ampullen zum sofortigen Gebrauch. Sowohl der Inhalator als auch die Kochsalzlösung können vom Arzt verschrieben werden.

Was langfristig hilft

Strategie Nr. 1: Atmen üben

Verschiedene Techniken und Methoden intensivieren die Atmung, was den gesamten Organismus besser mit Sauerstoff versorgt und die Muskelspannung lockert. Einige davon, zum Beispiel die Atemschule von Ilse Middendorf (www.erfahrbarer-atem.de/), arbeiten mit Imagination und mit meditativen Elementen: Der Atem soll dabei neu »erspürt« werden.

Stärker körperbezogen ist die Reflektorische Atemtherapie (RAT), entwickelt von dem Arzt Ludwig Schmitt (1900 bis 1978) und der Krankengymnastin Liselotte Brüne. Diese Methode arbeitet mit gezielten Druck-, Schmerz- und Bewegungsreizen. In unserer Klinik in Essen nennen die Patienten diese

Yoga-Übung

Dehnung der Brust: die Brücke

Für diese Übung, die besonders den Brustkorb dehnt, benötigen Sie zwei Sofakissen (oder vier Nackenrollen), die Sie auf eine Matte legen, und einen Yoga-Gurt. Binden Sie Ihre Oberschenkel mit dem Gurt zusammen und legen Sie sich in Rückenlage dann so auf die Kissen, dass Kopf und Schultern auf der Matte sind. Die Arme können Sie neben Ihrem Kopf anwinkeln. Strecken Sie die geschlossenen Beine und die Zehen vom Rumpf weg. Halten Sie diese Position zunächst 3 Minuten, wenn Sie geübter sind, bis zu 5 Minuten.

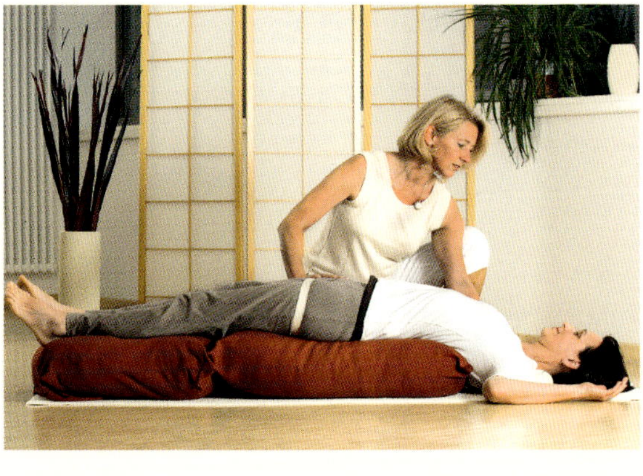

Therapie am häufigsten als Grund für die spontane Linderung ihrer Beschwerden.

All diese Atemtherapien werden zunächst von einem Therapeuten durchgeführt. Zumindest Teile davon kann man jedoch selbst erlernen und regelmäßig praktizieren.

Anwendung: Legen Sie sich entspannt auf den Rücken, am besten auf eine nicht zu weiche Unterlage, zum Beispiel auf ein Sofa. Dann greifen Sie mit den Fingerkuppen der mittleren drei Finger beider Hände an das untere Ende des Brustbeins. Führen Sie die Finger nun langsam und nachdrücklich am unteren Rippenbogen entlang nach außen, in Richtung der Taille. Üben Sie dabei genau so viel Druck aus, wie Sie es noch als angenehm empfinden. Trauen Sie sich ruhig, bei diesem Griff tief unter den Rippenbogen zu fassen.

Nach dieser Atemmassage legen Sie die Fingerkuppen nun an den äußeren oberen Rand der Beckenschaufeln und führen die Hände dann mit Druck am Knochensaum entlang quer über den Bauch bis zur Mitte der Scham. Auf diese Weise wird die Atmung ruhiger und tiefer.

Strategie Nr. 2: Die Angst verlieren

Auf die zentrale Rolle der Entspannung habe ich in diesem Buch bereits häufig hingewiesen. An unserer Klinik haben wir im Speziellen positive Erfahrungen mit Yoga zur Therapie von Angst gemacht.[10]

Anwendung: Die »Brücke« ist eine einfache und unanstrengende Übung (siehe Kasten auf Seite 40), die gleichzeitig den Brustkorb dehnt, Sie können aber auch alle anderen Entspannungsübungen aus diesem Buch nutzen. Probieren Sie aus, was bei Ihnen besonders gut wirkt. Ein zweiter Tipp zur Entspannung ist die Qigong-Übung der Augenpause (siehe Kasten unten).

Qigong-Übung

Die Augenpause

Diese einfache Qigong-Übung, bei der keine komplexe Bewegungsabfolge trainiert wird, können Sie ohne Anleitung durch einen Trainer durchführen. Nehmen Sie sich die Zeit dafür, setzen Sie sich an einen ruhigen Platz und stellen Sie sich bewusst auf die Übung ein. Brillenträger setzen ihre Brille ab.

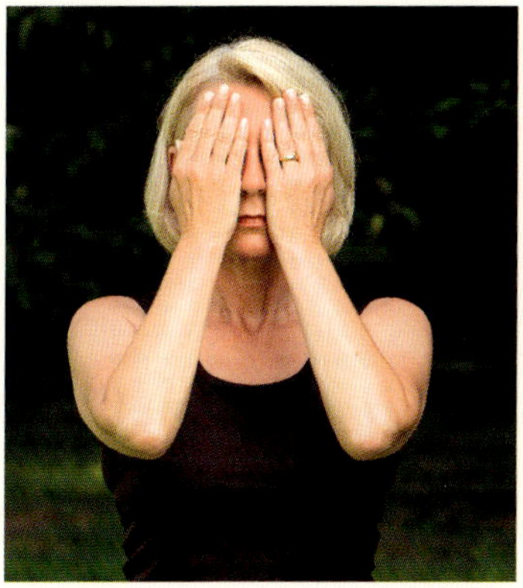

Setzen Sie sich entspannt hin und reiben Sie die Hände aneinander. Führen Sie die Hände vor die geöffneten Augen, dunkeln Sie diese ganz ab. Nehmen Sie dabei die Wärme der Hände mit den Augen wahr. Wiederholen Sie das 3-mal. Massieren Sie nun die Augenbrauen von innen nach außen mit Daumen und Zeigefinger. 3-mal wiederholen. Dann mit den Fingern unterhalb der Augen von innen nach außen streichen und das ebenfalls 3-mal wiederholen.

10: siehe Literatur Seite 175

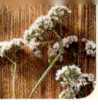

Strategie Nr. 3: Die Fitness stärken

Asthma ist kein Grund, körperliche Aktivität zu unterlassen, obwohl sehr viele Betroffene Angst vor Anstrengung haben.

Anwendung: Ausdauersport wie Walken oder Radfahren verbessert die Herz-Kreislauf-Fitness, ohne die Lunge zu überanstrengen.[11] Achten sollten Sie jedoch immer auf eine 15-minütige Aufwärmphase und auch auf ausreichend Pausen (je nach individueller Konstitution).

Vermeiden Sie bei der Bewegung belastende Umweltfaktoren wie Ozon, hohe Luftfeuchtigkeit oder große Kälte. Nicht geeignet für Asthmakranke sind außerdem Sportarten, die viel Kraft oder besondere Schnelligkeit erfordern.

Mein Tipp

Kalte Güsse für die Bronchien

Auch wenn es sich ungemütlich anhört: Nach einer Weile werden Sie diese Erfrischung nicht mehr missen wollen, die kalten Güsse im Anschluss an die morgendliche Dusche. Ich selbst beginne jeden Tag damit, meine Beine kalt abzubrausen, danach die Oberarme (siehe Seite 153 ff). Dann beuge ich mich nach vorne und dusche von unten nach oben auch die Brust spiralförmig ab. Zum Schluss kommen Gesicht, Stirn- und Nebenhöhlen dran. Das verringert deutlich das Risiko eines bronchialen Infekts, der immer auch die Gefahr einer Verschlechterung des Asthmas in sich trägt. Und die Güsse vertreiben den Schlaf endgültig!

Strategie Nr. 4: Richtig ernähren

Meiden Sie alles in Ihrem Essen, was einen Reiz für den Körper darstellen könnte: etwa Farbstoffe, Konservierungsmittel oder künstliche Aromastoffe. Besonders ungesund und deshalb belastend sind Transfettsäuren, die bei der industriellen Verarbeitung von Lebensmitteln entstehen und in den meisten Fertigprodukten stecken.[12]

- Essen Sie regelmäßig Omega-3-Fettsäuren: Studien zeigen, dass die notwendige Dosis an Asthmamedikamenten dadurch verringert werden kann. Ob Omega-3-Fettsäuren auch eine langfristige Besserung der Beschwerden herbeiführen können, ist noch nicht geklärt.

Anwendung: Essen Sie 1-mal pro Woche Fisch[13–15] (keine Fischstäbchen!) oder Wild, das ebenfalls reich ist an Omega-3-Fettsäuren. Und machen Sie Ihren Salat möglichst mit Raps-, Lein- oder Walnussöl an.

- Die Vitamine C und E sowie Betacarotin sind Antioxidanzien und schützen die Lungen vor Schäden durch freie Radikale (Luftverschmutzung).

Anwendung: Sie sollten deshalb bei der Wahl Ihrer Nahrungsmittel auf vollwertige Kost und grüne, rote und gelbe Gemüsesorten und Obst achten. Verzichten Sie auf Nahrungsergänzungsmittel: Die Einnahme von isoliertem Betacarotin hatte bei Rauchern schädliche Wirkung.

- »Probiotische« Lebensmittel wirken positiv auf allergische Erkrankungen wie das Asthma. Sie enthalten Bakterien, die das Immunsystem stärken. Speziell entwickelte Lebensmittel (z. B. probiotische Joghurts) enthalten allerdings häufig Zucker und Zusatzstoffe.

11–15: siehe Literatur Seite 176

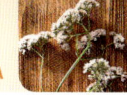

Anwendung: Deshalb empfehle ich Ihnen probiotische Nahrungsmittel wie (biologisches) Sauerkraut oder den Kanne® Brottrunk. Vollwerternährung ist zu empfehlen, da sie über ihre Vielzahl an Inhaltsstoffen das Darmmilieu verbessert. Allerdings dauert es nach einer Ernährungsumstellung noch ein halbes Jahr, bis sich die Bakterienflora positiv verändert hat.

Strategie Nr. 5: Mit Wasser abhärten

Kaltes Wasser stärkt bei regelmäßiger Anwendung die Konstitution und erleichtert die Entspannung. Machen Sie die Waschungen, Güsse oder Wickel täglich. Nicht bei akuter Luftnot! Zu empfehlen ist neben Brustwickel und Knieguss die kalte Oberkörperwaschung (siehe Seite 150 und 154).

Ursachen und Symptome von Asthma

Der Großteil der Asthmaanfälle (90 Prozent) beruht auf einer Neigung zu allergischen Reaktionen – etwa auf Eiweißstoffe in Tierhaaren oder im Kot der Hausstaubmilbe. Wenn der Organismus in Kontakt mit ihnen kommt, bildet er Immunglobuline vom Typ E (IgE). Sie bewirken die Ausschüttung von Botenstoffen aus Mastzellen, beispielsweise von Histamin. Diese Substanzen lassen die Schleimhäute der Bronchien anschwellen. Sie verändern die Spannung der Atemwegsmuskelzellen und lösen so die bedrohliche Verengung aus. Neben solchen Sofortreaktionen kann es auch noch 6 bis 12 Stunden nach dem Kontakt mit dem Allergen zu einer Spätreaktion kommen. Sie wird von anderen Immunglobulinen (IgG) verursacht. Nur bei ganz schweren Verläufen treten die Atembeschwerden ständig auf.

Umweltfaktoren und Nahrung als Auslöser

In selteneren Fällen führen auch unspezifische Reize wie Lösungsmittel oder Weichmacher, eine ungewöhnliche körperliche Anstrengung oder psychische Belastungen zu Asthma. Infekte durch Viren oder Bakterien sowie bestimmte Medikamente können Symptome verschlimmern. Einige Patienten reagieren mit schwerem Asthma auf Histamin aus der Nahrung (z.B. in Fisch, Käse oder Rotwein). Ursache ist hier die mangelnde Fähigkeit des Organismus, die Substanz Histamin abzubauen.

Entzündung und Verengung

Eine Überempfindlichkeit des Organismus begünstigt Entzündungen. Diese führen dazu, dass sich ein Teil der tiefer liegenden Zellhaut der Bronchien verdickt, während andere, für die Reinigung und Regulation wichtige Zellen an ihrer Oberfläche absterben. Es kommt zu einem Aufschaukeln von Entzündung und Verengung. Deshalb treten die Symptome irgendwann nicht mehr nur als Reaktion auf den Kontakt mit einem Allergen auf, sondern auch spontan an nasskalten oder nebligen Tagen oder in verrauchten Räumen, besonders am frühen Morgen (zwischen 4 und 6 Uhr). Mit den Jahren reagieren die Patienten auf immer mehr Auslöser.

Die Neigung zu Asthma wird häufig vererbt: Kinder, deren Eltern beide an allergischem Asthma leiden, werden mit einer 60- bis 80-prozentigen Wahrscheinlichkeit ebenfalls krank.

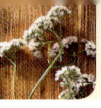

Anwendung: Tauchen Sie einen Waschlappen in kaltes Wasser ein und wringen Sie ihn dann gut aus. Ziehen Sie den Lappen zügig vom rechten Handgelenk an der Außenseite entlang bis zur Schulter. Fahren Sie dann an der Handinnenseite zurück bis zum Handgelenk und dann innen bis zu den Achseln. Tauchen Sie den Waschlappen erneut ins Wasser und wiederholen Sie den Vorgang am linken Arm. Waschen Sie dann den Oberkörper und danach den Rücken. Trocknen Sie die Haut nicht ab, sondern streifen Sie restliches Wasser nur mit den Händen ab. Legen Sie sich danach für eine halbe Stunde ins Bett, am besten auf vorgewärmte Handtücher. Zu Beginn sollte das Wasser nicht kälter als 18 °C sein, später können Sie die Temperatur weiter senken.

Was Sie noch tun können

Gua-Sha-Massage

Die chinesische Schabemassage Gua Sha (siehe Seite 165) stimuliert Reflexkreise, welche die Lungenfunktion unterstützen. Sie mobilisiert und lockert das Bindegewebe im Rückenbereich des Brustkorbs, was das Atmen erleichtert. Besonders zu empfehlen ist Gua Sha in Kombination mit Qigong, das ebenfalls bei Asthma hilft.[16]

Anwendung: Gua Sha kann unterstützend zur sonstigen Therapie 1- bis 2-mal pro Woche angewendet werden, Qigong übt man am besten täglich.

Lernen Sie Didgeridoo

Australischen Ureinwohnern, das zeigt eine Studie, hilft das Spielen ihres traditionellen Blasinstruments Didgeridoo – eine Therapie, die vor allem jungen Patienten Spaß macht.[17]

Therapeutische Hilfe

Eine **Symbioselenkung** soll eine sogenannte Dysbiose, ein bakterielles Ungleichgewicht im Darm, beseitigen. Ein naturheilkundlicher Arzt verordnet dazu nach Analyse der Darmflora Bakterien wie *Escherichia coli* oder Enterokokken lebend oder abgetötet als Kapseln, Tabletten oder Tropfen (z. B. Mutaflor®, Omniflora®, Symbioflor®). Die Therapie dauert mehrere Monate.

Eine **Asthmasportgruppe** kann Sie motivieren, stützen und stärken (siehe www.asthmaschulung.de/asthma-eltern-patienten-patientenschulungen.php).[18, 19]

Die **Chinesische Medizin** setzt Akupunktur und Kräuter ein, um das Lungengewebe zu stimulieren. Schröpfkopf- und Gua-Sha-Massagen sollen Blockaden beseitigen.

16–19: siehe Literatur Seite 176

Bluthochdruck

Die Fakten

- Jeder Vierte hat zu hohen Blutdruck. Von den über 70-Jährigen sind es sogar 75 Prozent.
- Hoher Blutdruck ist ein großes Risiko für Herzinfarkt, Schlaganfall und Nierenversagen.
- 80 Prozent der Patienten mit Bluthochdruck werden nicht ausreichend behandelt, häufig, weil sie ihre Werte nicht kennen oder die Gefährlichkeit unterschätzen.
- Verschrieben werden Medikamente wie ACE-Hemmer, Kalzium-Antagonisten, Betablocker, Angiotensin-II-Antagonisten und Entwässerungsmittel. Doch 50 Prozent der Patienten nehmen sie nicht wie vorgeschrieben, weil sie Angst vor Nebenwirkungen haben (Müdigkeit, Depressionen, sexuelle Funktionsstörungen). In vielen Fällen geben sich diese Symptome wieder.

Ansatz der Naturheilkunde

- Zentral sind Veränderungen im Lebensstil – das bedeutet Stress abbauen, sich regelmäßig bewegen und herzgesund essen. Zur Linderung akuter Symptome eignen sich Kneipp-Güsse, pflanzliche Arzneimittel und Entspannungsverfahren.
- **PROGNOSE:** Wer sein Leben konsequent umstellt, senkt den Blutdruck erfolgreich und langfristig. Bei leichten Formen (unter 160/90 mmHg) können die Betroffenen eventuell ganz auf Tabletten verzichten oder sie zumindest deutlich reduzieren. Auch bei höherem Blutdruck kann eine Absenkung von 10 bis 20 mmHG systolisch und 5 bis 10 mmHG diastolisch erreicht werden. Blutdrucksenkende Mittel sind dann zwar noch notwendig, lassen sich in der Dosis jedoch verringern.

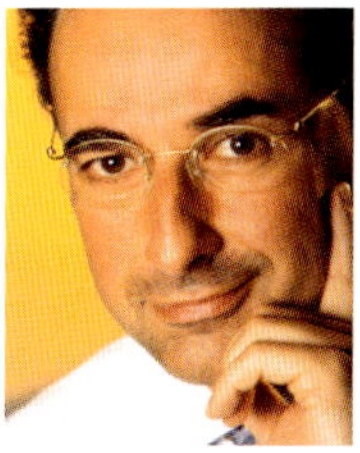

Warum es sich lohnt, aktiv zu werden

Großen Einfluss auf den Bluthochdruck hat unser Lebensstil,[1] vor allem Übergewicht, ungesunde Ernährung, aber auch Bewegungsmangel und vor allem Stress. Dort können Sie ansetzen – am besten, wenn Sie noch gar keine oder nur leicht erhöhte Werte haben. Es lohnt sich: Denn gesünderes Essen, körperliche Aktivität und Entspannung wirken sich in vieler Hinsicht positiv aus und verbessern Ihre Lebensqualität.[2, 3]

Diejenigen Patienten, die bereits Medikamente nehmen müssen, weil sie über einen längeren Zeitraum hinweg Werte höher als 140/90 mmHg aufweisen, tun dies oft ungern.

1–3: siehe Literatur Seite 176

Drei Viertel von ihnen erreichen Studien zufolge trotzdem keinen normalen Blutdruck, vielleicht weil sie die Medikamente nicht regelmäßig oder falsch dosiert einnehmen. Doch mit Bluthochdruck dürfen Sie nicht zu lange experimentieren. Trotz mancher Nebenwirkungen der Arzneimittel sind deren Folgen eindeutig geringer als die Risiken, durch Bluthochdruck Nieren- und Gefäßschäden oder sogar einen Schlaganfall zu erleiden. Haben Sie Geduld mit sich, auch wenn Sie sich nach der medikamentösen Einstellung auf den Normwert zunächst weniger vital und leistungsgemindert fühlen, weil Sie vorher »unter Druck« standen. Ihr Arzt muss Ihnen vertrauen können, dass Sie seine Anweisungen befolgen, wie auch Sie ihm Vertrauen schenken.

Trotzdem ist Ihre eigene Verantwortung sich selbst gegenüber das wichtigste Instrument der Blutdrucksenkung – und mit etwas Ausdauer können Sie die Dosis Ihrer Medikamente senken oder vielleicht auch ganz auf sie verzichten. Naturheilverfahren sind dabei eine große Hilfe, zum Beispiel die von Pfarrer Sebastian Kneipp entwickelten **Wassertherapien**, welche, regelmäßig angewendet, die Gefäße trainieren und dadurch den Druck regulieren. Sie können sie leicht in Ihren Alltag integrieren und sie zu Hause im Waschbecken oder in der Badewanne durchführen. Akupunktur, dies zeigt eine Studie der Universität Erlangen,[4] senkt zwar auch den Blutdruck – allerdings ist die Wirkung verglichen mit einem Medikament gering und kurzfristig. Die Behandlung ist teuer (Sie müssen mit mindestens 20 Sitzungen rechnen) und sie wird von den Krankenkassen auch nicht übernommen. Nachhaltiger wirken, durch

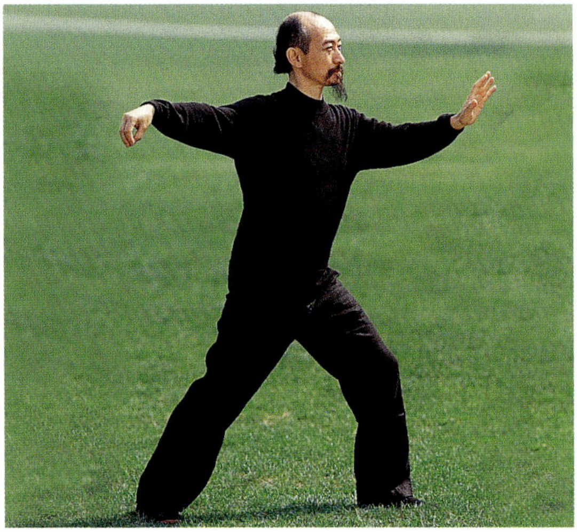

Entspannung durch Taiji: Regelmäßig ausgeübt, kann diese Bewegungsform den Blutdruck senken.

Studien belegt, autogenes Training, Biofeedback und Yoga sowie Taiji und Qigong, das chinesische Schattenboxen.[5,6] Verfahren, die Stress abbauen, dienen vor allem denjenigen Menschen, die auf psychisch belastende Situationen mit einem deutlichen Blutdruckanstieg (bis auf 200/120 mmHg und darüber) reagieren, obwohl sie sonst oft normale Werte haben. (In seltenen Fällen ist dafür ein oft unauffälliger Tumor der Nebennierenrinde, ein Phäochromozytom, verantwortlich. Das muss der Arzt abklären.) Den meisten der Patienten mit abrupt ansteigendem Blutdruck helfen Verfahren der **Mind-Body-Medizin** mit ihren Entspannungs- und Achtsamkeitsübungen. Sie können das Hochschnellen des Blutdrucks deutlich abmildern.

In unserer Klinik in Essen haben wir innerhalb einer Studie Patienten mit einer Herzkranzgefäßverengung, die bereits optimal medikamentös eingestellt waren, bei der Veränderung ihres Lebensstils geholfen, ih-

4–6: siehe Literatur Seite 176

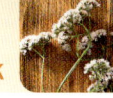

nen gezeigt, wie sie sich entspannen können oder wie einfach gesunde Ernährung ist, und sie zu mehr Bewegung motiviert. Eine andere Gruppe erhielt nur schriftliche Empfehlungen. Nach einem Jahr war der Blutdruck der Schulungsgruppe deutlich unter dem Ausgangswert (die der Kontrollgruppe blieben gleich). Doch immer gilt: Lebensstilveränderungen können Medikamente wirksam unterstützen, aber nur selten ersetzen.

Mein Tipp

Gehen Sie möglichst viel zu Fuß

Eine »walking to work«-Studie an über 6000 japanischen Männern[7] wies nach, dass diejenigen, die sich täglich mehr als 20 Minuten bewegten, dreimal seltener an Bluthochdruck erkrankten als jene, die nur zehn Minuten in Bewegung waren. Verwenden Sie einen Schrittzähler, dann können Sie sich über Ihre Erfolge freuen und sich neue Ziele setzen. 10.000 Schritte sollten täglich erreicht werden. Das fällt anfangs nicht leicht, aber Sie können sich einige Tricks zunutze machen: Wenn Sie mit dem Bus oder der Straßenbahn zur Arbeit fahren, steigen Sie eine Station früher aus und laufen Sie den Rest des Wegs. Lassen Sie die Rolltreppe links liegen und steigen Sie stattdessen die Stufen hoch. Richten Sie sich Ihr Büro so ein, dass Sie öfters aufstehen müssen, zum Beispiel wenn das Telefon klingelt. Wenn Sie weitere Strecken zurücklegen müssen, dann nehmen Sie Ihr Fahrrad. Ich selbst radle zur Klinik, wenn das Wetter es zulässt, und einen Teil meiner Telefonate erledige ich auf meinem Trainingsrad.

Anleitungen zur Akuthilfe

Wenn Sie feststellen, dass Ihr Blutdruck etwas erhöht ist, sind diese Therapien hilfreich. Sie ersetzen jedoch keine ärztliche Therapie:

- ***Ansteigende warme Armbäder***

Erweitern sich die Gefäße, sinkt der Blutdruck. Dazu verhelfen warme Armbäder in einer Schüssel oder im Waschbecken (siehe Kasten auf Seite 48).

- ***Feuchtkalte Brust- und Leibwickel***

In unserer Klinik setzen wir diese feuchtkalten Wickel bei den meisten unserer Patienten 1-mal täglich ein. Nach dem ersten kurzen Kälteschock reagiert der Körper mit intensiver, wohliger Wärme. Dadurch entspannen sich unter anderem die Gefäße, und der Blutdruck sinkt leicht.

Anwendung: Sie benötigen für den Wickel ein Innentuch, am besten aus Leinen (etwa 25 cm x 120 cm), ein größeres baumwollenes Zwischentuch und ein Handtuch oder ein Wolltuch für die Außenlage.

Füllen Sie in eine große Schüssel kaltes Wasser (etwa 15 °C) und tauchen Sie das Innentuch so ein, dass es triefend nass wird. Auf das Bett legen Sie zuerst das Handtuch, dann das baumwollene Zwischentuch und darauf das ausgewrungene kalte Innentuch. Legen Sie sich seitlich an den einen Rand der Lagen und wickeln Sie sich im Drehen eng darin ein (siehe Seite 150). Am besten lassen Sie sich dann von einer zweiten Person fest zudecken. Ruhen Sie 45 bis 75 Minuten. Dann rollen Sie den Wickel ab und bleiben noch 20 Minuten ruhig liegen.

7: siehe Literatur Seite 176

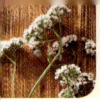

Was langfristig hilft

Strategie Nr. 1: Das Gewicht regulieren

Übergewicht ist eine häufige Ursache für Bluthochdruck. Abnehmen lohnt sich: Denn mit jedem verlorenem Kilo sinkt die Quecksilbersäule im Blutdruckmessgerät um einen Millimeter.

Aber streben Sie dieses Ziel nicht durch wechselnde und immer wieder neu versuchte Diäten an – das führt nur zu dem gefürchteten Jo-Jo-Effekt und einem ständigen Hin- und Herpendeln des Gewichts. Studien zeigen, dass dies den Organismus belastet und das Risiko für Kreislaufleiden erhöht. Mittelfristig legen Sie eher an Kilo zu, als diese zu verlieren. Ändern Sie stattdessen Ihre Ernährung nachhaltig (siehe Seite 157) und bewegen Sie sich regelmäßig!

Strategie Nr. 2: Viel bewegen

Bewegung senkt nachweislich den Blutdruck.[8] Suchen Sie sich deshalb eine Ausdauersportart, die Ihnen Spaß macht! Sie sollten dadurch mindestens 3- bis 5-mal wöchentlich für jeweils 20 bis 30 Minuten in Bewegung kommen. Wenn Sie diese Zeit nicht am Stück aufbringen können, können Sie die Trainingseinheitem auch portionieren – in 3-mal 10 Minuten.

Besonders geeignet sind schonende Sportarten wie Radfahren, Walking und Schwimmen. Am besten klären Sie vorher mit Ihrem Arzt ab, welche Bewegungsart für Sie unbedenklich und besonders geeignet ist.

Wasseranwendung

Ansteigendes warmes Armbad

Sorgen Sie für angenehm warme Luft im Bad. Setzen Sie sich möglichst aufrecht auf einen Hocker vor das Waschbecken und füllen Sie es mit körperwarmem Wasser. Versenken Sie die Hände und Arme bis über die Ellbogen im Wasser und lassen Sie so lange heißes Wasser zulaufen, bis das Bad angenehm temperiert ist. Danach sollten Sie sich nicht abtrocknen, sondern nur das Wasser mit den Händen abstreifen und 15 bis 30 Minuten im Bett nachruhen!

Vorsicht: Nicht anwenden bei Venenleiden, Lähmungen oder Lymphproblemen in den Armen, da sich die Beschwerden sonst verschlimmern.

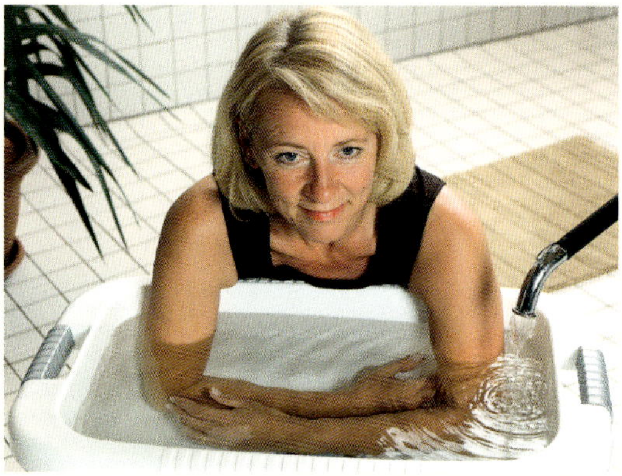

Das warme Wasser weitet die Blutgefäße, dadurch wird der Blutdruck gesenkt.

8: siehe Literatur Seite 176

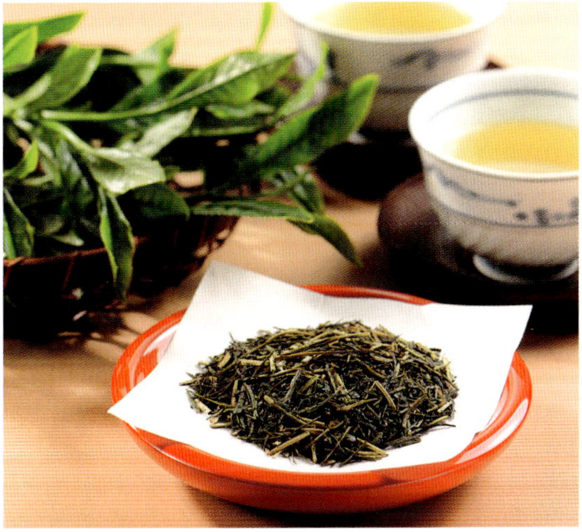

Zwei Tassen grüner Tee am Tag wirken schon leicht blutdrucksenkend und schützen zudem die Gefäße.

Strategie Nr. 3: Gesünder ernähren

Die Bluthochdruckliga empfiehlt eine sogenannte DASH-Ernährung *(dietary approaches to stop hypertension,* siehe Seite 157), benannt nach einer prominenten US-Studie, publiziert 2001, die den enormen Einfluss der Ernährung auf Bluthochdruck nachwies. Sie ist salz-, zucker- und fettarm, aber reich an Obst und Gemüse. Gleichzeitig verringert sie auch das Risiko für Herz-Kreislauf-Erkrankungen, während sich die Blutfettwerte und das Körpergewicht positiv verändern.[9] Die Omni-Heart-Studie bestätigte das im Jahr 2005 und wies insbesondere nach, wie positiv es sich auswirkte, mehr pflanzliches Eiweiß (z. B. Sojaprodukte, Erbsen, Bohnen) als tierische Produkte zu essen. Beim Fett nämlich geht es nicht nur darum, insgesamt weniger davon zu essen[10], sondern vor allem auch das richtige Verhältnis zwischen dem wertvollen HDL *(high density lipoprotein)* und dem schädlichen LDL *(low density lipoprotein).* Ungesättigte Fettsäuren, wie sie zum Beispiel in Olivenöl und Avocados reichlich enthalten sind, schützen die Gefäße. Gesättigte Fettsäuren wie in Butter oder Fleisch erhöhen dagegen den LDL-Spiegel. Schlecht sind in jedem Fall sogenannte Transfettsäuren, die bei der industriellen Herstellung von Lebensmitteln, vor allem von Fertigprodukten, entstehen.

Besonders wichtig für die Elastizität der Gefäße, welche den Blutdruck regulieren, sind **Omega-3-Fettsäuren**. Sie kann der Körper selbst nicht herstellen. Wir finden sie unter anderem in Wildfleisch, vor allem aber in Kaltwasser-Seefischen wie Lachs, Sardellen, Sardinen, Heringen und Makrelen (wer Fisch nicht mag, kann auch Fischölkapseln einnehmen). Weil Fisch häufig Quecksilber enthält[11] und weil seine Bestände geschont werden müssen, sollten Sie immer häufiger auch pflanzliche Omega-3-Fettsäuren in Ihre Ernährung einbeziehen – etwa Öle aus Raps, Leinsamen, Walnüssen und Soja verwenden. Empfehlenswert sind darüber hinaus die Fettsäuren in der Ameu-Alge (erhältlich in der Apotheke).

Positiv auf den Fettstoffwechsel wirken auch Zwiebeln, Artischocken, Hafer, Leinsamen sowie Flohsamenschalen. Zudem gibt es Hinweise darauf, dass Knoblauch den Blutdruck leicht senkt.[12] Um eine wirksame Dosis zu erreichen, müssen Sie ihn jedoch regelmäßig essen: Täglich 4 Gramm stecken in zwei frischen Zehen oder in 300 Milligramm Nahrungsergänzungsmittel (z. B. Sapec, 3 Kapseln täglich). Wir haben diese Empfehlungen für unsere Patienten in das Konzept der mediterranen Vollwertkost eingearbeitet (siehe Seite 157).

9–12: siehe Literatur Seite 176

Stressabbau

Entspannungsübung nach Jacobson

Edmund Jacobson, der Begründer der progressiven Muskelentspannung (PME), hatte den Zusammenhang zwischen muskulöser Anspannung und unterschiedlichen körperlichen und seelischen Erkrankungen erforscht und festgestellt, dass sich sowohl bei Anspannung als auch durch Anstrengung immer die Muskelfasern verkürzten. Daraus entwickelte er die These, dass die Reduktion des Muskeltonus (Entspannung) die Aktivität des zentralen Nervensystems herabsetzt und dass Entspannung sich als allgemeines Heilmittel für psychosomatische Störungen und zur Prophylaxe eignet. Schon 1934 veröffentlichte er in den USA sein Buch »You must relax« (Sie müssen sich entspannen), das erst 1990 auf Deutsch erschien (»Entspannung als Therapie«).

Das Ziel von Jacobsons Ansatz ist, möglichst früh muskuläre Verspannungen wahrzunehmen und sie zu lockern. Das beeinflusst das Nervensystem, wodurch Muskeltonus, Herz- und Atemfrequenz, Blutdruck und die Leitfähigkeit der Haut gesenkt werden. Gleichzeitig wird die Durchblutung der Hautgefäße in Beinen und Armen intensiviert. Mit wachsender Übung vertieft sich der Entspannungseffekt.

Sorgen Sie, bevor Sie mit dieser Übung beginnen, dafür, dass Sie nicht gestört werden. Stellen Sie das Telefon ab und setzen Sie sich auf einen Stuhl.

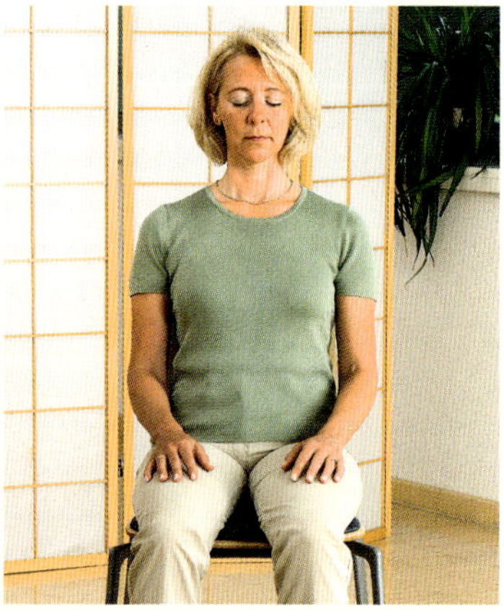

1. Setzen Sie sich auf einen Stuhl, die Füße haben stabilen Kontakt zum Boden und stehen etwa hüftbreit auseinander. Die Hände liegen locker auf den Oberschenkeln, die Handflächen zeigen nach oben oder, wenn Ihnen das unangenehm ist, nach unten. Wenn Sie möchten, können Sie die Augen schließen.

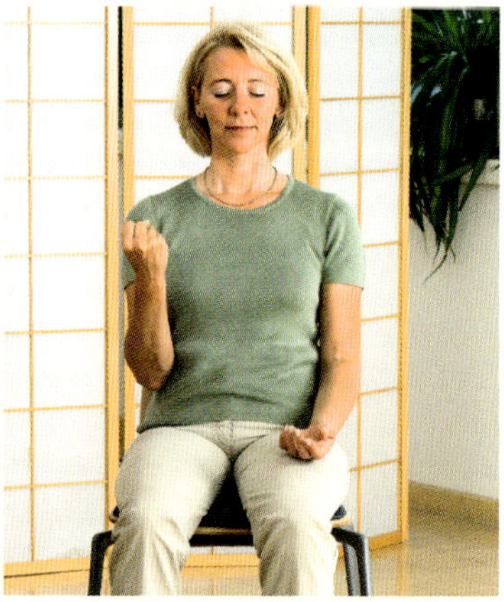

2. Konzentrieren Sie sich zuerst auf den dominanten (meist rechten) Arm: Spüren Sie ihn etwa 20 Sekunden. Dann geben Sie sich selbst das Signal »Jetzt« und spannen ihn leicht, aber konzentriert an. Halten Sie die Spannung 5 bis 7 Sekunden. Atmen Sie dabei regelmäßig und unverkrampft weiter!

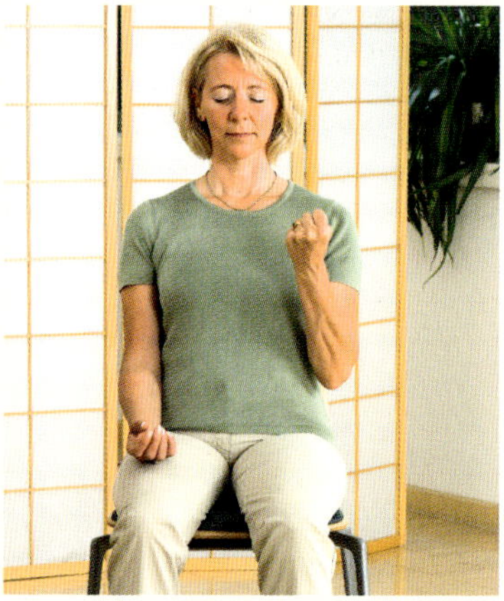

3. Lösen Sie die Spannung. Spüren Sie nun wieder 40 bis 50 Sekunden den Unterschied im Körpergefühl. Dann spannen Sie den anderen Arm auf die gleiche Weise 5 bis 7 Sekunden an, lösen die Spannung wieder und spüren anschließend auch hier 40 bis 50 Sekunden dem Körpergefühl nach.

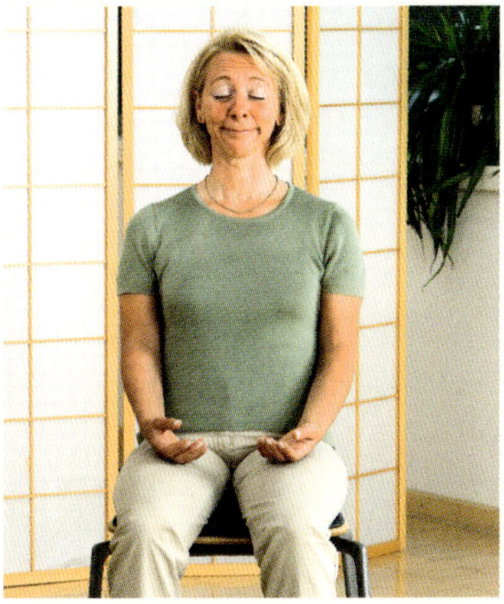

4. Spüren Sie nun etwa 20 Sekunden in Ihr Gesicht hinein. Geben Sie sich das Signal »Jetzt« und ziehen Sie eine Grimasse: die Augenbrauen hochziehen, die Lippen zusammenpressen und die Mundwinkel zu den Ohren ziehen. Entspannen Sie Ihr Gesicht und spüren Sie den Veränderungen im Körpergefühl nach.

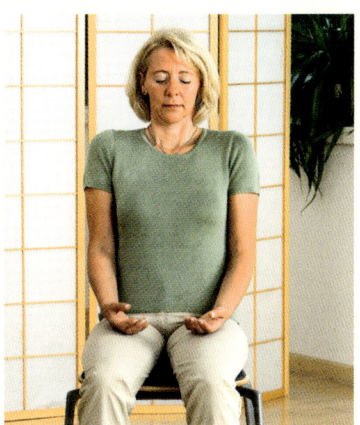

5. Jetzt konzentrieren Sie sich auf die Nackenmuskulatur, in die Sie wiederum zunächst 20 Sekunden hineinspüren. Ziehen Sie dann das Kinn zur Brust, drücken Sie den Nacken dabei zur Stuhllehne und ziehen Sie die Schultern kräftig hoch. Entspannen Sie die Muskulatur und spüren Sie nach.

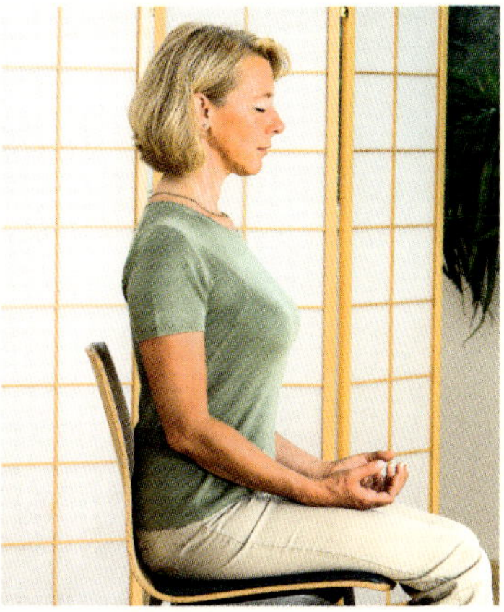

6. Spüren Sie bewusst, wie sich Schultern und Rücken anfühlen. Nach dem Signal »Jetzt« ziehen Sie die Schulterblätter leicht nach hinten zusammen. Spannen Sie dabei gleichzeitig auch das Gesäß und den Bauch an. Lösen Sie die Spannung nach 5 bis 7 Sekunden und spüren Sie nach.

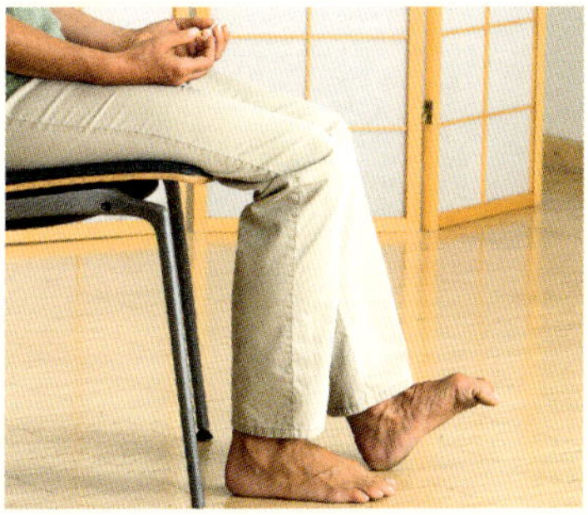

7. Jetzt fehlen noch Ihre Beine: Spüren Sie zunächst etwa 20 Sekunden Ihr dominantes Bein. Geben Sie sich das Signal »Jetzt«: Drücken Sie dann die Ferse gegen den Boden und krallen Sie dabei die Zehen zur Fußsohle hin ein (Zehenfaust). Nach 5 bis 7 Sekunden lösen Sie die Spannung und spüren nach.

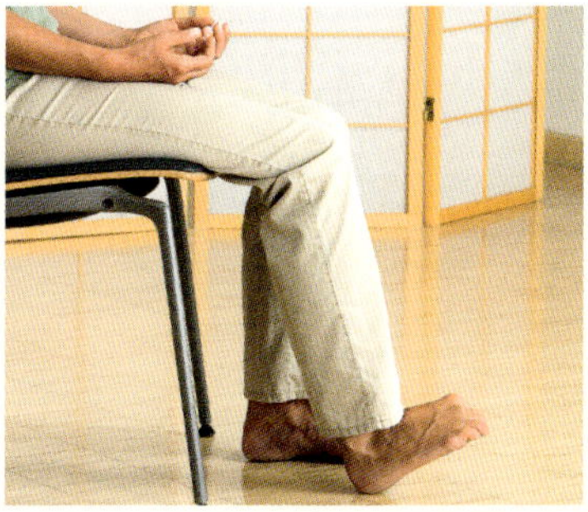

8. Spüren Sie Ihr anderes Bein ebenfalls etwa 20 Sekunden. Nach dem Signal drücken Sie dessen Ferse gegen den Boden und krallen dabei die Zehen zur Fußsohle hin ein. Halten Sie die Spannung 5 bis 7 Sekunden. Entspannen Sie die Muskulatur und spüren Sie dem Unterschied im Körpergefühl nach.

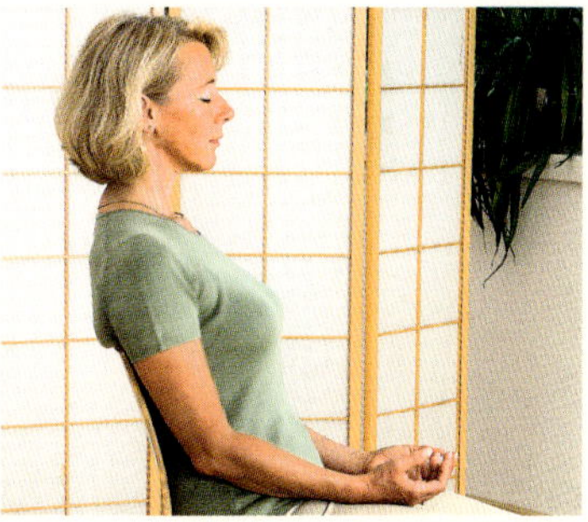

9. Zum Schluss durchwandern Sie im Geiste nochmals den gesamten Körper. Ballen Sie dann im Wechsel Ihre Hände zu Fäusten und lösen Sie die Spannung wieder: Ballen – lösen – ballen – lösen. Räkeln und recken Sie sich und öffnen Sie die Augen. Wichtig: Atmen Sie dabei immer gleichmäßig weiter!

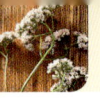

Auf **Kochsalz** reagiert – genetisch bedingt – vermutlich nur ein Teil der Bevölkerung mit Bluthochdruck. Der Körper benötigt unter normalen Umständen nur 1 bis 2 Gramm Salz täglich. Mit unserer täglichen Ernährung (mit gesalzener Wurst und Fertigkost) nehmen wir im Schnitt bereits mehr als 6 Gramm zu uns. Eine Mahlzeit im Restaurant bringt mehr als das Doppelte. Sie sollten deshalb so wenig wie möglich salzen und frische und regionale Kost industriell verarbeiteten Nahrungsmitteln vorziehen.

Probieren Sie es aus, Ihren Salzkonsum einzuschränken: Sie werden feststellen, dass Sie dadurch andere Gewürze viel intensiver wahrnehmen. Bei Heil- und Mineralwässern sollten Sie darauf achten, dass sie natriumarm sind.

Vitamin C in Obst und Gemüse schützt die Gefäße und beugt Schäden durch Bluthochdruck vor. Was die Risikofaktoren angeht, so führt Kaffee nicht zu einem so starken Ansteigen des Blutdrucks, wie man früher glaubte. Sie sollten trotzdem nicht mehr als ein bis zwei Tassen täglich trinken. Versuchen Sie es zur Abwechslung mit grünem Tee: Zwei Tassen am Tag senken den Blutdruck etwa um 3 mmHg (systolisch).

Genießen Sie **Alkohol in Maßen:** Empfohlen werden täglich nicht mehr als 0,1 Liter Wein oder 0,25 Liter Bier für Frauen und die doppelte Menge für Männer. Fleisch (auch weißes) sollte höchstens 1- bis 2-mal pro Woche auf dem Speiseplan stehen, und es sollten in diesem Zeitraum auch nicht mehr als zwei Eier sein, um den Cholesterinspiegel nicht wieder in die Höhe zu treiben. (Achten Sie auch auf »versteckte« Eier in Nudeln oder anderen Fertigwaren.)

Strategie Nr. 4: Stress abbauen

Als einer der Ersten zeigte der amerikanische Kardiologe Herbert Benson vom Institute for Mind Body Medicine der Harvard University, dass wir Anspannung und Stress gezielt entgegenwirken können.[13] Während diese eine »Kampf-oder-Flucht-Reaktion« *(fight-or flight response)* auslösen, erreichte Benson durch das Einüben von Meditation eine »Entspannungsantwort« *(relaxation response)*. Regelmäßiges Meditieren, so konnte er zeigen, reduziert die Ansprechbarkeit des Körpers auf Stress. Vor allem wenn Patienten chronisch überreizt sind und ihre körperlichen Rhythmen wie Schlaf, Herzschlag oder Verdauung aus dem Takt gekommen sind, helfen die Übungen dem Organismus, wieder in ein Gleichgewicht zu kommen. Sie senken ähnlich wie ein Betablocker Herzfrequenz, Blutdruck und die nervliche Erregbarkeit. Mehrere Studien zeigen, dass regelmäßige Meditation zu einer deutlichen Verringerung des Bluthochdrucks führt.[14]

Dieses Verfahren der bewussten Achtsamkeit und Konzentration bedeutet im Kern, sich still hinzusetzen, seine Gedanken an irgendeinen Punkt, ein inneres Bild oder an ständig wiederholte Worte (Mantras) zu binden und sich nur noch darauf zu fokussieren, während die Umgebung immer weiter zurücktritt. Der Atem fließt währenddessen ruhig weiter. Die positiven Effekte der Meditation sind nicht nur auf die körperliche, sondern auch auf psychischen Veränderungen zurückzuführen: Meditierende werden achtsamer sich selbst gegenüber. Sie lernen, ihren Körper besser zu spüren, erkennen Belastungen früher und gehen bewusster mit

13, 14: siehe Literatur Seite 176

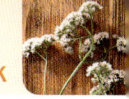

ihren Gefühlen um. Sie können Meditation mithilfe einer CD erlernen oder – für den Start – in einer Gruppe. Doch Sie müssen etwas Geduld mitbringen – erst nach etwa sechs Wochen regelmäßigen Trainings stellen sich echte Erfolge ein.

Vielen Menschen bereitet es Schwierigkeiten, zur Ruhe zu kommen. Meistens klagen gerade diejenigen Patienten, die besonders gestresst sind, darüber, dass sie schon nervös werden, wenn sie nur die Augen schließen oder ruhig sitzen sollen. In solchen Fällen empfehle ich die **progressive Muskelentspannung (PME) nach Jacobson**, ein Verfahren, dass schon in den 30er-Jahren des 20. Jahrhunderts von dem amerikanischen Arzt und Psychologen Edmund Jacobson entwickelt wurde (siehe Seite 50). Seine Technik ist ganz leicht zu erlernen und eine gute Alternative auch für Menschen, die wenig Zeit haben oder es aufgrund von Schmerzen nicht lange in einer Position aushalten. PME lässt sich außerdem an vielen Orten, also auch am Arbeitsplatz, ausüben.

Strategie Nr. 5: Die Gefäße trainieren

Wasser spielt in vielen naturheilkundlichen Therapien eine Rolle – am bekanntesten sind die Empfehlungen des »Wasser-Pfarrers« Sebastian Kneipp (1821 bis 1897). Regelmäßige kalte oder wechselwarme Güsse regen den Körper dazu an, sich wechselnden Reizen immer wieder neu anzupassen. Das stimuliert die Gefäße: Sie ziehen sich zusammen und weiten sich wieder. Der Blutdruck normalisiert sich dadurch: zu hoher wird gesenkt, zu niedriger angehoben. Auch hier benötigen Sie Ausdauer, wenn Sie eine Wirkung erzielen wollen. Doch Wassergüsse lassen sich leicht in den Alltag integrieren, zum Beispiel im Anschluss an die tägliche Dusche.

Für den Einstieg, sozusagen zum Anwärmen, eignen sich warme oder langsam wärmer werdende Fuß- und Armbäder zur Entspannung – eventuell auch ein Entspannungsbad mit Melisse oder Lavendel (täglich oder jeden zweiten Tag). Auch regelmäßige Saunagänge senken den Blutdruck, wenn die Temperaturen nicht höher als 50 °C liegen und nur langsam ansteigen (immer »Spielraum« nach oben lassen, nicht ausreizen!). **Achtung:** Bei Bluthochdruck dürfen Sie nach dem Saunagang kein kaltes Tauchbad machen, das würde zu einem akuten Blutdruckanstieg (bis zu 300 mmHg) führen. Nehmen Sie stattdessen ein abkühlendes Luftbad und danach langsam aufsteigende kalte Güsse. Auch Trockenbürsten nach diesem Schema (mit einer Naturbürste oder einem Sisal-Waschlappen, morgens und abends vor dem Duschen oder den Güssen) trainiert die Gefäße.

• *Knie- und Schenkelguss*

Anwendung: Diesen Guss beginnt man rechts unten und lässt kaltes Wasser an der Außenseite des Beines entlangfließen. Der Duschkopf sollte so eingestellt sein, dass der Wasserstrahl möglichst zusammenhängend auftrifft. Von einigen Herstellern werden feste und abnehmbare Duschköpfe angeboten, die das Wasser zum Strahl bündeln. Dies hat sich sehr bewährt. Bis über das Knie und dann an der Innenseite wieder nach unten. 3-mal wiederholen. Zum Schluss die Fußsohle extra abbrausen. Dann dasselbe mit dem linken Bein wiederholen.

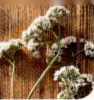

Ursachen und Symptome von Bluthochdruck

Meistens erfahren Sie von Ihrem Arzt, dass der Blutdruck zu hoch ist. Beschwerden wie Kopfschmerzen, Ohrensausen, Schwindel, Nasenbluten, Sehstörungen, Herzklopfen und Kurzatmigkeit machen sich erst dann bemerkbar, wenn der Druck bereits bedrohlich angestiegen ist. Über Jahre hat es das Herz nämlich geschafft, den Druck auf seine Gefäße auszugleichen. Doch irgendwann erschöpft es durch diese Belastung und wird krank. Die Medizin kann nur noch die Spätfolgen durch den erhöhten Druck lindern. Verhindern kann man diese dann nicht mehr.

Ab wann man von Bluthochdruck spricht

Als ideal gilt ein Wert von unter 120/80 mmHg (der Wert bezeichnet den Grad, in dem die Quecksilbersäule im Messgerät steigt). Der obere (systolische) Wert misst den Druck, der entsteht, wenn sich das Herz zusammenzieht, um mit 60 bis 70 Schlägen in der Minute das Blut in den Kreislauf zu pumpen. Wenn das Herz dann erschlafft und sich beim Weiten erneut mit Blut füllt, dann lässt sich der untere (diastolische) Wert messen.

Lange Zeit sprach man erst bei Werten ab 140/90 mmHg formell von einem leichten Bluthochdruck. Ab 160/100 mmHg lag ein mittelschwerer und ab über 180/110 mmHg ein schwerer Bluthochdruck vor. Heute aber empfehlen Experten, früher mit der Behandlung anzufangen, und zwar bereits in der sogenannten prähypertensiven Phase (zwischen 120 und 140 mmHg).

Das muss aber nicht gleich mit Medikamenten erfolgen, sondern kann auch durch Lebensstiländerungen geschehen.

Die Folgen

Manchmal entgleist der Blutdruck akut auf hohe Werte bis zu 230/120. Dann versagt unter Umständen das Herz, Wasser sammelt sich in der Lunge, oder Blutgefäße im Gehirn platzen. Bluthochdruck kann auch zu einer Herzkranzverengung mit Angina pectoris führen, die einen Infarkt oder Schlaganfall nach sich ziehen kann. Aber auch wenn der Blutdruck nicht dramatisch erhöht ist, verändert er über die Jahre den Organismus, Herz und Gehirn, die Nieren, auch die Netzhaut im Auge ist bedroht: Einblutungen können bis zur Erblindung führen. Bluthochdruck schadet jedem einzelnen Blutgefäß. Der gesamte Organismus wird schlechter durchblutet.

Viele unterschiedliche Ursachen

Die Ursachen für Bluthochdruck sind vielfältig. Meist stehen Übergewicht, Bewegungsmangel, chronischer Stress oder eine genetische Veranlagung im Vordergrund. Nur in einem von zehn bis zwanzig Fällen ist eine organische Ursache zu finden, Nieren- oder Hormonerkrankungen. Nicht zu unterschätzen ist auch die Rolle des Schlaf-Apnoe-Syndroms. Diese Menschen – meist übergewichtige Männer – hören während des Schlafens immer wieder zu atmen auf. Weil das Blut dann mit Sauerstoff unterversorgt ist, muss das Herz verstärkt arbeiten, um die Versorgung der Zellen zu gewährleisten. Das führt schließlich zu Bluthochdruck. Zur Behandlung der Apnoe wird Gewichtsverlust empfohlen, es werden aber auch spezielle Geräte verwendet, manchmal hilft eine Operation. Eine naturheilkundliche Variante ist die Atemschulung durch das Spielen des australischen Blasinstruments Didgeridoo.[15]

15: siehe Literatur Seite 176

Was Sie noch tun können

Einmal pro Jahr Heilfasten!

Fasten klingt nach Verzicht, doch wer es einmal ausprobiert hat, wird feststellen, dass man dabei vieles gewinnen kann – gute Laune stellt sich ein, Entspannung, ein Gefühl der Erleichterung, während der Körper entwässert und das Nervensystem sich neu justiert. Auch zur Blutdruckregelung ist eine solche Pause ideal – ich empfehle Ihnen besonders das Saft-Fasten nach Buchinger (siehe Seite 160).

Da Ihr Blutdruck dabei richtig stark abfallen kann – bei Menschen mit normalen Werten bis auf 60/17 mmHg – sollten Sie, zumindest beim ersten Mal, unter Aufsicht eines Arztes fasten. Bei älteren Patienten muss ausgeschlossen werden, dass Halsgefäße eingeengt sind (Stenose), was bei einem Blutdruckabfall zur Minderdurchblutung des Gehirns führen würde. Wer wassertreibende Medikamente, sogenannte Diuretika, nimmt, muss diese absetzen, da es durch die natürliche Entwässerung sonst zu gefährlichen Störungen des Elektrolythaushalts kommen kann. Vor allem bei Bluthochdruck-Patienten ist eine engmaschige Kontrolle des Blutdrucks beim Fasten besonders wichtig.

Einmal im Jahr Heilfasten – und Sie bekommen wieder ein Gefühl dafür, was Ihrem Körper und Ihnen guttut und was nicht. Das hilft Ihnen auch, nicht einfach wieder in Ihre alten Essgewohnheiten zurückzufallen. Heilfasten sollte vielmehr als Chance genutzt werden, schädliche Lebensgewohnheiten dauerhaft zu verändern.

Noch ein Tipp: Leicht in Ihren Alltag einbauen – zum Beispiel 1-mal wöchentlich – lassen sich einzelne **Entlastungstage**, an denen Sie Ihre Kalorienzahl deutlich reduzieren und Fett und Salz meiden. Essen Sie dann – auf fünf kleine Mahlzeiten verteilt – entweder:

- etwa 1,2 Kilo frisches Obst, das nicht mehr als 700 bis 800 Kilokalorien hat (z. B. Äpfel, Orangen, Birnen, Kiwi, Weintrauben) oder
- 150 g Vollkornreis ungesalzen, dazu 3/4 bis 1 Kilo Obst.
- Sie können auch nur trinken: 1 Liter frischen Obst- und Gemüsesaft (700 bis 800 Kilokalorien) plus 2 Liter Kräutertee.

Taiji oder Qigong erlernen!

Für beide asiatische Bewegungslehren konnte in Studien gezeigt werden, dass sie den Blutdruck senken. Dazu müssen die Übungen allerdings so selbstverständlich in den Alltag aufgenommen werden wie das tägliche Zähneputzen und 5- bis 6-mal wöchentlich praktiziert werden.[16, 17]

Kräutertees trinken

Einige Kräuter senken den Blutdruck, wenn auch nur leicht. Tees können jedoch andere Therapien unterstützen, zum Beispiel:

• *Hibiskustee (Malventee)*

Mehrere Studien weisen nach, dass die Inhaltsstoffe der Hibiskusblüten eine blutdrucksenkende Wirkung haben.

Anwendung: 2 gehäufte TL der getrockneten Hibiskusblüten mit 1/2 Liter Wasser übergießen und 6 Minuten ziehen lassen.[18] 3-mal täglich trinken.

16–18: siehe Literatur Seite 176

• *Lavendeltee*

Anwendung: 2 TL Lavendelblüten mit 1/4 Liter kochendem Wasser übergießen, 10 Minuten ziehen lassen und abseihen. 3-mal täglich 1 Tasse trinken.

• *Hopfentee*

Hopfen entkrampft und beruhigt.
Anwendung: 2 TL Hopfenblüten mit 1/4 Liter heißem Wasser übergießen, 10 Minuten ziehen lassen und abseihen. 2-mal täglich 1 Tasse trinken.

• *Melissentee*

Anwendung: 2 gehäufte TL Melissenblätter mit 1/4 Liter heißem Wasser übergießen, zugedeckt 10 Minuten ziehen lassen und abseihen. 3-mal täglich 1 Tasse trinken.

• *Baldrianpräparat*

Anwendung: Da die Zubereitung von Baldrian aufwendig ist und der Tee nicht besonders gut riecht, empfiehlt sich ein Fertigpräparat aus der Apotheke (z. B. Sedonium®, 2 Tabletten abends vor dem Schlafengehen).

Sich massieren lassen!

Körperliche Berührung entspannt, deshalb wird Massage von vielen Menschen als angenehm empfunden. Eine spezielle Form ist die Massage mit Schröpfköpfen, die leicht zu erlernen ist und von einer zweiten Person, etwa dem Partner durchgeführt wird. Sie benötigen dazu nur Hautöl und ein mittelgroßes Schröpfglas mit Saugball (siehe Seite 156).

Aderlass

Ein Aderlass (ein jahrhundertealter therapeutischer Eingriff, mit dem allerdings in der Geschichte auch viel Unsinn angestellt wurde), reduziert den Bluthochdruck und wirkt sich gleichzeitig positiv auf den Insulinspiegel und andere Blutwerte aus, wie eine Studie an unserer Klinik zeigte.[19] Entnommen wurden zweimal 300 bis 400 ml Blut aus der Vene. Der Effekt hielt drei Monate an. Ob regelmäßiges Blutspenden den Blutdruck senkt, wird an der Berliner Universitätsklinik Charité erforscht.

19: siehe Literatur Seite 176

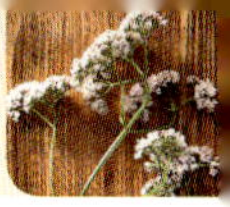

Chronisch entzündliche Darmerkrankungen

Die Fakten

- Chronisch entzündliche Darmerkrankungen wie Morbus Crohn oder Colitis ulcerosa sind Leiden, die den gesamten Organismus in Mitleidenschaft ziehen und vom Lebensstil, vor allem Stress und Ernährung, beeinflusst werden. Die genauen Ursachen sind unbekannt. Durch die entzündlichen Schübe kann es leicht zu Mangelerscheinungen und weiteren Beschwerden der Patienten kommen. Für Deutschland wird geschätzt, dass es 150.000 an Morbus Crohn Erkrankte und 170.000 Colitis-ulcerosa-Patienten gibt.
- Medikamente gegen chronisch entzündliche Darmerkrankungen enthalten entzündungshemmende Substanzen oder das Immunsystem dämpfende Wirkstoffe.

Ansatz der Naturheilkunde

- Je nach Art der Beschwerden können Heilkräuter mit Wassertherapien oder mit Akupunktur kombiniert eingesetzt werden. Besonders wichtig ist der richtige Umgang mit Stress. Eine reduzierte Variante der mediterranen Vollwertkost wirkt Mangelerscheinungen entgegen.
- **PROGNOSE:** Symptome wie häufige Stuhlfrequenz, Bauchkrämpfe oder Müdigkeit werden gelindert. Die beschwerdefreien Phasen zwischen den Schüben (Remission) verlängern sich. Besonders Patienten, die Kortison einnehmen, suchen Hilfe in naturheilkundlichen Verfahren.[1] Ziel ist es, die Medikamentendosis zu reduzieren und die dadurch verursachten Nebenwirkungen zu verringern.

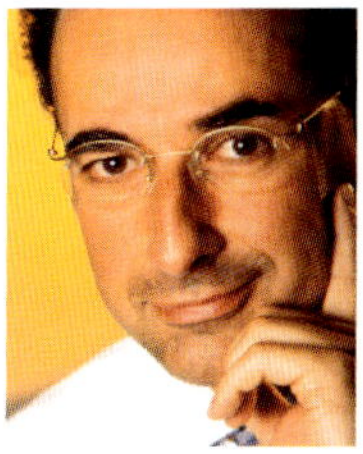

Warum es sich lohnt, aktiv zu werden

Mehr als 80 Prozent der Patienten mit einer chronisch entzündlichen Darmerkrankung (CED) würden Umfragen zufolge gern eine naturheilkundliche Begleittherapie in Anspruch nehmen.[2] Das ist vor allem dann Erfolg versprechend, wenn die chronisch entzündliche Darmerkrankung höchstens einen mittelschweren Verlauf hat. Jeder zweite Patient wendet bereits naturheilkundliche Verfahren an.[3] Leider sind nur wenige der naturheilkundlichen Behandlungsansätze bisher in die Leitlinien der Gastroenterologie aufgenommen wor-

1–3: siehe Literatur Seite 176

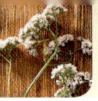

den, sodass die wenigsten Fachärzte ihre Patienten darüber aufklären. Im Gegensatz dazu ist ein naturheilkundlich orientierter Arzt übrigens verpflichtet, seine Patienten auch über die konventionellen, an Leitlinien orientierten Therapiemöglichkeiten aufzuklären.[4]

Erfolgreich durchgesetzt hat sich die **Probiotikatherapie** mit lebenden Darmkeimen. Noch vor einigen Jahren wurde sie als sogenannte Symbioselenkung ausschließlich von naturheilkundlichen Therapeuten eingesetzt. Heute ist sie Teil der gastroenterologischen Leitlinien für die Verlängerung der Zeiten zwischen den Schüben (Remission) der Colitis ulcerosa.

Die Stressempfindlichkeit ist bei Patienten mit chronisch entzündlichen Darmerkrankungen besonders ausgeprägt. Häufig geben die Patienten an, die Empfindung zu haben, eine besonders »dünne Haut« zu besitzen. Eine an unserer Klinik durchgeführte Umfrage bei rund 700 Mitgliedern der Deutschen Morbus Crohn/Colitis ulcerosa Vereinigung (DCCV) zeigte zum Beispiel, dass 70 Prozent der Patienten besondere Belastungssituationen für den Ausbruch eines akuten Schubes ihrer Darmerkrankung verantwortlich machten.[5] Bei den besonders an Naturheilverfahren Interessierten wurde das sogar von bis zu 90 Prozent der Befragten betont.[6]

Wenn auch Sie unter Belastungen und Anspannung besonders leiden, sollten Sie auf jeden Fall zusätzlich zu allen anderen therapeutischen Maßnahmen ein **Entspannungsverfahren** wie Yoga, Meditation oder Taiji, Qigong oder progressive Muskelentspannung erlernen. Manchmal kann auch das Gespräch mit einem Psychologen oder eine darmzentrierte Hypnose hilfreich sein.[7, 8]

Anleitungen zur Akuthilfe

Bei Krämpfen

• ***Kalte Leibwaschungen***

Diese Anwendungen mit kaltem Wasser wirken entkrampfend und beruhigen das Nervensystem, lösen Blähungen und fördern den Schlaf. Sie haben sich in der Praxis seit

Mein Tipp

Verdacht reicht nicht

Jeder dritte Patient mit Colitis leidet unter einer Laktoseintoleranz, das heißt, sein Körper kann Milchzucker nicht richtig verarbeiten. Das verstärkt die Neigung zu Durchfällen und führt zu allgemeinem Unwohlsein. Der reine Verdacht auf eine Überempfindlichkeit sollte Sie jedoch nicht gleich dazu bringen, Milch und Milchprodukte einfach wegzulassen. Erstens ist das gar nicht so einfach, weil Bestandteile der Milch in vielen Produkten stecken, zum Beispiel auch in Wurst. Zum anderen ist Milch eine wichtige Kalziumquelle. Bitten Sie also Ihren Arzt, zu testen, ob Sie wirklich eine Laktoseintoleranz haben, bevor Sie laktosefreie Ersatzprodukte kaufen und Milch aus dem Weg gehen. Probieren Sie aus, wie Sie auf Sauermilchprodukte (Joghurt, Dickmilch, Kefir) reagieren. Diese enthalten zwar größere Mengen an Milchzucker, werden aber oft gut vertragen, vermutlich, weil ihre Milchsäurebakterien die Laktose rasch verarbeiten. Auch Käse bekommt vielen, weil der Milchzucker bei der Reifung weitgehend abgebaut wird.

4–8: siehe Literatur Seite 176

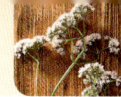

Langem bewährt, auch wenn es zu Wasseranwendungen bei Colitis und Morbus Crohn bisher noch keine wissenschaftlichen Untersuchungen gibt.

Anwendung: Tauchen Sie einen Waschlappen in kaltes Wasser ein und wringen Sie ihn gut aus. Ziehen Sie den Lappen zügig vom rechten Handgelenk an der Außenseite entlang bis zur Schulter. Fahren Sie dann an der Handinnenseite zurück bis zum Handgelenk und erneut innen bis zu den Achseln. Tauchen Sie den Waschlappen erneut ins Wasser und wiederholen Sie den Vorgang am linken Arm. Waschen Sie dann den Oberkörper und danach den Rücken. Trocknen Sie die Haut nicht ab, sondern streifen Sie das restliche Wasser nur mit den Händen ab. Legen Sie sich dann für 30 Minuten ins Bett, am besten auf vorgewärmte Handtücher.

Anfangs sollte bei den Leibwaschungen das Wasser nicht kälter als 18 °C sein, später können Sie die Temperatur weiter senken.

• Heublumensack

Das heilsame Gemisch aus Blüten, Blättern und Samen enthält ätherische Öle, Flavonoide und Gerbstoffe, die schmerzlindernd und beruhigend wirken. Einer der Hauptwirkstoffe in den Heublumen ist das Cumarin. Es aktiviert den Kreislauf, fördert die lokale Durchblutung und entspannt verkrampfte Muskulatur. Bereits nach wenigen Minuten stellt sich der Organismus auf Ruhe um.

Anwendung: Lassen Sie einen Heublumensack (aus dem Kräuterladen oder der Apotheke) auf zwei Kochlöffeln über Wasserdampf warm werden, danach kurz abkühlen und legen Sie ihn dann auf Ihren Bauch, bis er abgekühlt ist (siehe auch Seite 122).

• Kamillen-Leibauflagen

Wohltuend sind auch Kamillen-Leibauflagen (siehe Seite 60). Sie wirken krampflösend, entblähend und insgesamt beruhigend auf den Verdauungstrakt.

• Heilerde

Sie besteht aus naturreinem Löss, der reich an Mineralstoffen und Spurenelementen ist. Darüber hinaus nimmt er überschüssige Flüssigkeit sowie giftige (toxische) Stoffwechselprodukte auf, wirkt reizmildernd und hilft gegen Durchfall.

Anwendung: 3-mal täglich 1 bis 2 Kapseln (z. B. Luvos®-Heilerde) zwischen den Mahlzeiten mit etwas Flüssigkeit einnehmen.

Vorsicht: Wegen des ausgeprägten Vermögens, andere Stoffe zu binden, sollen 1 bis 2 Stunden vor oder nach der Anwendung von Heilerde keine Arzneimittel eingenommen werden.

• Kräutertee

Dieser Tee wirkt darmberuhigend.

Mischung: 20 g Blutwurzwurzelstock, 10 g Pfefferminzblätter, 10 g Kamillenblüten.

Anwendung: 1 bis 2 TL der Teemischung mit 1/4 Liter kochendem Wasser übergießen, 5 bis 7 Minuten zugedeckt ziehen lassen und abseihen. 3-mal täglich 1 bis 2 Tassen trinken.

• Heidelbeermuttersaft

Die Gerbstoffe des Heidelbeermuttersafts (aus dem Reformhaus oder Naturkostladen) sorgen dafür, dass der Darm nicht so oft entleert werden muss.

Anwendung: 3-mal täglich 1 kleinen Messbecher Heidelbeermuttersaft (ca. 20 ml) einnehmen.

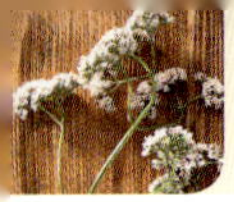

Bei Blähungen

• *Kräutertee*

Die ätherischen Öle der Kräuter wirken wohltuend bei Blähungen.

Mischung: 10 g Korianderfrüchte, 10 g Fenchelfrüchte, 10 g Kümmelfrüchte, 10 g Wermutkraut, 10 g Anisfrüchte sowie 10 g Pfefferminzblätter.

Anwendung: 1 bis 2 TL der Teemischung mit 1/4 Liter kochendem Wasser übergießen, 5 bis 7 Minuten zugedeckt ziehen lassen und abseihen. 3-mal täglich 1 bis 2 Tassen des Kräutertees trinken.

Wasseranwendung

Wohltuende Leibauflagen

Diese Leibauflage können Sie bei Bauchkrämpfen mit Kamillensud oder auch alternativ mit Kümmelöl anwenden. Ein Geschirrtuch wird dann entweder in dem warmen Kamillensud oder In warmem Wasser getränkt. Den Kamillensud bereiten Sie aus 1 TL Kamillenblüten und 1/4 Liter kochendem Wasser, den Sie 10 Minuten ziehen lassen und abseihen.

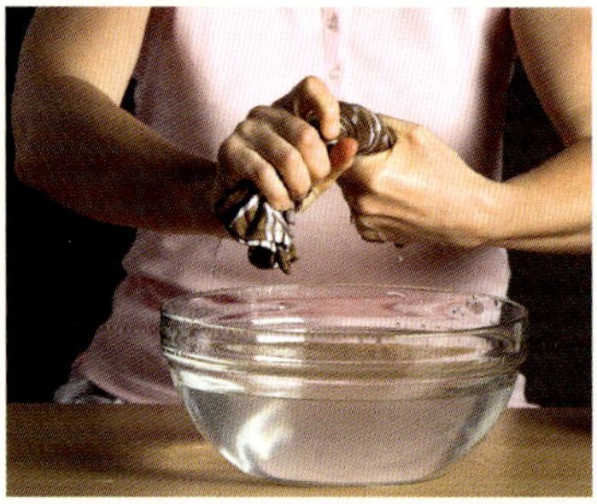

1. Tränken Sie ein Geschirrtuch in dem leicht abgekühlten Kamillensud (bzw. im warmen Wasser), wringen Sie das Geschirrtuch dann gut aus.

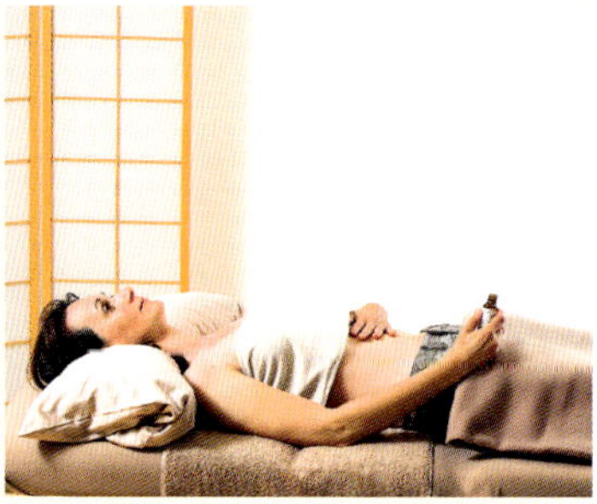

1a. Für eine Kümmelölauflage massieren Sie 1/2 bis 1 TL des Öls mit kreisenden Bewegungen sanft in die Bauchdecke ein.

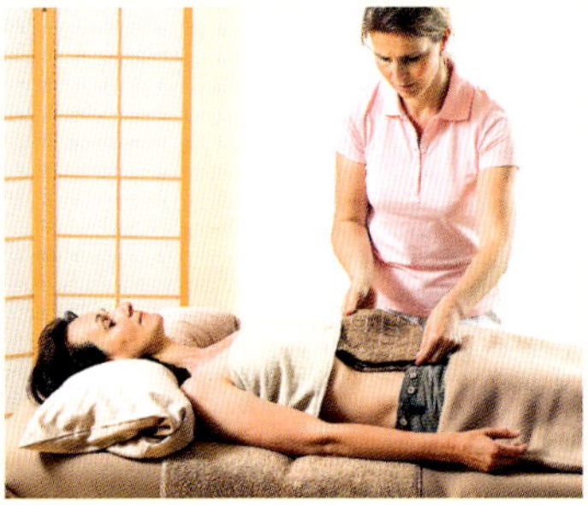

2. Eine zweite Person legt nun das mehrfach gefaltete feuchtwarme Geschirrtuch auf den Bauch.

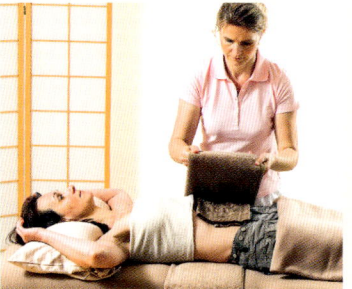

3. Darüber kommt ein trockenes Baumwolltuch, das fest um den Leib gewickelt wird.

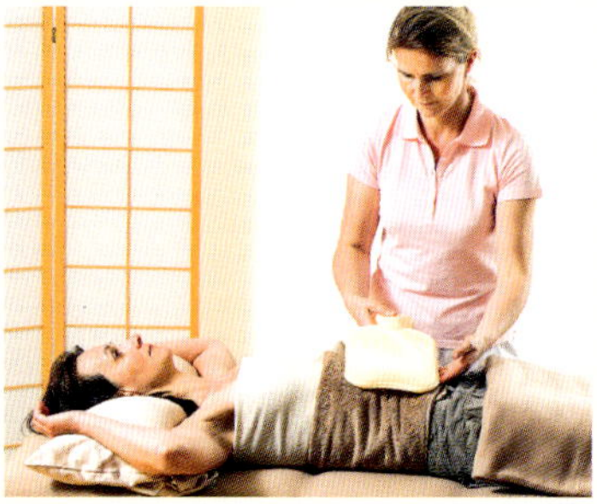

4. Auf das Baumwolltuch wird nun eine Wärmflasche gelegt. 30 Minuten einwirken lassen.

Bei Analfissuren

• *Sitzbäder*

Schleimhautrisse im After können durch Sitzbäder mit pflanzlichen Zusätzen zur Abheilung gebracht werden. Dafür eignen sich insbesondere Gerbstoffe aus Eichenrinde, Hamamelisblättern und -rinde, Walnussblätter und Odermennigkraut.

Anwendung: 2 gehäufte EL der einzelnen Heilkräuter oder einer Mischung daraus mit je gleichen Anteilen der Heilkräuter mit 1 Liter kaltem Wasser übergießen und 12 Stunden ziehen lassen. Dann 30 Minuten kochen und abseihen. Den Sud in das angenehm temperierte Wasser des Sitzbades geben. Falls Sie dieses Kräuterbad in der normalen Standardbadewanne durchführen, sollten Sie etwa die drei- bis vierfache Menge an Kräutern verwenden.

Alternativ können Sie auch Ringelblumenblüten verwenden.

Anwendung: 1/4 TL Ringelblumenblüten mit 150 ml kochendem Wasser übergießen, 2 Minuten ziehen lassen und abseihen. Den Sud in das angenehm temperierte Wasser des Sitzbades geben oder bei größerer Wassermenge entsprechend höher dosieren.

Was langfristig hilft

Strategie Nr. 1: Achtsam und ruhig werden!

Wenn es Ihnen gelingt, die Reaktionen Ihres Körpers auf Stress zu reduzieren, zum Beispiel, indem Sie regelmäßig ein Entspannungsverfahren durchführen, kann das Ihre beschwerdefreien Phasen (Remission) verlängern.[9, 10] Die progressive Muskelentspannung (siehe Seite 50) zum Beispiel, das zeigen Studien, lindert Bauchschmerzen.[11] Auch Meditation ist geeignet, um den Darm zu beruhigen: In einer eigenen Untersuchung konnten wir das an Colitis-ulcerosa-Patienten zeigen, die zehn Wochen täglich eine Achtsamkeitsmeditation durchführten.[12] Hilfreich sind auch Verfahren der kognitiven Umstrukturierung.[13]

Wenn Ihnen die Bewegungslosigkeit von Entspannungsverfahren und Meditation weniger liegt, können Sie es auch mit Qigong probieren. Einige der Übungen sind sehr leicht zu erlernen (siehe Seite 62). Letztlich müssen Sie sich bei dem, was Sie schließlich beruhigen soll, wohlfühlen. Probieren Sie deshalb verschiedene Methoden aus, um das zu erkunden.

Strategie Nr. 2: Aktiv bleiben!

Viele Patienten mit chronischen Darmerkrankungen ziehen sich zurück und gehen aus Scham oder Angst vor einem Schub ungern unter Menschen. Das ist jedoch falsch, denn körperliche Aktivität senkt das Risiko für eine entzündliche Darmerkrankung und wirkt sich Studien zufolge zum Beispiel auch auf Patienten mit Morbus Crohn positiv aus.[14] Menschen, die im Freien arbeiten, leiden zum Beispiel seltener unter chronischen Darmerkrankungen. Bewegung macht Sie widerstandsfähiger, denn sie bringt den gesamten Stoffwechsel in Schwung. Trainieren Sie Ihre Ausdauer mit Fahrradfahren, Walking oder Nordic Walking, Spazierengehen, Schwimmen oder Joggen.

9–14: siehe Literatur Seite 176, 177

Qigong

Entspannung durch bewusste Bewegungen

Brokatübung

Schon der Name »Brokatübung« macht deutlich, wie wertvoll diese Übung für die Gesundheit ist: Sie stimuliert nicht nur den Energiefluss, sondern sorgt auch für Entspannung. Daneben fördert sie die Konzentration und verbessert die Körperhaltung. Stellen Sie sich aufrecht hin, die Beine sind leicht gebeugt und hüftbreit auseinander, die Füße parallel. Der Kopf ist gerade (wie am höchsten Punkt aufgehängt). Ziehen Sie den Bauchnabel etwas ein und heben Sie das Schambein leicht nach vorne-oben an. Wiederholen Sie die gesamte Bewegung (Bild 1 bis 5) mehrmals.

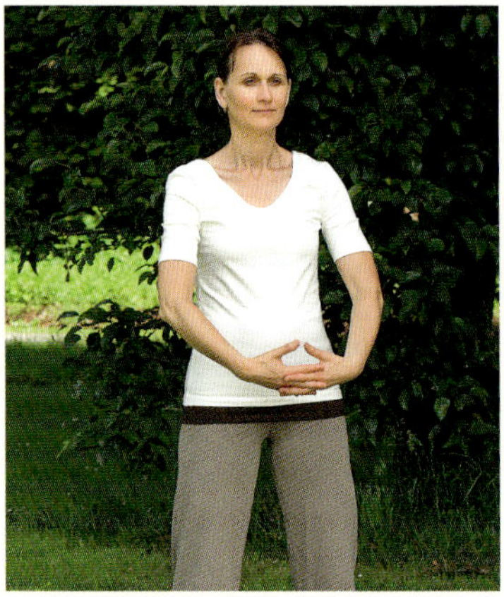

1. Verschränken Sie die Hände etwas unterhalb des Bauchnabels ineinander. Die Handflächen zeigen nach oben. Stellen Sie sich vor, etwas Leichtes auf den Händen zu tragen.

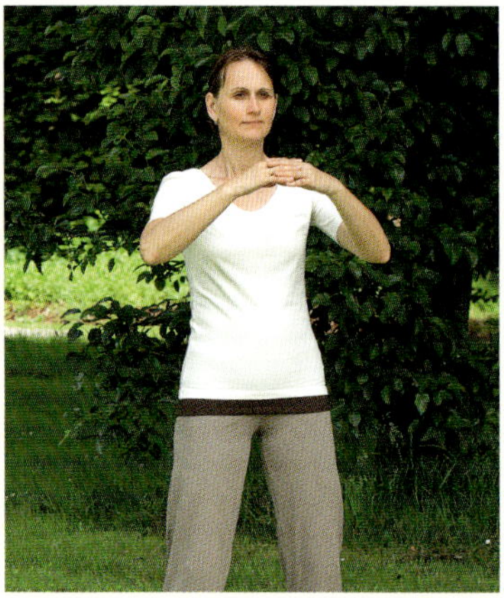

2. Den Atem regulieren: Führen Sie die Hände nach vorne-oben bis auf Brusthöhe. Die Handflächen zeigen nach unten. Die Ellbogen sind locker und ziehen nach unten.

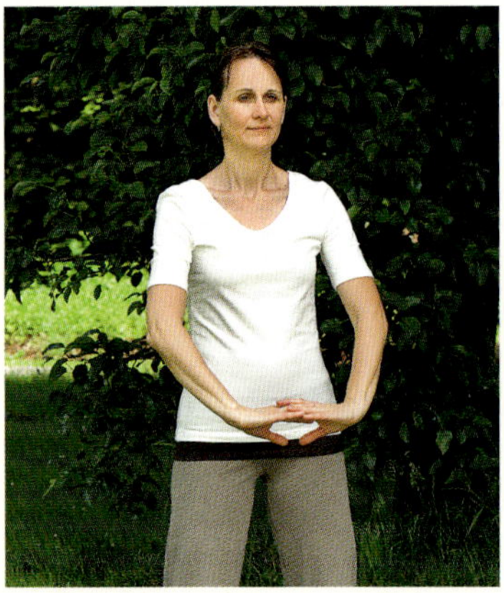

3. Den Geist beruhigen: Führen Sie die Hände zum Körper und dann vor dem Oberkörper nach unten. Die Handflächen zeigen nach unten.

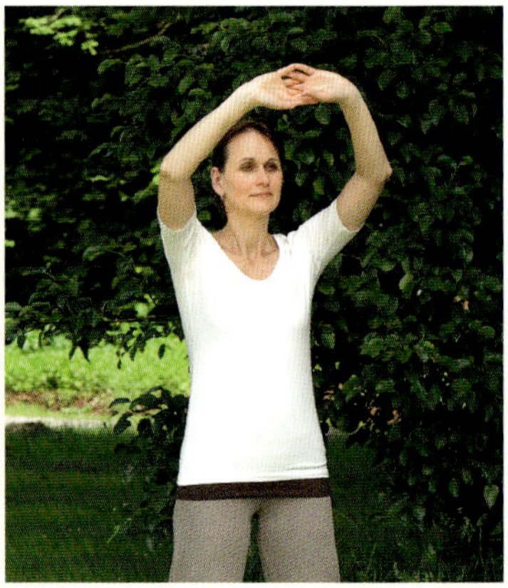

4. Den Himmel stützen: Führen Sie die Arme in einem großen Halbkreis nach vorne-oben. Die Handflächen zeigen nach oben.

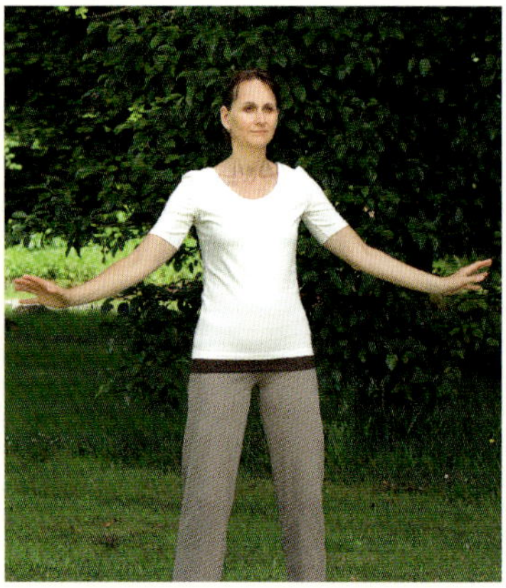

5. Die Wolken zerteilen und die Sonne ins Herz lassen: Senken Sie die Arme und führen Sie sie vor dem Bauch zusammen.

Gesicht waschen

Die folgenden kurzen Übungen sind ideal für zwischendurch. Die Übung »Gesicht waschen« hilft Ihnen, Gedanken loszulassen, und wirkt beruhigend. Setzen Sie sich aufrecht hin, lassen Sie die seitlich aneinandergelegten Hände vor Ihrem Gesicht aufsteigen (Handflächen zu Ihnen) und spüren Sie die Wärme der Hände.

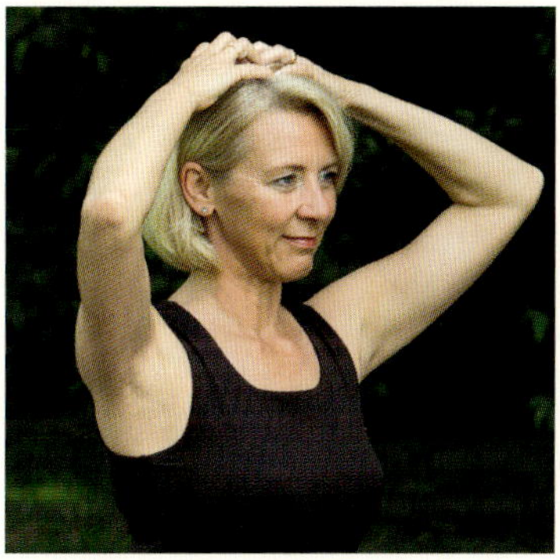

1. Verzahnen Sie die Finger auf dem Mittelscheitel ineinander und ziehen Sie die Hände mit etwas Druck über den Scheitel.

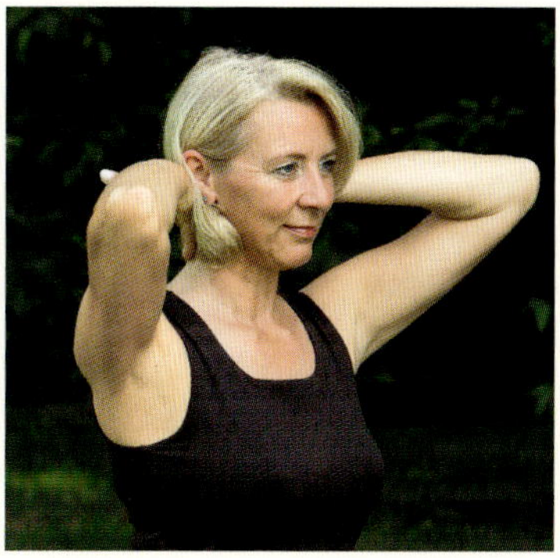

2. Ziehen Sie die Hände mit leichtem Druck über den Hinterkopf bis zum Haaransatz, die Handflächen zeigen nun zum Nacken.

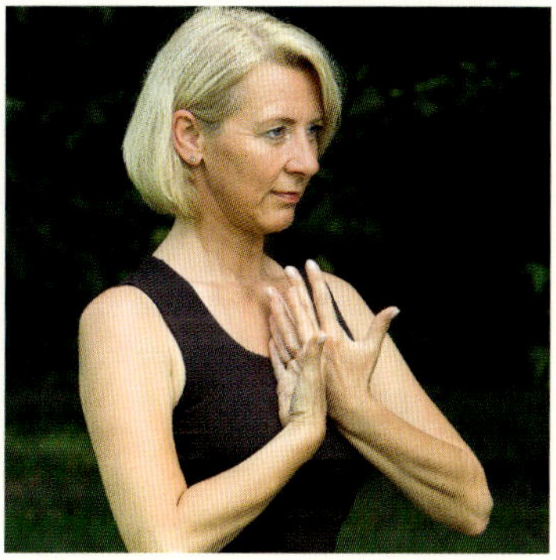

3. Jetzt führen Sie die Hände mit nach außen gerichteten Handflächen wie bei einem V-Ausschnitt bis zur Brustmitte.

Ohrenpause

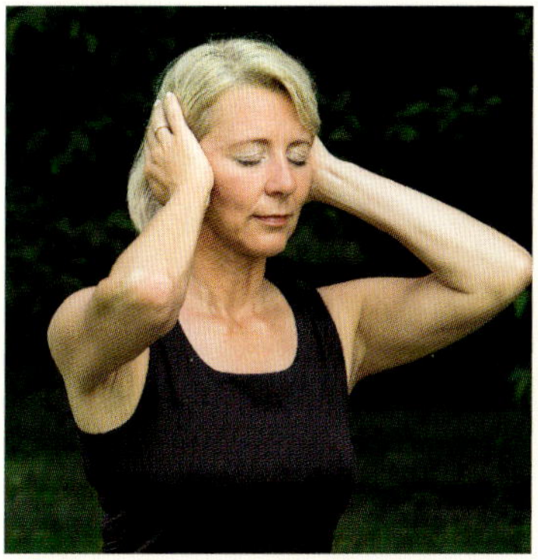

1. Legen Sie die Handinnenflächen auf die Ohren. Spüren Sie ganz in sich hinein, nehmen Sie dabei die Geräusche und die Wärme der Hände wahr.

Diese beiden Übungen sind ideal, um sich im hektischen Alltag eine kleine Auszeit zu gönnen, wieder neue Kraft zu gewinnen und Sorgen loszulassen. Setzen Sie sich wieder aufrecht und entspannt hin und reiben Sie vor der Übung Ihre Handflächen aneinander. Wiederholen Sie beide Übungen 3-mal.

Gesicht reiben

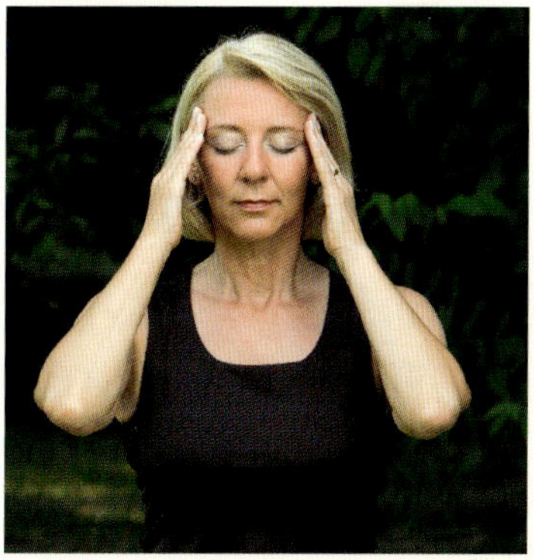

1. Reiben Sie das Gesicht sanft mit den Händen – beginnend am Kinn – über die Mitte bis zur Stirn und dann nach außen über Schläfen und Wangen zurück zum Kinn.

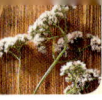

Strategie Nr. 3: Vitalstoffreich essen!

Lassen Sie regelmäßig von Ihrem Arzt kontrollieren, ob Sie ausreichend mit Nährstoffen versorgt sind: Wer eine entzündliche Darmerkrankung hat, muss besonders auf eine vitamin- und nährstoffreiche Kost achten. Für die Ernährung gilt: Es gibt keine allgemeingültige Patentdiät. Die Kost muss den jeweiligen Symptomen, dem Zustand des Darms und individuellen Unverträglichkeiten angepasst werden. Die mediterrane Vollwertkost (siehe Seite 157) ist durchaus verträglich, manchmal nach einigen Tagen der Umgewöhnung, die von Durchfällen begleitet sein können.

Nach einer kurzen Phase der Umstellung gewöhnen sich die Patienten, denen vorher immer nur zu »leichtem« Weißbrot geraten wurde, an Vollkornreis und an leichter verdauliche Getreide wie Hirse oder Quinoa. Zwischen den Schüben ist Rohkost zu empfehlen (5-mal täglich 1 Portion Obst oder Gemüse). Auf blähende Hülsenfrüchte oder Kohlsorten sollten Sie allerdings verzichten und auch tierische Fette sparsam verwenden. Ausnahme sind die Omega-3-Fettsäuren aus Seefisch, die entzündungshemmend wirken. Sie können auch als Nahrungsergänzungsmittel eingenommen werden und verlängern die beschwerdefreien Phasen.[15]

Probieren Sie aus, was Sie vertragen. Nur im Falle einer Verengung des Darms sollte mit Vollkornprodukten besonders vorsichtig umgegangen werden. Wichtig ist natürlich ausgiebiges Kauen, das eine Vorverdauung bewirkt. Trinken Sie mindestens 2 Liter am Tag, möglichst Mineralwasser oder Kräutertees – aber erst 45 bis 60 Minuten nach den Mahlzeiten. Dann verdünnen Sie die Magensäure nicht und beeinträchtigen nicht die Verdauung.

Strategie Nr. 4: Den Darm pflegen

Einige Heilkräuter lindern nicht nur akute Beschwerden, sondern verlängern bei regelmäßiger Einnahme auch die beschwerdefreien Phasen.

• *Indische Flohsamenschalen*

Die Schalen der Samen dieser indischen Pflanze enthalten Wirkstoffe gegen Entzündungen und werden bei Durchfall wie auch bei Verstopfung gleichermaßen eingesetzt. Sie enthalten schleimbildende pflegende Stoffe und quellen im Darm um ein Vielfaches auf. Bei regelmäßiger Einnahme verlängern sie die beschwerdefreien Perioden bei chronisch entzündlichen Darmerkrankungen.[16] Es empfehlen sich Fertigpräparate aus der Apotheke (z. B. Flosa®, Mucofalk®).

Anwendung: 3-mal täglich 1 Beutel des Fertigpräparats einnehmen.

Vorsicht: Nicht bei einer Darmverengung, da die Flohsamen stark aufquellen! Wegen des ausgeprägten Vermögens, andere Stoffe zu binden, sollen 1 bis 2 Stunden vor oder nach der Anwendung keine Arzneimittel eingenommen werden.

• *Ingwer und Gelbwurz*

Ingwer wirkt über Öle und Scharfstoffe der frischen oder getrockneten Wurzelstöcke positiv auf den Darm, Gelbwurz (Kurkumin) ist dank seiner Curcuminoide und des ätherischen Öls pflegend. Sie können beide regelmäßig in Ihrer Küche einsetzen. Medizi-

15, 16: siehe Literatur Seite 177

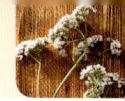

nische Wirkung erreichen die Heilpflanzen jedoch erst in höherer Dosierung, zum Beispiel bei Zintona® (3-mal täglich 250 Milligramm), Curcumin® (3-mal täglich 1 Kapsel) oder Curcu Truw® (2-mal täglich 1 Kapsel).

• Probiotika

Durch das Essen oder Einnehmen (z. B. Mutaflor®) darmfreundlicher Bakterien wie *Escherichia coli* kann das Zusammenspiel der Bakterien (Symbiose) in positiver Weise ausgeglichen werden. Das kann erwiesenermaßen die beschwerdefreien Phasen bei Colitis ulcerosa deutlich verlängern.[17–19]

Anwendung: Beginnen Sie mit 1 Kapsel Mutaflor® mite pro Tag und steigern Sie – bei guter Verträglichkeit – die Dosis innerhalb von 10 Tagen auf 2-mal täglich 1 Kapsel.

• Gua-Sha- und Schröpfkopf-Massage

Im mittleren Lendenwirbelbereich findet sich eine Reflexzone, die bei Stimulierung auf den Darm zurückwirkt. Wenn hier Verspannungen vorliegen, können sie über Schröpfkopf-Massage (siehe Seite 156) wie auch die chinesische Schabemassage (Gua Sha) gelöst werden. Obwohl die Wirksamkeit dieser Verfahren noch nicht in wissenschaftlichen Studien nachgewiesen wurde, wenden wir sie an unserer Klinik unterstützend als Reflextherapie 1- bis 2-mal wöchentlich an.

Anwendung: Sie benötigen ein Hautöl, den Deckel eines kleinen Konservenglases (Babybrei oder ähnlich) und eine zweite Person. Diese ölt den Rücken des Patienten oder der Patientin ein und streicht dann mit der Kante des Deckels etwa eineinhalb Daumen breit seitlich der Wirbelsäule mit leichtem Druck von oben nach unten. Das wiederholt sie weitere eineinhalb Daumenbreiten weiter rechts und ein drittes Mal rechts davon. Dann die linke Seite von innen nach außen ausstreichen. Zum Schluss streicht sie mit dem Deckel von der Mitte des Nackens bis zu den Schultern und umgekehrt.

Die kleinen Hautrötungen (Petachien), die dabei entstehen, verschwinden nach zwei bis drei Tagen wieder (siehe auch Seite 156).

Therapeutische Hilfe

Es gibt einige vielversprechende naturheilkundliche Ansätze, die Sie aber nur mit therapeutischer Unterstützung umsetzen können.

• Akupunktur

Die Rolle der Akupunktur bei der Behandlung chronisch entzündlicher Darmerkrankungen ist noch nicht sicher geklärt.[20–22] Meiner Erfahrung nach lohnt sich aber auf jeden Fall ein Versuch. Die Kassen übernehmen jedoch nicht die Kosten für die Behandlung, die über mindestens zehn bis zwölf Behandlungen in sechs bis acht Wochen durchgeführt werden muss, um Wirkung zu zeigen.

• Verhaltenstherapie

Es ist in jedem Fall empfehlenswert, wenn Sie sich von einem Psychologen beraten lassen, auch wenn der Schritt vielleicht vielen Menschen nicht leichtfällt. Doch ein Experte kann Ihnen helfen, mit Ängsten und Sorgen besser umzugehen. Eine Verhaltenstherapie bohrt nicht in Ihrem Innersten, sondern hilft Ihnen, die selbstschädigenden Gedanken, die viele der Betroffenen hegen, erfolgreich zu neutralisieren.[23]

17–22: siehe Literatur Seite 177

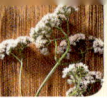

Ursachen und Symptome

Morbus Crohn ist eine von der Wissenschaft noch nicht voll aufgeklärte Entzündung des gesamten Magen-Darm-Trakts. Zum ersten Mal beschrieb sie 1932 der amerikanische Magen- und Darmspezialist Burrill Bernard Crohn (1884 bis 1983). Der erste Schub tritt früh auf, meist vor dem 30. Lebensjahr. Manchmal bleibt es dabei, oft jedoch wird die Krankheit chronisch, mit wiederkehrenden Anfällen von Fieber, Bauchschmerzen und blutigem Durchfall, der mitunter lebensbedrohend sein kann.

Die Entzündung geht häufig vom unteren Dünndarm aus. Typisch für das Leiden ist, dass meistens einzelne Segmente des Darms betroffen sind, die immer wieder durch gesunde Abschnitte voneinander getrennt werden. Der gesamte Verdauungstrakt, vom Mund bis zum After, kann von der Entzündung betroffen sein.

Colitis ulcerosa befällt die Schleimhaut des Dickdarms und breitet sich vom Mastdarm her aus. Die Krankheit verursacht Koliken, Durchfall und Darmblutungen, im akuten Schub kann auch Fieber hinzukommen. Die Krankheit beginnt schleichend, kann sich aber auch in massiven Anfällen äußern. Je nach Ausbreitung, Dauer und Schwere erhöht sich das Darmkrebsrisiko. Auch hier ist der Entstehungsprozess nicht vollständig geklärt. Fest steht, dass bestimmte Immunzellen (T-Lymphozyten) in der Darmwand aktiviert werden, die Entzündungsstoffe ausschütten.

Ursachen ungeklärt

Über die genauen Ursachen beider Erkrankungen wird noch spekuliert. Sicher ist, dass sowohl erbliche Veranlagung als auch ethnische Faktoren eine Rolle spielen. Langes Stillen scheint vor den Entzündungen zu schützen, zu viel Hygiene trägt zu ihrer Entstehung bei. Bei Morbus Crohn deutet einiges darauf hin, dass bei vielen Patienten der Darm »durchlässig« ist: Weil bestimmte Zellen der Darmwand absterben, können Bakterien der Darmflora in die Darmwand eindringen und dort Entzündungen auslösen.

Über 100 Millionen Nervenzellen sind an der Verdauung beteiligt – mehr als in unserem Rückenmark. Wie ein großlöchriges Geflecht umgeben sie den Verdauungstrakt. Dieses Nervensystem des Bauches (enterisches Nervensystem, ENS) führt in mancherlei Beziehung ein Eigenleben: Es vermittelt intuitive Gefühle an das Gehirn und speichert darüber hinaus emotionale Erinnerungen. Es steht in einer intensiven Beziehung zur Darmwand, in der viele wichtige Hormone und Botenstoffe gebildet werden und sich 70 Prozent der Zellen des Immunsystems befinden. In der Darmschleimhaut leben außerdem Billionen von Bakterien, die als eigenes Universum den Stoffwechsel des Menschen fördern. Es liegt auf der Hand, dass nervliche Belastungen genauso wie Infekte, körperliche Schwäche oder Ernährungsfaktoren Einfluss auf dieses komplexe Gefüge haben. Chronischer Stress zum Beispiel erhöht das Risiko eines nächsten Schubs (innerhalb von acht Monaten) um das Dreifache.

Als Ersatz für die bei den Durchfällen ausgeschiedenen Kalium- und Natriumsalze wird eine kochsalzhaltige und kaliumreiche Ernährung (z.B. Bananen) empfohlen. Verschrieben werden auch Eisenpräparate, Folsäure und Kalzium/Vitamin D.

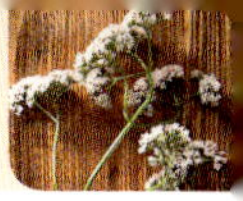

Fibromyalgie

Die Fakten

- Fibromyalgie (»Muskelfaserschmerz«) ist eine erst seit 1990 anerkannte Krankheit, denn das unklare Symptomenbild erschwerte lange die Diagnose. Die Patienten, viermal mehr Frauen als Männer, haben Schmerzen in wechselnden Körperarealen, sind oft müde und infektanfällig und leiden unter Konzentrationsstörungen sowie nervösen Herz- oder Magenbeschwerden. Geschätzte 1,6 bis 2,4 Millionen Menschen in Deutschland sind betroffen.
- Bei einem Drittel davon lassen die Beschwerden im Lauf von 10 bis 15 Jahren wieder nach. Spezielle Medikamente gegen Fibromyalgie gibt es nicht. Stattdessen werden Antidepressiva eingesetzt, manchmal auch Muskelrelaxanzien und zur Schmerzbehandlung Opioide. Die Patienten werden zudem physiotherapeutisch, auch mit Wärme oder Kälte behandelt.

Ansatz der Naturheilkunde

- Die Kombination aus konventioneller Medizin und Naturheilkunde ist bei diesem Krankheitsbild häufig und sehr wirksam.[1] Tägliche Bewegung und eine naturbelassene Ernährung mit vielen Vitalstoffen, aber auch Kneipp-Güsse lindern die Symptome. Besonders hilfreich sind außerdem Yoga und Taiji.
- **PROGNOSE:** Mittel- und langfristig lassen sich die Symptome deutlich verbessern, wenn der Lebensstil verändert wird und die Patienten – trotz Schmerzen – aktiv bleiben.

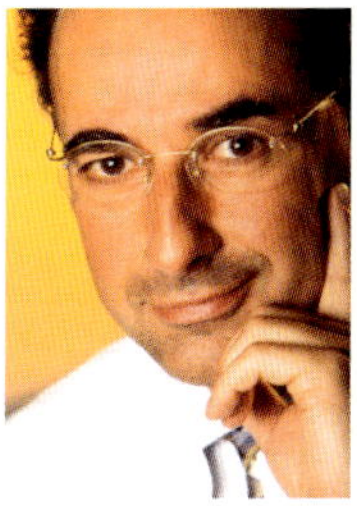

Warum es sich lohnt, aktiv zu werden

Wenn Sie unter einer Fibromyalgie leiden, haben Sie vermutlich schon einen längeren Leidensweg hinter sich. Viele Patienten berichten, dass sie von Ärzten belächelt wurden, weil diese ihre Symptome für Einbildung hielten, obwohl die Schmerzen oft sehr stark waren. Dieser scheinbare Hochmut ist eher Unsicherheit: Wir Ärzte halten das Gefühl schwer aus, nichts oder wenig tun zu können. Auch wenn mein erster Tipp etwas paradox ist: Suchen Sie sich einen Behandler, der Sie ernst nimmt und der es ertragen kann, wenn er selbst wenig zu Ihrer Besserung beitragen kann. Denn im Wesentlichen kommt es auf Sie selbst an.

Wichtiger als Medikamente ist bei diesem komplexen Krankheitsbild, dass Sie sich ein Stück Ihres Lebens zurückerobern, die Ver-

1: siehe Literatur Seite 177

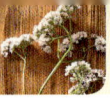

antwortung für sich selbst akzeptieren. Häufig höre ich Sätze wie »Tun Sie mit mir, was Sie wollen, aber machen Sie mich gesund«. Doch kein Arzt kann Ihnen helfen, wenn Sie sich nicht zuallererst selbst helfen.

Auf diesen »inneren Arzt« berief sich bereits Paracelsus – »Selbstwirksamkeit« nannte das der amerikanisch-israelische Medizinsoziologe Aaron Antonovsky (1923 bis 1994). Er hatte jüdische Frauen untersucht, die das Konzentrationslager und den Holocaust überlebt hatten und stellte zu seinem Erstaunen fest, dass einige von ihnen viel besser die erlittenen Traumata bewältigt hatten als andere. Er ging den Ursachen dafür nach und entwickelte das Konzept der »Salutogenese«, die Theorie der Entstehung von Gesundheit.

Entscheidend ist, dass Sie sich nicht von der Krankheit beherrschen lassen. Fibromyalgie tut zwar weh und ist unangenehm, aber es finden sich keine Anzeichen von Entzündungen oder anderen zerstörerischen Prozessen, die Ihrem Organismus zusetzen. Sie brauchen also keine Angst davor zu haben.

Besonders wichtig ist ein richtiges Maß von Aktivität und Entspannung, von genügend Schlaf und gesundem Essen. Bewegung ist ganz zentral, etwa Schwimmen oder Walken. Vielen Patienten hilft die Ernährungsumstellung auf eine fleischarme Diät mit vielen Vitaminen, Omega-3-Fettsäuren und Mineralstoffen. Zu diesen Aspekten der Ordnungstherapie kommen Techniken zur Stärkung der Selbsthilfe, etwa die »kognitive Umstrukturierung«, eine Methode aus der Verhaltenstherapie. Sie drängt selbstschädigende Gedanken zurück und überwindet Hilflosigkeit.[2]

Zu empfehlen sind auch Mind-Body-Verfahren: Neue Studien bestätigen die Wirk-

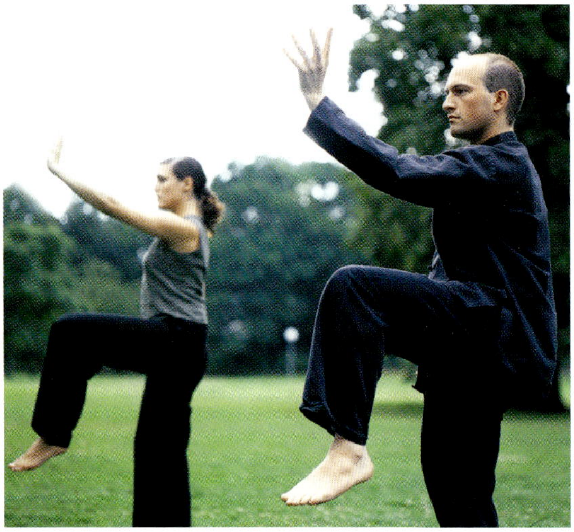

Gerade Fibromyalgie-Patienten helfen die langsamen Bewegungen des Taiji.

samkeit von Yoga und Taiji. Ausdauertraining und Abhärtung durch Kneipp-Güsse ergänzen die langfristige Umstimmung.

Auch wenn es keine schnelle Heilung von Fibromyalgie gibt, so können Sie mittel- und langfristig die Symptome deutlich verbessern. Sie müssen jedoch bereit sein, Ihren Lebensstil entsprechend einzurichten und selbst aktiv zu werden. Investieren Sie täglich etwa eine Stunde in Ihr Wohlbefinden (30 Minuten Ausdauertraining, 30 Minuten entspannte Bewegung wie Taiji oder Yoga). Die Erfahrungen an unserer Klinik haben gezeigt, dass dies den Schmerz der Patienten lindert und deren Lebensqualität steigert. Und noch ein Rat: Setzen Sie keine Hoffnung in teure Bioresonanz-Verfahren – sie haben langfristig keine Wirkung. Auch gegenüber wiederholten chirotherapeutischen Manipulationen oder speziellen Fibromyalgie-Operationen sollten Sie sehr zurückhaltend sein. Entdecken Sie lieber Ihr eigenes heilsames Potenzial!

2: siehe Literatur Seite 177

Anleitungen zur Akuthilfe

Bei Schmerzen

• *Warmes Vollbad*

Wärme lindert die Schmerzen und entspannt die Muskeln, die Dehnfähigkeit des Gewebes wird verbessert und die Regenerationsfähigkeit des Körpers gesteigert.
Anwendung: Nehmen Sie ein warmes Vollbad (38 bis 45 °C). Als Zusätze eignen sich entspannungsfördernde Kräuter wie Heublumen, Lavendel oder Melisse (am einfachsten sind Fertigpräparate). Optimale Badedauer sind 20 Minuten. Manche Patienten empfinden eine Sauna als wohltuend. Sie können aber auch einen warmen Heublumensack (siehe Seite 122) auf die schmerzende Körperregion auflegen oder Infrarotbestrahlung nutzen.

• *Weidenrindenextrakt*

Pflanzliche Präparate haben weniger ausgeprägte Nebenwirkungen als konventionelle Schmerzmittel, etwa Weidenrindenextrakt. Er wirkt vor allem bei Schmerzen im Rücken. Da der Wirkstoff im Körper erst verstoffwechselt werden muss, stellt sich eine Wirkung jedoch oft erst etwas verzögert ein.
Anwendung: 3-mal täglich 2 Tabletten (z. B. Assalix®) einnehmen.

• *Goldrute, Esche und Zitterpappel*

Alternativ können Sie ein pflanzliches Kombinationspräparat aus Goldrute, Esche und Zitterpappel einsetzen (z. B. Phytodolor®).
Anwendung: 3-mal täglich 20 bis 30 Tropfen einnehmen.

Was langfristig hilft

Strategie Nr. 1: Aktiv bleiben!

• *Taiji und Qigong*

Studien belegen die positive Wirkung dieser chinesischen Bewegungslehren, sie verbinden meditative Elemente und Entspannung mit einer Aktivierung der Energieleitbahnen durch sanfte Bewegungen.[3, 4]

• *Yoga*

Yoga fördert die Beweglichkeit, die Fähigkeit zur Entspannung und ein positives Körperempfinden. Es ist daher als Langzeit-Selbstbehandlung sehr zu empfehlen. Yoga wirkt positiv auf Nachtruhe, Stressempfinden, Depression und Angst (siehe Seite 169).[5, 6]

• *Ausdauertraining*

Für Walking, Ergometertraining und andere Sportarten wurde nachgewiesen, dass sie die Schmerzempfindlichkeit senken.[7, 8] Allerdings müssen Sie »dranbleiben« – die positiven Effekte lassen nach, wenn das Training unterbrochen wird. Also durchhalten – anfangs können die Schmerzen auch stärker werden. Doch übertreiben Sie es nicht: Ihre Beschwerden sollten sich im Rahmen halten.

Zu empfehlen sind 5-mal wöchentlich 30 Minuten Ausdauertraining.

Strategie Nr. 2: Den Schmerz »vergessen«

• *Achtsamkeitsübungen*

Regelmäßiges meditatives Üben befähigt Sie dazu, den Fokus Ihrer Aufmerksamkeit

3–8 siehe Literatur Seite 177

von den Schmerzen zu lösen und Ihr Bewusstsein für die gesamte gegenwärtige Wirklichkeit zu öffnen. Wenn die Konzentration auf den Schmerz nachlässt, nimmt der Leidensdruck ab und das Interesse für das Leben außerhalb der Schmerzen wieder zu. Meditation kann Ihre Schmerzen manchmal nicht wirklich verschwinden lassen, aber deren Bedeutung für Ihr Leben nimmt mit der Zeit immer mehr ab – und damit auch deren gefühlte Intensität.[9]

Anwendung: Machen Sie täglich eine Meditationsübung (am besten zu erlernen in einer Gruppe oder begleitet von einer CD), optimal sind etwa 20 Minuten: Konzentrieren Sie sich dabei ganz auf Ihren Atem oder einen Gegenstand (das kann beispielsweise ein Stein, ein Bild oder eine Blume sein) und lassen Sie Ihren Schmerz dann in sich aufsteigen. Zeigen Sie keine Verzweiflung oder Wut darüber, bewerten Sie den Schmerz nicht als Ihren Feind, sondern bemühen Sie sich, ihn lediglich liebevoll als Teil Ihrer eigenen Realität anzunehmen. Spüren Sie ihn – und lassen Sie ihn dann ziehen.

• *Entspannungsverfahren*

Entspannungsverfahren, dies zeigen Studien, helfen dabei, Angst, Depression und Schlafstörungen zu mildern. Das einfachste dieser Verfahren ist die progressive Muskelentspannung nach Jacobson (PMR, siehe

Yoga-Übung

Die Kriegerstellung: für Stärke und Ausdauer

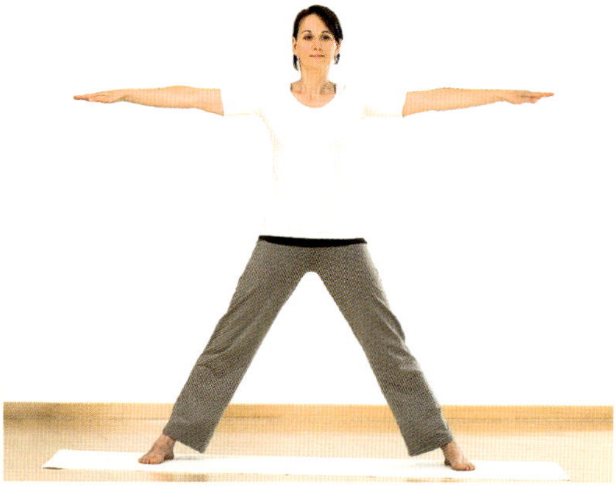

1. Stellen Sie sich mit weit gegrätschten Beinen hin, die Zehen zeigen nach vorn. Die Arme sind seitlich ausgestreckt, mit den Handflächen nach unten. Drehen Sie nun das linke Bein und den Fuß um 90 Grad nach links, der Kopf folgt der Bewegung.

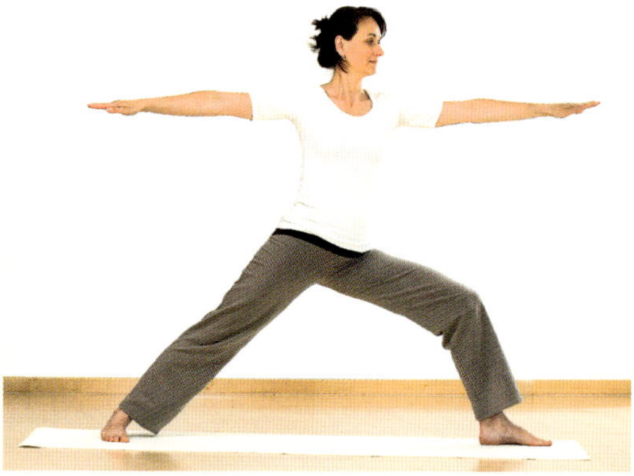

2. Rechtes Bein und Arme bleiben in der Ausgangsposition, das Körpergewicht liegt auf der Ferse des noch gestreckten linken Beins. Atmen Sie aus und beugen Sie das linke Knie, bis der Oberschenkel etwa parallel zum Boden ist. Position 30 Sekunden halten.

9: siehe Literatur Seite 177

Seite 50). Zugleich ermöglicht es, mit den Übungen direkt an der schmerzhaft verspannten Muskulatur anzusetzen.

Strategie Nr. 3: Auf die Ernährung achten!

Eine Woche **Heilfasten** ist ein guter Einstieg für die vegetative Umstimmung des Körpers und die Verbesserung Ihres psychischen und physischen Wohlbefindens: Die Fastenkur lindert unter anderem die Schmerzen.[10] Außerdem erleichtert sie den Einstieg in die mediterrane Vollwertkost. Zum selbstständigen Fasten ohne Therapeuten eignet sich besonders das Saftfasten von Otto Buchinger.

Anwendung: Trinken Sie 5 Tage lang je 3 Liter Kräutertee, ungesalzene Gemüsebrühen und Wasser (nicht mehr als 300 Kilokalorien täglich). Alle 2 Tage ist eine Darmreinigung (über Abführsalze oder per Darmspülung) nötig. Am 6. Tag beginnt ein langsamer Aufbau zur normalen Kost, beginnend mit einem frischen oder gedünsteten Apfel oder einer gekochten Kartoffel. Abhängig von der Konstitution kann bis zu 2-mal jährlich eine Woche gefastet werden.

Die **mediterrane Vollwertkost** sorgt über ihre wertvollen Inhaltsstoffe für einen ausgewogenen Haushalt der Eicosanoide. Diese Botenstoffe spielen im Fettstoffwechsel und Immunsystem eine wichtige Rolle und wir-

Akupressur

Sanfter Druck gegen die Schmerzen

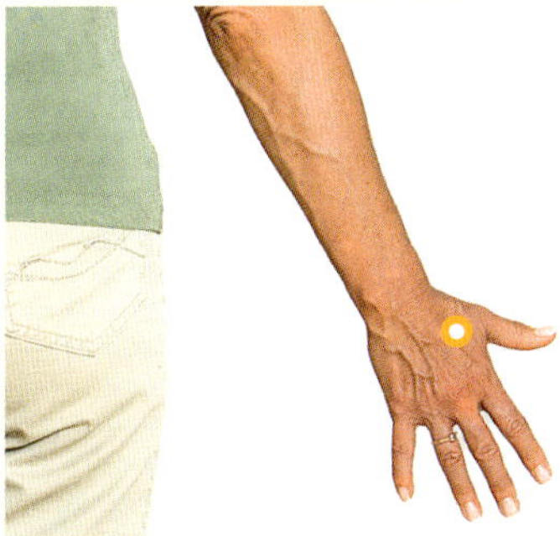

1. Der Punkt Dickdarm 4 befindet sich zwischen Daumen und Zeigefinger auf der höchsten Erhebung des Handrückenmuskels, wenn der Daumen fest am Zeigefinger anliegt.

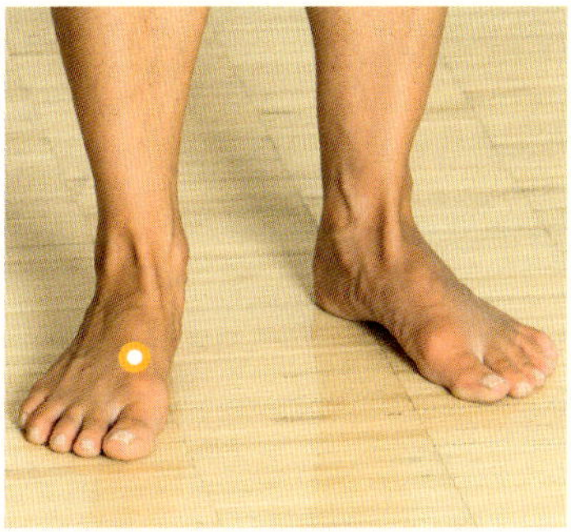

2. Der Punkt Leber 3 befindet sich zwischen dem großen Zeh und dem zweiten Zeh, und zwar genau dort, wo die beiden Mittelfußknochen einen Winkel bilden.

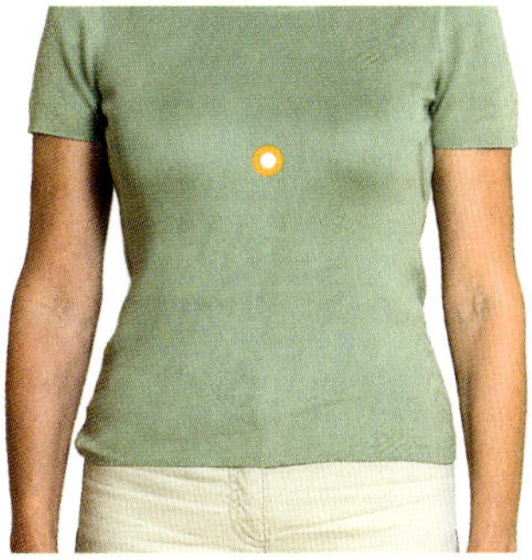

3. Das Konzeptionsgefäß 17 liegt in der Mitte des Brustbeins. Wenn Sie eine Linie von einer Brustwarze zur anderen ziehen würden, ist der Punkt dort, wo sich diese Linie mit dem Brustbein kreuzt. Vorsicht: Der Punkt ist oft sehr schmerzhaft; drücken Sie hier nur leicht.

10: siehe Literatur Seite 177

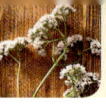

ken positiv auf das gesamte Nervensystem. Frisch zubereitete Kost ist besser als Fertigprodukte, auch weil Zusatzstoffe wie Farben und Geschmacksverstärker vermieden werden sollten. Die Schmerzintensität bei Patienten mit Fibromyalgie könnte einer Studie zufolge nämlich mit dem Verzehr von Glutamat oder künstlichen Süßstoffen zusammenhängen.[11] Vegetarische Kost scheint bei dieser Krankheit von Vorteil zu sein.[12]

Strategie Nr. 4: Ausleitende Verfahren anwenden

Obwohl die Patienten oft schon leichten Druck als schmerzhaft empfinden, haben wir an unserer Klinik die Erfahrung gemacht, dass sie von ausleitenden Verfahren wie Schröpfkopf- oder Gua-Sha-Massagen profitieren. Durch das Mobilisieren des Bindegewebes wird aus chinesischer Sicht die blockierte Energie (das Qi) wieder zum Fließen gebracht. Nach einiger Zeit der Anwendung verringert sich der Schmerz. Gleichzeitig erhöht sich die Beweglichkeit.

Anwendung: Empfehlenswert ist eine 1- bis 2-mal wöchentliche Anwendung. Möglicherweise wird Sie die Berührung zunächst schmerzen. Fangen Sie deshalb unbedingt vorsichtig an. Durch die wiederholte Reizung bei der Massage nimmt die Empfindlichkeit langsam ab.[13]

Strategie Nr. 5: Akupressur

Die schmerzhaften Punkte bei der Fibromyalgie liegen auf Akupunkturpunkten. Studien haben ergeben, dass die Akupunktur hier nachweislich hilft,[14] für die regelmäßige Anwendung zu Hause eignet sich aber auch die sanftere Akupressur.

Anwendung: Führen Sie täglich eine Akupressur an den Punkten Dickdarm 4, Leber 3 und Konzeptionsgefäß 17 durch, pro Punkt eine 1/2 bis 1 Minute. Fangen Sie aber vorsichtig an und drücken Sie – jeweils mit dem Daumen – nur so fest, wie Sie es als angenehm empfinden (siehe Kasten Seite 71).

Strategie Nr. 6: Körperregulation mit Güssen

Fibromyalgie-Patienten frieren oder schwitzen leicht und sind besonders wetterfühlig. Eine bessere Regulation der Körperfunktionen erzielen Kneipp-Verfahren, die den Organismus kräftigen und langfristig auch zu Entspannung führen.

Anwendung: Beginnen Sie mit kalten Waschungen und wechselwarmen Fußbädern, die Sie mindestens alle zwei Tage durchführen. Wenn Ihr Körper schneller wieder warm wird, können Sie die Reizintensität steigern und feuchtkalte Wickel oder kalte Güsse versuchen (siehe Seite 148 ff.).

Therapeutische Hilfe

• *Atemtherapie*

Bei Patienten mit traumatischen Erfahrungen hat sich eine Atemtherapie als wertvoll erwiesen. Der Atem ist eng mit der Persönlichkeit verknüpft. Menschen, die in Beziehungen aufgewachsen sind, in denen sie ihre Persönlichkeit nicht leben konnten, sind meist nicht in der Lage, tief durchzuatmen. Die Reflektorische Atemtherapie lockert die Atemmusku-

11–14: siehe Literatur Seite 177

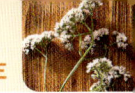

latur und die an der Atmung beteiligten Skelettabschnitte wie Wirbelsäule und Rippengelenke. Die verstärkte Entfaltung der Lunge ermöglicht zugleich eine »Entfaltung der Seele«. Oft lösen sich durch die Therapie lange verschüttete Emotionen und Erinnerungen. Bei vielen Patienten beobachten wir, dass sie nicht nur besser Luft holen können, sondern sich auch mehr »bei sich« fühlen. Mit der Zeit lassen dadurch auch die Schmerzen nach.

• Sole- oder Schwefelbäder

Diese physiotherapeutischen Anwendungen stimulieren im Körper das Hormon- und das Nervensystem. Die Bäder werden von vielen als äußerst wohltuend empfunden.

• Kältekammern

Sie scheinen kurzfristig Erfolg zu haben, Studien über eine langfristige Wirkung fehlen jedoch. Die Patienten müssen sich 2 bis 5 Minuten in einem 110 °C kalten Raum aufhalten.

• Infrarot-Hyperthermie

Bei dem Verfahren, das nur einige Kliniken durchführen, wird die Körpertemperatur um 1 bis 2 °C erhöht. Das künstliche Fieber wirkt nachweislich gegen Fibromyalgie.[15]

Ursachen und Symptome von Fibromyalgie

Umgangssprachlich wird die Fibromyalgie oft »Weichteilrheumatismus« genannt, doch das ist irreführend, da sie nicht wie eine Rheumaerkrankung durch Entzündungsprozesse hervorgerufen wird. Die Krankheit, die meist zwischen dem 30. und 60. Lebensjahr auftritt, beginnt mit unspezifischen Beschwerden wie Schlafstörungen oder Mattigkeit. Dann treten oft Verspannungen im Lendenbereich oder Nacken auf, schließlich machen sich die Arme und Beine schmerzhaft bemerkbar. Heftige Schmerzattacken wechseln sich mit beschwerdearmen oder sogar beschwerdefreien Perioden ab. Normale Schmerzmedikamente helfen bei Fibromyalgie in der Regel nicht, auch kein Kortison. Die betroffenen Patienten sind sehr stark in ihrer Lebensqualität eingeschränkt.

Diagnostiziert wird die Fibromyalgie erst, nachdem andere Krankheitsbilder ausgeschlossen wurden – über druckempfindliche Punkte am Körper, sogenannte *tender points*. 11 von 18 müssen ansprechen. Röntgenbilder oder die üblichen Laborwerte zeigen bei der Fibromyalgie keinen eindeutigen pathologischen Befund. Erst komplizierte Messungen der Botenstoffe im Körper machen deutlich, dass bei diesen Patienten die Schmerzverarbeitung gestört ist: Sie sind empfindlicher als der Durchschnitt der Bevölkerung. Nicht wenige waren in der Kindheit traumatischen Erlebnissen wie Gewalt, emotionalem oder sexuellem Missbrauch ausgesetzt. Oft haben die Betroffenen ein geringes Selbstwertgefühl, sind depressiv und aggressionsgehemmt. Sie setzen sich unter Druck, sehnen sich nach Anerkennung und versuchen oft, durch Disziplin und körperliche Aktivität ihre Schmerzen zu beherrschen. Oft leiden Fibromyalgie-Patienten zugleich unter einem Reizdarm (siehe auch Seite 118). Die Krankheit tritt gehäuft in Familien auf, sodass auch genetische Faktoren diskutiert werden.

15: siehe Literatur Seite 177

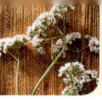

Häufiges Begleitsymptom

Was die Naturheilkunde gegen Depressionen tun kann

Depressionen zählen zu den häufigsten psychischen Störungen, und die Zahl der Betroffenen nimmt zu: Die Weltgesundheitsbehörde (WHO) schätzt, dass dieses Gemütsleiden schon 2020 an der Spitze der Krankheitsbilder stehen wird, gleich hinter den Herz-Kreislauf-Leiden. Jeder fünfte bis sechste Patient sucht wegen einer leichten oder mittelschweren Depression seinen Hausarzt auf. Jeder 20. bis 50. durchläuft sogar eine schwere Verstimmung. Vier Millionen Deutsche erleben, so schätzt man, jährlich solche Phasen.

Schulmedizinisch werden Depressionen mit Psychotherapie und Medikamenten (z.B. trizyklische Antidepressiva, Serotoninwiederaufnahmehemmer) behandelt. Eine Kombination solcher Wirkstoffe mit einer Psychotherapie verbessert das Ergebnis.

Antidepressiv wirkende Medikamente haben zum Teil unangenehme Nebenwirkungen. Viele der Betroffenen suchen daher nach anderen Therapiemöglichkeiten. Kräuter, Entspannung oder Bewegung können bei leichten bis mittelschweren Formen hilfreich sein, die Symptome lindern oder die schulmedizinische Therapie unterstützen.[1] Das gilt vor allem für diejenigen Depressionen, die als Begleiterscheinung einer weiteren Erkrankung wie der Fibromyalgie, Rheuma, Herzinfarkt oder Krebs auftreten.

Zur Behandlung von Depressionen leichten bis mittleren Grades gibt es eine Reihe von naturheilkundlichen Therapien, deren Wirkung nachgewiesen ist.[2] Dazu zählen die Heilpflanzentherapie, Massage und Aromatherapie sowie eine Reihe von Mind-Body-Verfahren. Auch mit ausgewogener Ernährung[3, 4] und ausreichend Bewegung bessert sich die Erkrankung erwiesenermaßen. Schwere und chronische Depressionen dagegen, die nicht selten von Selbstmordgedanken begleitet werden, muss unbedingt ein psychiatrischer Facharzt behandeln. Gehen Sie also bitte nicht fahrlässig mit einer möglichen Depression um, experimentieren Sie nicht einfach mit alternativen Heilmethoden, sondern sprechen Sie in jedem Fall mit Ihrem Hausarzt, der Sie dann unter Umständen an einen Facharzt weitervermitteln wird.

Mind-Body-Verfahren

Wenn sie regelmäßig und diszipliniert praktiziert werden, haben Yoga,[5] Entspannungs- und Meditationsübungen (siehe Seite 172) den größten Effekt aller naturheilkundlichen Verfahren. Sie wirken direkt auf das Gehirn: Während bei depressiven Patienten die rechte Hirnhälfte überproportional beansprucht wird (negative Emotionen), verschieben Achtsamkeitsübungen diese Aktivität nach links und wirken auch auf viele andere Punkte im Gehirn ein, deren Funktion durch die Depression verändert ist. Hilfreich ist auch die Mindfulness-Based Cognition Therapy, eine der MBSR (siehe Seite 18) verwandte Meditationstechnik.[6, 7]

Phytotherapie

Johanniskraut ist eines der Heilkräuter, das am genauesten wissenschaftlich untersucht wurde. Es hilft ganz eindeutig bei milden und mittelschweren depressiven Zuständen. Über 40 Studien zeigen, dass die Wirkung ähnlich ist wie die von trizyklischen Antidepressiva und Serotoninwiederaufnahmehemmern, aber dass Johanniskraut deutlich weniger Ne-

1–8: siehe Literatur Seite 177

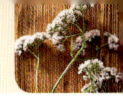

benwirkungen mit sich bringt.[8] Empfohlen wird eine Tagesdosis von 900 Milligramm. In seltenen Fällen erhöht Johanniskraut aber die Lichtempfindlichkeit der Haut. Außerdem darf es nicht in Verbindung mit Chemotherapeutika bei der Krebstherapie oder Medikamenten genommen werden, die das Immunsystem unterdrücken, da das zu unerwünschten Nebenwirkungen führen kann.

Bewegung

Aktiv sein verbessert die Laune, das zeigen einige Studien.[9] Joggen zum Beispiel beeinflusst sehr viele Botenstoffe im Gehirn, unter anderem das »Wohlfühlhormon« Serotonin. Im Tierexperiment zeigte sich, dass körperliche Fitness die Bildung von nervlichen Verbindungszellen in der Mitte des Großhirns (im Hippokampus) um das Zwei- bis Dreifache erhöht. Das stärkt die Aktivität des Gehirns und das Denkvermögen. Es ermöglicht, neue Gedächtnisinhalte aufzubauen, eine Fähigkeit, die durch die Depression oft eingeschränkt ist.

Bewegung verbessert zudem die Wahrnehmung des eigenen Körpers und des Befindens. Sie hilft, wie Studien belegen, besonders gut bei Depressionen im Kinder- und Jugendalter, aber auch bei einer nachgeburtlichen Depression oder einem Gefühlstief durch chronischen Schmerz.

Massage

Nicht nur Blutdruck und Puls, auch Angstsymptome und Depression werden durch Massagen positiv beeinflusst. Sie mindern die Folgen von Stress und verbessern den Schlaf. Die Massage sollte man für eine optimale Wirkung zweimal wöchentlich ausführen. Gute Erfahrungen haben wir auch mit der Tai-Yoga-Massage, einer Form des passiven Yoga verknüpft mit Elementen der chinesischen Akupressur.

Ernährung

Dass sich das Auftreten von Depressionen von Region zu Region stark unterscheidet, könnte mit den unterschiedlichen lokalen Essgewohnheiten zu tun haben. Einige Inhaltsstoffe der Nahrung nämlich wirken sich unmittelbar auf das Gehirn aus. Das zentrale Nervensystem benötigt unter anderem viele ungesättigte Fettsäuren. Einige, zum Beispiel die Omega-3-Fettsäuren, kann der Organismus nicht selbst herstellen. Sie müssen mit der Nahrung aufgenommen werden. Fehlen sie, kommt es zu Fehlern in der Signalübertragung und auch zu depressiven Zuständen. Bei depressiven Menschen wurden zum Beispiel besonders niedrige Spiegel an Omega-3-Fettsäuren im Serum gefunden.[10]

Wird ihr Anteil dagegen – durch Nahrungsergänzungsmittel oder einen veränderten Speiseplan (siehe Seite 157 ff.) – erhöht, bessern sich Depressionen. Belegt sind Erfolge bei Depressionen vor der Menstruation, bei bipolaren (manisch-depressiven) Störungen und in oder nach einer Schwangerschaft.

Aromatherapie

Lavendel und Rosmarin beeinflussen den Kortisolspiegel positiv (siehe Seite 16). Das beruhigt das Nervensystem und wirkt dämpfend bei Angst und Depressionen.

9, 10: siehe Literatur Seite 177

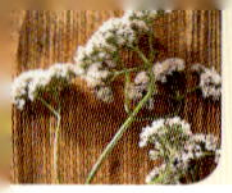

Gelenkrheuma

Die Fakten

- 800.000 Menschen leiden nach Schätzungen in Deutschland unter chronischer Polyarthritis, einem quälenden Gelenkrheuma. Diese Autoimmunkrankheit führt zu Entzündungen der Gelenkinnenhaut (Synovia) und langfristig zur Zerstörung der Gelenke. Leber- und Nierenfunktion sowie das Blutbild müssen während einer Langzeittherapie ständig überwacht werden.
- Auch wenn diese Krankheit bereits in der Jugend auftreten kann, erkranken die meisten in fortgeschrittenem Alter, Frauen häufiger als Männer. 15 Prozent der Patienten haben eine relativ gute, 10 Prozent eine eher schlechte Prognose, da sich die Krankheit auf die Organe auswirkt und die Medikamente Nebenwirkungen haben können. Die Sterblichkeitsrate bei Rheumakranken ist zweieinhalbmal höher als bei anderen Menschen im gleichen Alter.

Ansatz der Naturheilkunde

- Die Patienten werden befähigt, aktiv zu bleiben und mit den Schmerzen richtig umzugehen. Dafür gibt es Selbsthilfeprogramme, die neben Schmerzmanagement auch gesunde Ernährung und Entspannung lehren. Zum Einsatz kommen zudem Ausdauer- und Krafttraining, Kälte- und Wärmebehandlungen, Wasseranwendungen sowie Behandlungen mit Heilpflanzen, Gua-Sha-Massagen und Qigong.
- **PROGNOSE:** Schmerzen können gelindert, die Aktivität der Krankheit gebremst, die Dosis an Schmerzmitteln gesenkt werden.

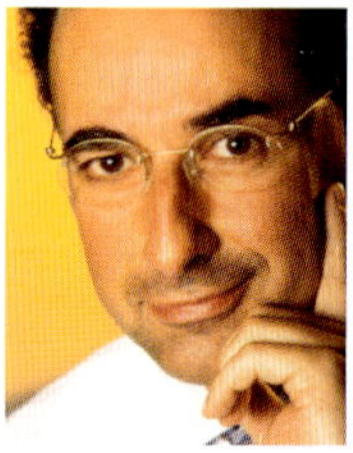

Warum es sich lohnt, aktiv zu werden

Der größte Teil meiner stationären Patienten hat rheumatische Erkrankungen. Naturheilverfahren können die schulmedizinische Therapie in der Regel nicht ersetzen, das muss in diesem Fall besonders betont werden – denn viele Patienten lehnen ihre Rheuma-Arzneien ab und sehnen sich nach »sanfteren« Therapien. Potente Antirheumatika sind aber vor allem im Anfangsstadium der Rheumaerkrankung nötig um Gelenkzerstörungen zu vermeiden, die später nicht mehr rückgängig gemacht werden können. Meist kann aber die Dosis dieser nebenwirkungsreichen Medikamente verringert werden, etwa durch die Kombination pflanzlicher Arzneimittel (Phytodolor®, Teufelskrallen- und Brennnesselkonzentrate).

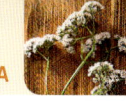

Für absolut unerlässlich halte ich Selbsthilfestrategien, die Beschwerden lindern und zugleich eigene Ressourcen des Körpers aktivieren können.

Besonders wichtig ist dabei ein gezielter Umgang mit Stress, der mittlerweile als wichtiger Risikofaktor für Gelenkrheuma betrachtet wird.[1] Zum Beispiel kann ein Kurs zu »Mindfulness-Based Stress Reduction (MBSR)« für Rheumakranke sehr sinnvoll sein (siehe Seite 170).[2]

Eine gute Basis für jede Rheumatherapie ist das Heilfasten, dessen positive Wirkung in mehreren Studien nachgewiesen wurde,[3–5] auch wenn das manche Rheumatologen immer noch bezweifeln.

Empfehlen möchte ich Ihnen auch regelmäßiges Taiji. Diese asiatische Bewegungsform fördert Ihre Beweglichkeit, was gerade bei Gelenkrheuma entscheidend ist.[6]

Bei Ihrer Ernährung ist es wichtig, dass Sie auf ausreichend Omega-3-Fettsäuren (in Meeresfisch) achten, die nachweislich positive Effekte zeigen.[7] Sie können diese auch als Nahrungsergänzung in Form von Kapseln (aus der Apotheke) einnehmen.

Die Wirkung der Akupunktur zur Behandlung der rheumatoiden Arthritis ist begrenzt.[8] Ich rate Ihnen davon ab, wenn Sie gleichzeitig immunsystemdämpfende Medikamente einnehmen, weil dann das Infektionsrisiko erhöht ist.[9]

Hilfreich ist die Akupunktur aber dann, wenn Sie gleichzeitig unter Fibromyalgie (siehe Seite 67 ff.) leiden. Einige Patienten entwickeln diese Erkrankung als sekundäres Leiden. Wenn sich Ihre Beschwerden trotz aller Therapien nicht verbessern, sprechen Sie Ihren Arzt auf diese Möglichkeit an.

Anleitungen zur Akuthilfe

Bei Schmerzen

• *Kältepackungen*

Wenn Sie schnell ein rotes Gesicht bekommen, leicht zunehmen und oft schwitzen (nach chinesischer Diagnostik also eine »Fülle-Hitze-Konstitution« haben), dann wirkt vermutlich Kälte wohltuend: Legen Sie auf die schmerzenden Gelenke lokale Kältepackungen in Form von Eisbeuteln (siehe Seite 32) oder Retterspitzumschlägen auf – das ist eine Kräutertinktur, die Sie in der Apotheke erhalten und die unter anderem aus Rosmarinöl, Arnikatinktur, Zitronensäure und -öl sowie denaturiertem Hühnerei besteht (siehe Seite 33). Sie können auch Quarkpackungen verwenden.

Anwendung: Lassen Sie je nach betroffenem Körperbereich 100 bis 250 Gramm **Magerquark** in einem Sieb abtropfen und streichen Sie die Masse anschließend auf ein Baumwoll- oder Leinentuch. Dieses legen Sie dann, mit dem Quark nach außen (vom Körper weg), auf. Darüber kommt noch ein zweites, sauberes Tuch. Sobald die Masse warm geworden ist, spätestens jedoch nach 20 Minuten, entfernen Sie den Wickel.

• *Wärmepackungen*

Manche Patienten mit rheumatischen Erkrankungen haben eher eine »Leere-Kälte-Konstitution«, das heißt einen Energiemangel, der sich in Kälteempfindlichkeit, Blässe, Schwäche und depressiver Stimmung äußert. Sie sollten mit Kälte vorsichtig sein. Probieren Sie es zur Schmerzlinderung statt-

1–9: siehe Literatur Seite 177, 178

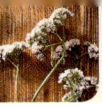

dessen mit Wärmeauflagen, zum Beispiel aus **Bienenwachs** (siehe Kasten Seite 131) oder einem Heublumensack.

Anwendung: Lassen Sie einen Heublumensack (aus dem Kräuterladen oder der Apotheke) auf zwei Kochlöffeln über Wasserdampf warm werden, lassen Sie ihn etwas abkühlen und legen Sie ihn dann auf, bis er abgekühlt ist (siehe auch Seite 122).

Mein Tipp

Vegetarische Brotaufstriche

Ein guter Tipp, um den täglichen Anteil an tierischen Produkten zu reduzieren, sind vegetarische Brotaufstriche! Sie erhalten sie als Fertigprodukte im Bioladen oder Reformhaus – am besten schmecken sie jedoch, wenn Sie sie selbst herstellen. Das ist ganz einfach, und luftdicht abgeschlossen halten sie im Kühlschrank an die zehn Tage. Mein Favorit ist italienische Petersilienpaste: 100 Gramm Pinienkerne leicht braun rösten und im Mörser fein mahlen. 2 Bund Petersilie von den Stielen befreien und mit zwei Knoblauchzehen fein hacken. Alles mit 3 EL geriebenem Parmesan und 2 bis 4 EL Olivenöl in einem Mörser zu einer Paste verarbeiten. Mit Zitronensaft, Salz und Pfeffer abschmecken!

Wenn Sie nicht ganz auf Fleisch und Wurst verzichten wollen, dann kaufen Sie Fleisch aus Biozucht oder Wildfleisch. Dieses hat ein besseres Verhältnis von Omega-3- zu -6-Fettsäuren, was sich positiv auf Entzündungen im Körper auswirkt (siehe Seite 158). Wenn das Tierfutter mit 5 Prozent Leinsamen angereichert wird, erhöht sich der Anteil an Omega-3-Fettsäuren noch.

Wärmepackungen lösen vor allem Verspannungen in der Umgebung des betroffenen Gelenks. Legen Sie die Auflagen daher zunächst auf die Muskeln in der Umgebung des betroffenen Gelenks. Später können Sie versuchen, ob auch das Gelenk selbst gut auf Wärme anspricht.

Was langfristig hilft

Strategie Nr. 1: Bewusste Ernährung

Laktovegetarische Ernährung ist für Rheumapatienten zu empfehlen. Fleisch und tierische Produkte nämlich enthalten hormonähnliche Botenstoffe, die aus der Arachidonsäure gebildet werden. Diese verursachen Schmerzen, Schwellungen und Überwärmung und fördern auf diese Weise den Entzündungsprozess.

Durch die entzündlichen Schübe in Ihrem Körper entstehen aggressive Sauerstoffverbindungen (freie Radikale), welche die Zellen angreifen (oxidativer Stress). Der Organismus schützt sich davor mit einem speziellen Abwehrsystem. Dieses besteht unter anderem aus den körpereigenen Antioxidanzien Vitamin E, Betacarotin und Selen. Doch ihr Vorrat geht durch die chronische Erkrankung schnell zur Neige: Rheumatiker haben erniedrigte Plasmaspiegel an wichtigen Antioxidanzien. Deshalb ist es besonders wichtig, dass Ihre Ernährung viel **Vitamin C** (z. B. aus Obst, Paprika und Kohlsorten) und **Vitamin E** (z. B. aus Weizenkeimen, Sonnenblumenöl und Nüssen) enthält.

Omega-3-Fettsäuren wirken ebenfalls den Entzündungen entgegen. Sie finden sie in

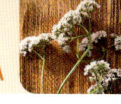

Meeresfisch, Pflanzenölen, wie Raps- und Walnussöl, sowie Avocados und Bohnen.

Weil die Selenkonzentration in der Gelenkflüssigkeit von Rheumatikern deutlich erniedrigt ist, Lebensmittel aber sehr unterschiedliche Mengen davon enthalten, ist es hier am besten, wenn Sie ein ergänzendes **Selenpräparat** (z. B. Selenase®) zu sich nehmen. Sprechen Sie mit Ihrem Arzt darüber.

Heilfasten ist dann hilfreich, wenn Sie ein »Fülle-Hitze-Typ« sind (also schnell ein rotes Gesicht bekommen, leicht zunehmen und oft schwitzen). Es reduziert den in den Fettzellen produzierten Botenstoff Leptin. Das wiederum verlangsamt das Wachstum der für das Rheuma verantwortlichen Immunzellen.[10] Fasten wirkt ebenfalls Entzündungsvorgängen entgegen und lindert Schmerzen. Untersuchungen bestätigen die Wirksamkeit, wenn im Anschluss auf vegetarische Ernährung umgestellt wird.[11] Patienten, die kälteempfindlich, schwach und eher depressiv sind (»Leere-Kälte-Konstitution«) sollten statt zu fasten lieber leicht verdauliche, wärmende vegetarische Vollwertkost essen (siehe Seite 157 ff.).

Strategie Nr. 2: Trainieren

Früher wurde Rheumatikern geraten, jede Belastung der Gelenke zu meiden. Heute aber weiß man, dass Sport die Prognose der Erkrankung nicht verschlechtert. Bewegung stärkt nicht nur die Muskelkraft, sondern verbessert auch die Mobilität der Gelenke und die Fitness. Außerdem verringert sie das Risiko von Osteoporose, bessert die Stimmung und hilft noch dazu, schlank zu bleiben. Nur während akuter Schübe sollten Jogging, alpiner Skilauf und Ballsportarten vermieden werden. Bewegen Sie sich 20 Minuten täglich sportlich – tanzen Sie, machen

Entspannung

Morgendliches Trockenbürsten

Für das Trockenbürsten benötigen Sie eine Bürste mit Naturborsten und einen Massagehandschuh. Beginnen Sie jeweils mit der herzabgewandten Seite, also mit dem rechten Arm und dem rechten Bein. Massieren Sie die Arme ausgehend von den Händen mit sanftem Druck und kreisenden Bewegungen und wandern Sie mit der Bürste dann weiter Richtung

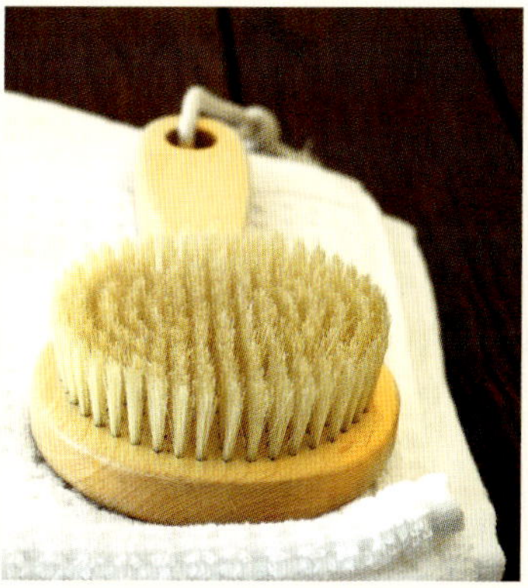

Körpermitte. Dann bürsten Sie die Beine, ausgehend von den Füßen. Anschließend bürsten Sie den Bauch mit kreisförmigen Bewegungen um den Nabel und gehen über zu Brust, Rücken und Gesäß. Nach dem Trockenbürsten ist es angenehm, sich mit einem pflegenden Massageöl einzureiben.

10, 11: siehe Literatur Seite 178

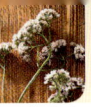

Sie Krafttraining oder treiben Sie Ausdauersportarten wie Radfahren, Schwimmen oder Nordic Walking, je nachdem, was Ihnen liegt. Für das fortgeschrittene Krankheitsstadium eignet sich vor allem eine Bewegungstherapie im Wasser.

Yoga erfordert komplexe Bewegungsabläufe, welche die Gelenkfunktionen verbessern können und außerdem das seelisch-körperliche Wohlbefinden steigern. Aber auch Qigong und Feldenkrais, Körpertherapien, die Bewegungsmuster bewusst machen und verändern, wirken sich unserer Erfahrung nach positiv aus. Studien dazu fehlen zwar noch, aber Sie können diese Therapien ohne Schaden ausprobieren.

Strategie Nr. 3: Heilkräuter einsetzen

Pflanzliche Substanzen sind zwar schwächer wirksam als synthetisch hergestellte, doch sie können dazu beitragen, die Dosis der notwendigen Antirheumatika zu senken.

• *Teufelskrallenpräparat*

Ihr Wurzelextrakt hilft durch seine entzündungshemmenden Wirkstoffe gegen Schmerzen des Bewegungsapparats.[12]

Anwendung: 3-mal täglich 400 bis 800 Milligramm einnehmen (z.B. 3-mal täglich 2 Tabletten Doloteffin®).

• *Präparat aus Zitterpappel, Esche und Goldrute*

Die Wirkung des schmerzlindernden Kombinationspräparats Phytodolor® ist für ihren Einsatz bei Polyarthritis belegt.[13]

Anwendung: 3- bis 4-mal täglich 20 bis 30 Tropfen einnehmen.

• *Brennnesselpräparat*

Auszüge der Brennnesselblätter werden seit Jahrhunderten bei rheumatischen Beschwerden eingesetzt. Im Labor konnten für Brennnessel antientzündliche Effekte nachgewiesen werden.[14]

Anwendung: Es empfehlen sich Fertigpräparate (z.B. 2-mal täglich 2 Rheuma-HEK®-Kapseln oder 3-mal täglich 1 Hox alpha®-Kapsel einnehmen).

Strategie Nr. 4: Darm und Immunsystem sanieren

Da im Darm 80 Prozent der Immunzellen sitzen, führen Veränderungen der Darmflora zu Modulationen des Abwehrsystems. Das Medikament Subreum® ist ein sogenanntes Probiotikum. Es wird aus *Escherichia-coli*-Bakterien hergestellt und verringert die langfristige Entzündungsbereitschaft.[15, 16]

Anwendung: 1-mal täglich 1 Kapsel Subreum® einnehmen. Das muss über mehrere Monate geschehen, bevor eine deutliche Wirkung eintritt.

Strategie Nr. 5: Kneippen und Bäder

• *»Kneippen«*

Kalte Waschungen, ein feuchtkalter Wickel oder Wassertreten führen über die Aktivierung des vegetativen Nervensystems langfristig zur Entspannung und reduzieren dadurch das Risiko eines rheumatischen Schubs. Die Therapien sollten regelmäßig durchgeführt werden, am besten alle zwei Tage. Wichtig ist, dass man die jeweilige Reizstärke so lange beibehält, bis ein Gewöhnungseffekt eingetreten ist, dann kann sie

12–16: siehe Literatur Seite 178

erhöht werden (siehe Seite 148 ff.). Morgendliches Trockenbürsten (siehe Kasten auf Seite 79) und Sonnenbäder ergänzen dies.

• *Balneotherapie*

Warme Vollbäder mit Zusätzen von Schwefel, Salz, Heublumen oder Fichtennadeln entkrampfen die Muskeln und verstärken die Durchblutung. Sie lindern Schmerzen und scheinen außerdem Entzündungsprozesse zu beeinflussen. Sie eignen sich sehr gut für Zeiten mit geringer entzündlicher Aktivität. Bei stärkerer Entzündung im akuten Schub sollte Wärme jedoch gemieden werden.

Akupressur

Fingerdruckmassage für die langfristige Therapie

Massieren Sie täglich jeweils 1/2 bis 1 Minute folgende Punkte mit sanftem Daumendruck (nicht im akuten Schub): Dickdarm 4, Niere 3, Gallenblase 34 und Magen 36. Stimulieren Sie zudem mit Daumen und Zeigefinger den Punkt Leber 3.

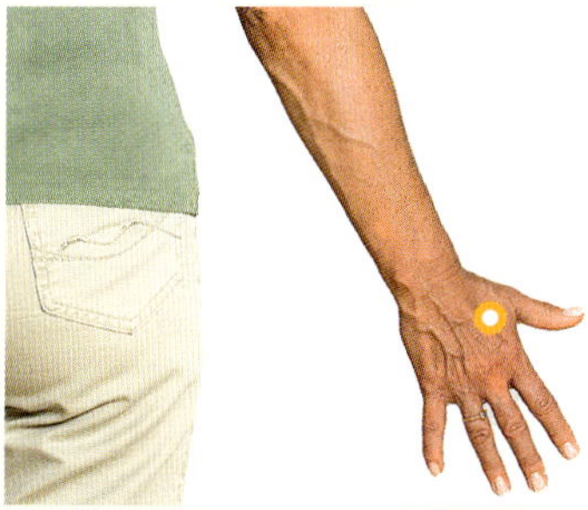

1. Der Punkt **Dickdarm 4** befindet sich zwischen Daumen und Zeigefinger auf der höchsten Erhebung des Handrückenmuskels, wenn der Daumen fest am Zeigefinger anliegt.

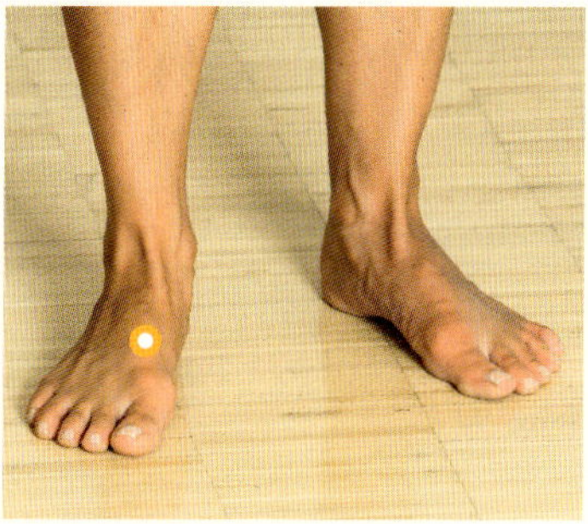

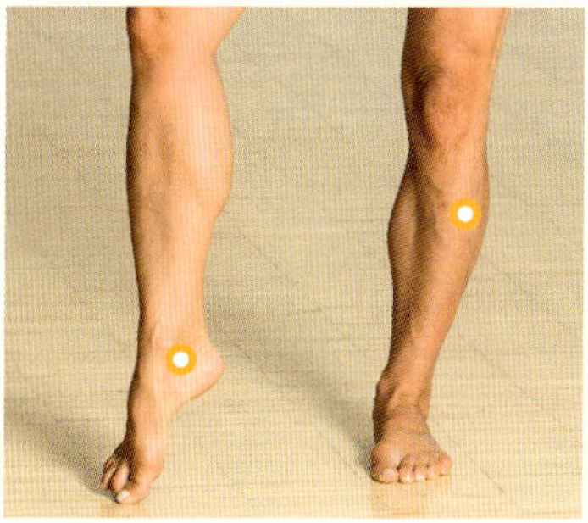

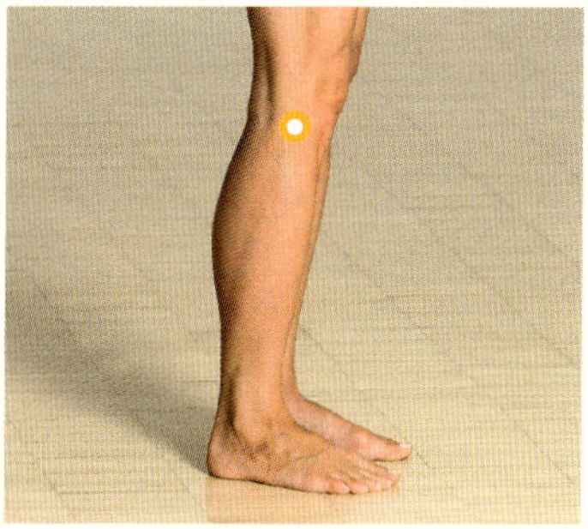

2. Der Punkt **Leber 3** befindet sich zwischen dem großen Zeh und dem zweiten Zeh, genau dort, wo die beiden Mittelfußknochen einen Winkel bilden.

3. **Niere 3** liegt an der Innenseite des Fußknöchels, in der Mitte zwischen der Achillessehne und der höchsten Erhebung des Fußknöchels. Den Punkt **Magen 36** finden Sie in Sitzposition: umfassen Sie mit Daumen und Zeigefinger Ihr Knie so, dass der Daumen hinten am Knie und der Mittelfinger an der Außenseite des Schienbeins ist. Der Punkt liegt dann an der Spitze des Mittelfingers.

4. Den Punkt **Gallenblase 34** tasten Sie in Sitzposition bei rechtwinklig gebeugtem Knie. Er liegt an der knochigen Vertiefung unter der Kniescheibe, an der Beinaußenseite.

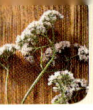

Anwendung: Baden Sie 1- bis maximal 2-mal wöchentlich 20 bis 30 Minuten bei einer Temperatur von 35 bis 37 °C.

Strategie Nr. 6: Massagen und Akupressur

Die Heilmassage Gua Sha (siehe Seite 165) wirkt vor allem bei einer »Fülle-Hitze-Konstitution«. Auch wenn wissenschaftliche Belege noch fehlen, scheint Gua Sha wirkungsvoll Schmerzen zu verringern. Bewährt hat sich auch die Schröpfkopfmassage (mit der Hilfe einer zweiten Person, siehe Seite 156). Vor allem bei einer begleitenden Fibromyalgie ist die entspannend wirkende Akupressur zu empfehlen (siehe Seite 81).
Anwendung: Die Therapien können Sie 1- bis 2-mal wöchentlich durchführen, die Akupressur täglich – jedoch nicht im akuten Schub.

Therapeutische Hilfe

Es gibt einige vielversprechende naturheilkundliche Ansätze, die Sie aber nur mit therapeutischer Unterstützung umsetzen können:

• *Arthritis-Self-Management-Programm*

Der Verlauf chronischer Krankheiten kann sich ganz wesentlich bessern, wenn die Fähigkeit zur Selbsthilfe unterstützt wird. Die amerikanische Stanford University hat deshalb eine Schulung für Arthritis-Patienten entwickelt – das Arthritis-Self-Management-Programm (ASMP). Die Patienten lernen den Umgang mit Schmerz, Müdigkeit und Isolation, sie üben ein angepasstes Körpertraining ein, erfahren etwas über den Umgang mit Medikamenten, über Ernährung und Problemlösung. Außerdem lernen sie, wieder richtig zu schlafen, und werden in Fragen der Kommunikation mit Familie, Freunden und Therapeuten beraten.

In unserer Klinik in Essen bieten wir ein ähnliches Programm an: Wir vermitteln zusätzlich Spannungsregulation, um für ein ausgewogenes Verhältnis zwischen An- und Entspannung zu sorgen, Achtsamkeitstraining, richtigen Umgang mit Stress und Schmerz und bringen den Patienten Strategien für eine kognitive Neubewertung bei (siehe Seite 171).

• *Neuraltherapie*

Störfelder wie Narben und chronische Entzündungen wirken sich nach den Grundsätzen der Neuraltherapie negativ auf den Organismus aus. Die Injektion lokaler Betäubungsmittel (z. B. Procain) in diese Areale kann die Gesamtregulation des Körpers positiv ändern, die Regulation des Organismus verbessern und Schmerzen lindern – auch wenn das wissenschaftlich noch nicht erklärt und in Studien noch nicht bestätigt ist. Bei Polyarthritis werden Quaddeln rund um das Gelenk gesetzt. Vorher sollte eine Allergietestung auf Procain durchgeführt werden.

• *Traditionelle Chinesische Medizin*

Ein großes Potenzial bei Rheuma hat die chinesische Kräutermedizin, die nach individuellen Kriterien verordnet wird, was nur ausgewiesene Experten tun können.

• *Kryo- und Wärmetherapie*

Ein Teil der Rheumakliniken verfügt über Kältekammern, in denen die Patienten wenige Minuten Temperaturen zwischen minus 60 und minus 110 °C ausgesetzt sind. In nichtakuten Stadien oder bei Vorliegen einer sekundären Fibromyalgie sind Ganzkörper-Wärmebehandlungen wohltuend, wie die Infrarot-Hyperthermie. Die Patienten müssen dafür jedoch eine stabile Konstitution haben.

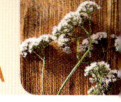

• Blutegeltherapie

Blutegel, die erfolgreich bei Kniegelenkarthrosen eingesetzt werden (siehe Seite 34), mildern chronisch-entzündliche Vorgänge im Bereich der Gelenke.[17–19] Ein Therapieversuch kann manchmal auch bei einer rheumatischen Erkrankung sinnvoll sein. Diese Therapie sollte aber nicht bei gleichzeitiger Einnahme von Medikamenten durchgeführt werden, die das Immunsystem unterdrücken. Das gilt auch für die Einnahme von Kortison in hohen Dosen. Das Infektionsrisiko ist dann zu groß.

• Manuelle Therapie

Wählen Sie sorgfältig einen guten Physiotherapeuten oder Osteopathen aus. Vor dem Beginn einer manuellen Therapie sollten aktuelle Röntgenbilder angefertigt werden, um mögliche Instabilitäten und Schäden zu berücksichtigen. Manipulationen an der Halswirbelsäule sind bei Rheuma-Patienten verboten, es drohen schwerste Komplikationen.

Ursachen und Symptome von Gelenkrheuma

Gelenkrheuma ist eine Autoimmunkrankheit, die zu Entzündungen der Gelenkinnenhaut (Synovia) führt und langfristig zur Zerstörung der befallenen Gelenke. Die genauen Ursachen der Erkrankung, die die Lebensqualität stark einschränkt, sind bisher noch ungeklärt. Bei vielen der Betroffenen findet sich ein Rheumafaktor im Blut (ein Antikörper als Zeichen des Immunprozesses). Typische Symptome sind auch Morgensteifigkeit, die mindestens eine Stunde lang anhält, sowie Rheumaknoten und deformierte Gelenke. In der Regel sind die kleinen Gelenke (Hände und Füße) auf beiden Seiten des Körpers symmetrisch betroffen. Typisch ist ein Krankheitsverlauf in Schüben, der nicht selten zuerst die Finger- und Handgelenke erfasst und mit der Zeit zu Fehlstellungen führt. In besonders schweren Fällen werden Gelenke punktiert, wenn sich die durch das Rheuma verursachten Ergüsse nicht zurückbilden, sonst kann das Gelenk Schaden nehmen. Wenn immer wieder dasselbe Gelenk befallen wird und nicht auf andere Therapien anspricht, wird die Gelenkinnenhaut entfernt, um weitere Zerstörungen zu verhindern.

Lediglich im akuten Schub mit entzündeten, heißen und geschwollenen Gelenken sollen die Patienten Ruhe halten, vielleicht sogar im Bett liegen. Ansonsten aber empfiehlt es sich, so aktiv wie möglich zu bleiben, zum Beispiel täglich Übungen durchzuführen. Das ist wichtig, da sich die Gelenke sonst versteifen können. Viele Betroffene benötigen, insbesondere in der ersten Krankheitsphase, psychologische Unterstützung. Manche Patienten nehmen Antidepressiva, da diese die Schmerzwahrnehmung verringern können.

17–19: siehe Literatur Seite 178

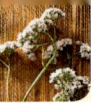

Kopfschmerzen

Die Fakten

- 85 Prozent aller Schmerzmittel werden in Deutschland wegen Kopfschmerzen verbraucht. Rund ein Prozent der Deutschen nimmt täglich ein Medikament dagegen, manche mehrfach. Nach Angaben der Stiftung Kopfschmerz werden jährlich rund 3,75 Milliarden Tagesdosen konsumiert.
- Allein 300.000 bis 500.000 Menschen haben Kopfschmerz, der von den Tabletten selbst verursacht wird. In 80 Prozent der Fälle entwickelt sich chronischer Kopfschmerz in einem Zeitraum von etwa zehn Jahren; nur selten tritt er spontan auf. Unter 36 Jahren sind 2 Prozent der Bevölkerung betroffen, von den über 55-Jährigen bereits 4 Prozent.

Ansatz der Naturheilkunde

- Neben Hilfestellungen für ein geregeltes Leben (mit ausreichend Schlaf, Entspannung, guter Ernährung und Bewegung) bietet die Naturheilkunde pflanzliche Extrakte und ätherische Öle zur Schmerzlinderung wie auch ausleitende Verfahren (Fasten, Einläufe), die den Körper entschlacken und vegetativ umstimmen. Wichtig ist die Schulung der Wahrnehmung belastender Faktoren.
- **PROGNOSE:** Wer – im Akutfall – schon bei den ersten Anzeichen von Kopfschmerz mit einer Selbstbehandlung anfängt oder – bei chronischem Kopfschmerz – seinem Leben eine gesündere Struktur gibt, kann den Schmerz wirkungsvoll auch ohne oder mit deutlich weniger Medikamenten eindämmen oder auch ganz beseitigen.

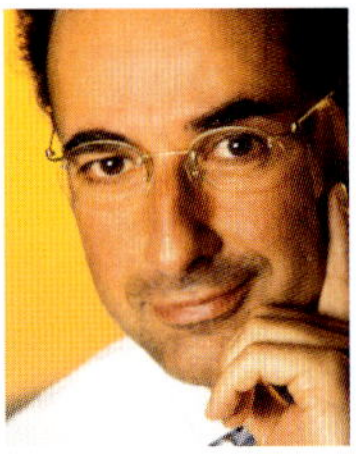

Warum es sich lohnt, aktiv zu werden

Schmerzmittel sind keine Lösung. Sie belasten den Organismus und führen langfristig zu Abhängigkeit und nicht selten zu schwerwiegenden Folgeproblemen, zum Beispiel Nierenschäden. Sie sollten deshalb allerhöchstens an zehn Tagen im Monat ein Schmerzmittel nehmen, sonst besteht die Gefahr, dass sich zusätzlich zu Ihren Beschwerden ein medikamentenbedingter Kopfschmerz entwickelt. Besonders riskant sind Kombinationen von Schmerzmitteln mit Koffein, wie sie häufig als frei verkäufliche Präparate angeboten werden. Sie führen zu einer vorübergehenden Leistungssteigerung, die dazu verleitet, schneller und häufiger erneut zu dem Mittel zu greifen. Hilfreich ist, wenn Sie bei einem Anfall schon bei den ersten Symptomen mit der Selbstbehandlung anfangen. Je schneller Sie eingreifen, umso besser wird es Ihnen gelingen, den Schmerz einzudämmen oder zu beseitigen. Klären Sie deshalb ab, wann er genau anfängt, wie lange er dauert, wo genau er ansetzt und welcher Art er ist: dumpf, drückend, bohrend, stechend oder pulsierend? Schlafen Sie schlecht? Sehen Sie am Abend noch viel fern oder lesen Sie im Bett? Nehmen Sie Medikamente ein?

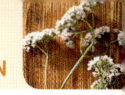

Auslöser von Kopfschmerzen sind manchmal Gewohnheiten im Alltag – wie der übermäßige Konsum von Kaffee oder auch zu wenig Flüssigkeit. Eine nicht zu unterschätzende Rolle spielen Fehlhaltungen, verstärkt durch Leistungsdruck und psychische Belastungen[1]: Stress verursacht nicht nur eine »Anspannung« der Nerven, sondern auch der Muskeln. Sie benötigen einen Wechsel zwischen An- und Entspannung, um gesund zu bleiben. Gerade Kopfschmerz-Patienten sind jedoch oft »Hochleistungstypen«, die ständig unter Strom stehen und alles perfekt erledigen wollen. Dabei kommen die Bedürfnisse der Entspannung zu kurz, der Nacken verspannt sich.[2]

Entscheidend ist, dass Sie achtsam gegenüber den Signalen Ihres Körpers werden und Spannungen, die irgendwann zu Kopfschmerz führen werden, wahrnehmen. Mind-Body-Techniken können dabei eine wertvolle Hilfe sein. Schon kurze Übungen, die nur wenige Minuten dauern, können Kopfschmerz verhindern, wenn Sie erst einmal ein Gefühl dafür entwickeln, wann sie notwendig sind (siehe Seite 172, 173).

Anleitungen zur Akuthilfe

Dieses Stufenschema zur Selbstbehandlung, das wir in unserer Klinik unseren Patienten beibringen, können Sie auch zu Hause anwenden. Beginnen Sie mit den Therapien der Stufe 1, und wenn diese nicht wirken, gehen Sie Schritt für Schritt weiter:

Stufe 1:

- Erhöhen Sie bei den ersten Anzeichen des beginnenden Kopfschmerzes Ihre **Trinkmenge** – auf insgesamt 3 Liter Wasser oder Kräutertee am Tag. Weil Flüssigkeitsmangel zur Abnahme des Blutvolumens führt, kann er Kopfschmerzen auslösen. Weil die meisten Menschen zu wenig trinken, führen 1/2 bis 1 Liter zusätzlich bei vielen Patienten bereits zu einer deutlichen Besserung der Beschwerden. (Das gilt nicht, wenn Herz- oder Nierenprobleme eine Einschränkung der Flüssigkeit erfordern.)
- Reiben Sie Stirn, Schläfen und Nacken mit einem Minzöl ein. In der Apotheke gibt es Minzölstifte, die wie ein Deoroller funktionieren, zum Beispiel Euminz®.[3]
- Falls Sie kalte Füße haben, machen Sie ein **Senfmehlfußbad**. Es fördert die Durchblutung in Füßen und Unterschenkeln und wirkt so gegen das »Syndrom der oberen Fülle«, wie die chinesische Medizin einen Stau im Kopf bei gleichzeitiger Leere in der unteren Körperhälfte bezeichnet (siehe Seite 86).
- **Wärme** wird (anders als bei Migräne) meistens als wohltuend empfunden. Oft hilft schon eine heiße Dusche oder ein warmer Nackenguss. Sie können auch in der Apothe-

1–3: siehe Literatur Seite 178

ke ein Körnerkissen, eine Gelkompresse oder einen mit Ingwer und Getreide gefüllten Zapp-Sack® kaufen, den Sie im Backofen erwärmen und sich dann in den Nacken legen. Besonders gut hilft eine »heiße Rolle« (siehe Seite 151).

- **Entspannen** Sie sich mithilfe einer dafür geeigneten Technik, zum Beispiel mit Meditation, Qigong, progressiver Muskelentspannung nach Jacobson oder autogenem Training. Sie können aber auch Yoga-Übungen ausführen, zum Beispiel den Hund (siehe Kasten Seite 89), den halben oder den ganzen Kopfstand (ausprobieren, wenn Sie noch keine Kopfschmerzen haben). Wir haben an unserer Klinik eine Yoga-Studie mit gestressten Frauen durchgeführt. Dabei hat sich gezeigt, dass die dreimonatige regelmäßige Durchführung von Yoga (ein- bis zweimal wöchentlich 90 Minuten) einen deutlich stressmindernden Effekt hatte.[4]
- **Akupressur** (siehe Kasten Seite 90) entspannt die Nackenmuskeln und lindert so den Schmerz.
- Ein **Spaziergang** an der frischen Luft wirkt bei der Hälfte der Patienten lindernd.

Stufe 2:

- Ein **Einlauf** führt häufig zur Besserung, weil es sehr viele Nervenstränge zwischen dem Kopf- und dem Bauchhirn gibt. In der

Wasseranwendung

Durchblutungsfördernd: ein Senfmehlfußbad

Besonders bei beginnenden Kopfschmerzen hat sich dieses Fußbad bewährt, das die Durchblutung insgesamt anregt. Das schwarze Senfmehl wirkt stark erhitzend, daher sollten Sie am Anfang die Wassertemperatur nicht zu hoch wählen. Es besteht sonst die Gefahr von leichten Verbrennungen. Tasten Sie sich also erst einmal vorsichtig an die richtige Temperatur heran. Nicht geeignet ist das Senfmehl bei entsprechender Allergie oder Hautkrankheiten.

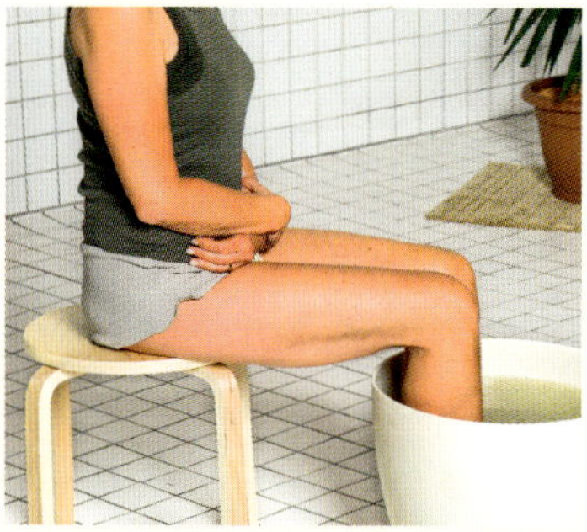

1. Geben Sie 4 EL schwarzes Senfmehl (aus dem Kräuterladen oder der Apotheke) in eine Fußbadewanne und füllen Sie dann körperwarmes Wasser auf, das bis zur Wade reichen soll. Gießen Sie nach 5 Minuten heißes Wasser nach, damit die Temperatur konstant bleibt.

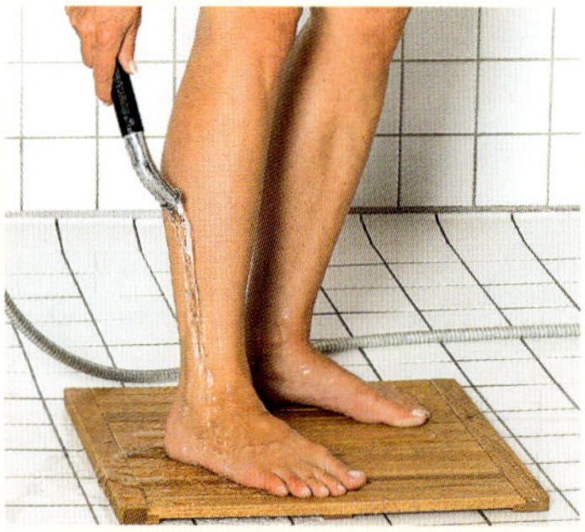

2. Lassen Sie die Füße nun 10 Minuten im Senfmehlfußbad stehen. Anschließend die Füße mit klarem, lauwarmem Wasser abspülen und gut abtrocknen, um Hautreizungen zu vermeiden. Zum Schluss die Füße mit Öl einreiben und Wollsocken anziehen.

4: siehe Literatur Seite 178

Apotheke erhalten Sie einen Irrigator mit einem dünnen flexiblen Darmrohr und einem Flüssigkeitsbehälter, in den handwarmes Wasser eingefüllt wird. Fetten Sie das Darmrohr mit schützender Vaseline ein, legen Sie sich im Bad auf ein Handtuch auf den Boden (linke Körperseite) und führen Sie das dünne Rohr behutsam in Ihren After ein. Öffnen Sie dann den Hahn des Wasserbehältnisses, heben Sie dieses an, und die Schwerkraft lässt die Flüssigkeit langsam in Ihren Darm fließen. Nach dem Herausziehen drehen Sie sich einmal langsam auf die rechte Seite, damit die Flüssigkeit gut verteilt wird. Dann können Sie aufstehen. Sie sollten den Einlauf etwa 15 Minuten lang im Darm behalten.

- Eine **Schröpfkopfmassage** (mithilfe einer zweiten Person, siehe Seite 156) steigert die Durchblutung besonders der oberen Rücken- und Nackenmuskulatur und entspannt diese. Das lindert den Schmerz.
- Eine **Gua-Sha-Massage** (siehe Seite 165) regt Durchblutung und Stoffwechsel an und löst Verspannungen der Rückenmuskulatur. Außerdem lenkt sie die Aufmerksamkeit von den Kopfschmerzen ab und löscht die Schmerzreize durch die leichte Reizqualität bei der Massage.

Stufe 3:

- Hat all das nichts genutzt, können Sie jetzt ein **Schmerzmittel** einnehmen. Beginnen Sie mit einem natürlichen Präparat wie Weidenrindenextrakt (z. B. Assalix®, 2 Tabletten). Weidenrinde ist ein altes volksmedizinisches Hausmittel. Auf der Suche nach der eigentlichen Wirksubstanz wurde die Salicylsäure entdeckt, synthetisiert und Ende des 19. Jahrhunderts mit Acetyl zum Aspirin® verbunden. Lässt sich durch Assalix® oder ein Kombinationspräparat aus Goldrute, Esche und Pappel (z. B. Phytodolor®, 20 bis 30 Tropfen) nach etwa 30 Minuten keine Besserung erreichen, können Sie zu konventionellen Schmerzmitteln greifen, etwa Acetylsalicylsäure (500 mg, wenn Sie vorher Assalix® genommen haben, sonst bis zu 1000 mg), Paracetamol (500 bis 1000 mg), Ibuprofen (400 mg) oder Naproxen (250 mg). Schreiben Sie sich auf, wie viele Medikamente Sie einnehmen, damit es nicht zu häufig wird.

Was langfristig hilft

- Fehlhaltungen (im Nacken und Rücken) und falsche Gewohnheiten zu ändern und
- das vegetative Nervensystem positiv zu beeinflussen!

Strategie Nr. 1: Entspannen statt anspannen!

Führen Sie ein Kopfschmerztagebuch. Gewöhnen Sie sich daran, schon die kleinsten Anzeichen von Kopfschmerzen zu notieren, das wird Ihnen mit der Zeit helfen, achtsamer mit den Signalen Ihres Körpers umzugehen (siehe Kasten auf Seite 88). So banal das klingt: Bei Anspannung hilft Entspannung: Lernen Sie Qigong, Taiji, Yoga oder die progressive Muskelentspannung nach Jacobson (siehe Seite 50). Regelmäßiges Training verhilft Ihnen nicht nur zu mehr Achtsamkeit gegenüber den Signalen Ihres Körpers, es unterstützt auch die Selbstheilung im akuten

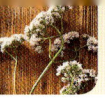

Anfall. Zudem bewirkt die regelmäßige Anwendung von Entspannungsübungen nach einiger Zeit, dass Sie deutlich seltener an Kopfschmerzen leiden werden. Eine Meta-Analyse von 35 Studien über die Wirkung von Entspannung auf Spannungskopfschmerz zeigte, dass die Probanden 30 bis 50 Prozent weniger Schmerzen hatten. Dabei wurden ganz unterschiedliche Methoden angewendet, von der progressiven Muskelentspannung bis hin zu Achtsamkeitsübungen und Meditation.[5] Besonders empfehlen möchte ich Ihnen Taiji: An der University of California in Los Angeles konnte gezeigt werden, dass die regelmäßige Durchführung von Taiji über einen Zeitraum von fünfzehn Wochen bei Patienten mit Spannungskopfschmerz zu einer Linderung der Schmerzen und einer Verbesserung der Lebensqualität führte.[6]

Strategie Nr. 2: In Bewegung kommen

Spannungskopfschmerz lässt sich durch Bewegung meist bessern, weil sie Verspannungen lockert und die Durchblutung fördert. Ideal ist ein Ausdauersport wie Radfahren oder Nordic Walking.

Anwendung: 3- bis 5-mal wöchentlich etwa 30 Minuten trainieren.

Kopfschmerztagebuch: Das sollten Sie notieren!

Kopfschmerzanfall	1. Tag	2. Tag	3. Tag	4. Tag	5. Tag
Datum					
Schmerzintensität*					
Anfallsdauer					
Einseitig					
Beidseitig					
Pulsierend/pochend					
Dumpf drückend bis ziehend					
Beeinträchtigt Alltagsaktivität					
Wird stärker bei körperlicher Arbeit					
Übelkeit/Erbrechen					
Lichtempfindlichkeit					
Lärmempfindlichkeit					
Medikamente					
Wirkung der Medikamente**					

* 1= schwach, 2 = mittel, 3 = stark, 4 = sehr stark, ** a = gut, b = mäßig, c = schlecht

5, 6: siehe Literatur Seite 178

Yoga-Übung

Der Hund: sanfte Nervenstimulation

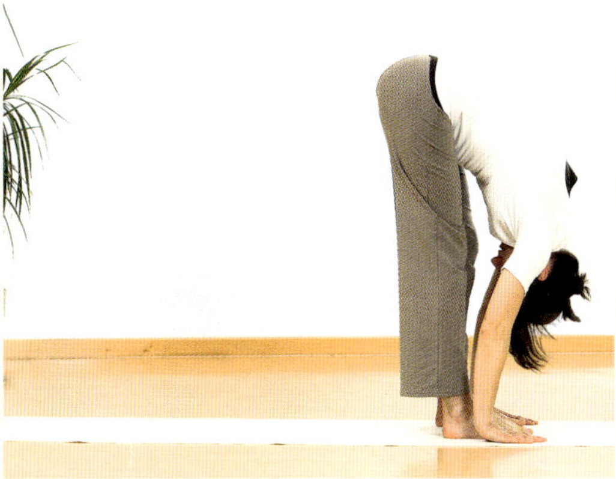

1. Stellen Sie sich aufrecht hin, die Beine stehen geschlossen und parallel nebeneinander. Beim Ausatmen beugen Sie sich aus der Hüfte nach vorn. Legen Sie die Handflächen flach neben den Füßen auf den Boden, dabei können Sie etwas in die Knie gehen.

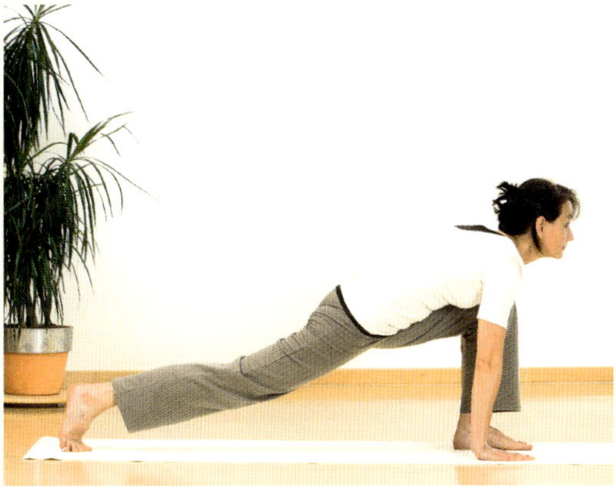

2. Beugen Sie die Knie und machen Sie nun mit dem rechten Bein einen großen Schritt nach hinten. Ihr Gewicht ruht zu drei Vierteln auf dem vorderen Bein und den Armen. Der Kopf ist gerade in Verlängerung des Rückens, der Blick nach vorn gerichtet.

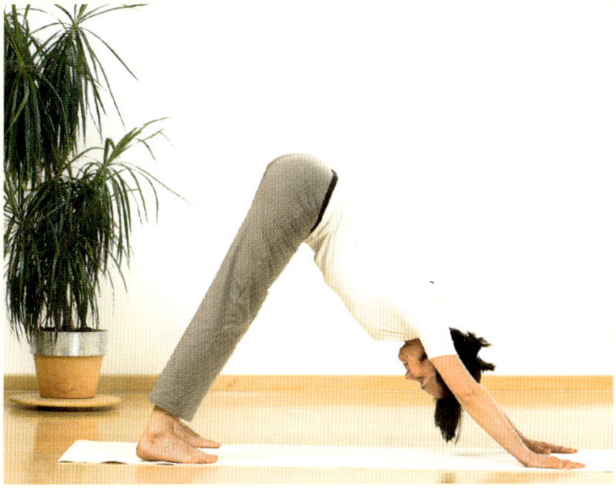

3. Stellen Sie nun das linke Bein neben das rechte. Das rechte Bein steht nun hinter dem rechten Arm, das linke Bein hinter dem linken Arm. Strecken Sie die Beine möglichst gerade durch. Strecken Sie dabei auch die Zehen und die Finger.

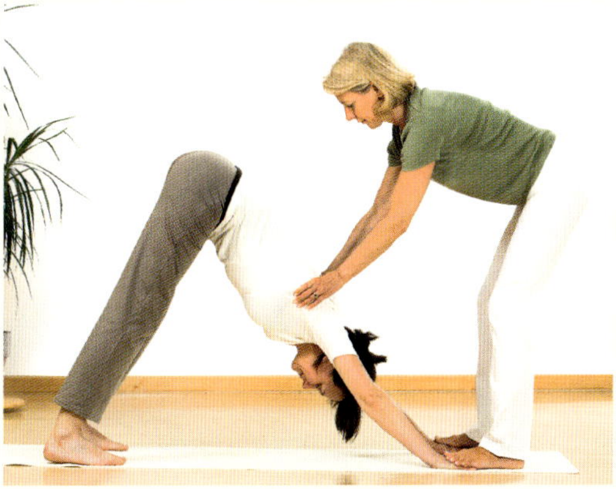

4. Ziehen Sie den Oberkörper in Richtung Beine und strecken Sie die Innenseite der Arme von den Ellbogen bis zu den Schultern. Die Beine bleiben gestreckt. Spüren Sie der Spannung von den Händen bis zu den Füßen 5 Sekunden nach.

Akupressur

Akute Hilfe gegen Schmerzen

Im frühen Stadium lassen sich Kopfschmerzen oft durch Akupressur aufhalten. Sie können die Punkte im akuten Schmerzanfall so lange stimulieren, wie es Ihnen angenehm ist.

Sind die Kopfschmerzen chronisch, sollten Sie die Akupressur möglichst zur täglichen Gewohnheit machen. Massieren Sie die Punkte 1/2 bis 1 Minute mit dem sanften Druck der Zeigefingerkuppe oder dem Daumen. Der Druck sollte langsam gesteigert, aber nicht zu stark werden.

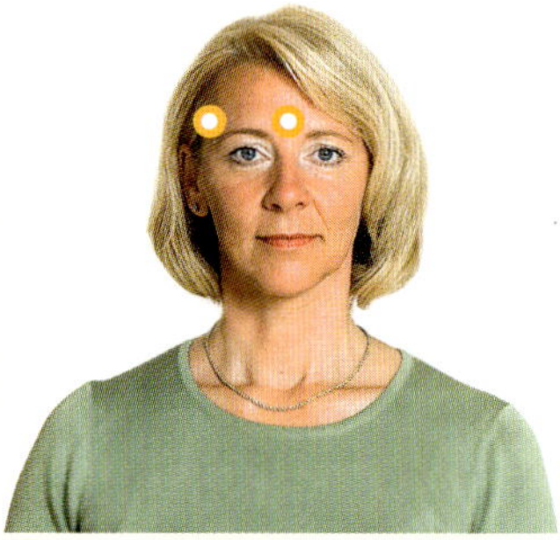

1. Der **Extrapunkt 2** bei Schläfenkopfschmerzen befindet sich eine Mittelfingerbreite in Verlängerung der Augenbraue und des seitlichen Endes der Lidfalte. Sie können ihn mit dem Zeigefinger oder Daumen stimulieren.

Der **Extrapunkt 1** befindet sich zwischen den Augenbrauen. Er kann mit dem Daumen gedrückt oder gerieben werden. Er wirkt speziell bei Schmerzen im vorderen Kopfbereich. Hier reiben sich viele bei Kopfschmerzen spontan die Stirn.

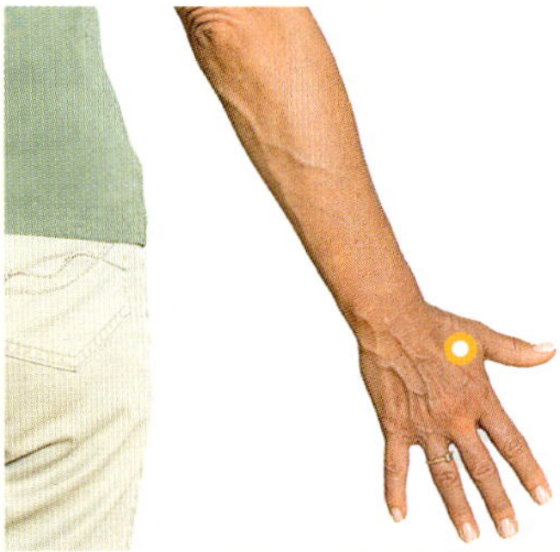

2. Der Punkt **Dickdarm 4** befindet sich zwischen Daumen und Zeigefinger auf der höchsten Erhebung des Handrückenmuskels, wenn der Daumen fest am Zeigefinger anliegt. Der Druck auf diesen Punkt wirkt bei Gesichts-, Zahn- und Kopfschmerzen.

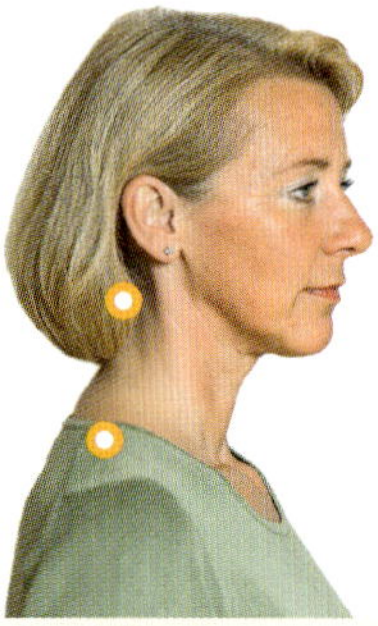

3. Der Punkt **Gallenblase 20** befindet sich im Nacken zwischen dem Ansatz des schrägen Halsmuskels und des Trapezmuskels. Er lockert Nackenverspannungen, harmonisiert das zentrale Nervensystem und ist einer der wirksamsten Punkte bei Kopfschmerzen.

Der Punkt **Gallenblase 21** befindet sich auf der Schulter in der Mitte zwischen dem deutlich hervorstehenden siebten Halswirbel und dem Schultergelenk. Die Akupressur dieses Punktes lindert ebenfalls Verspannungen im Bereich von Schultern und Nacken.

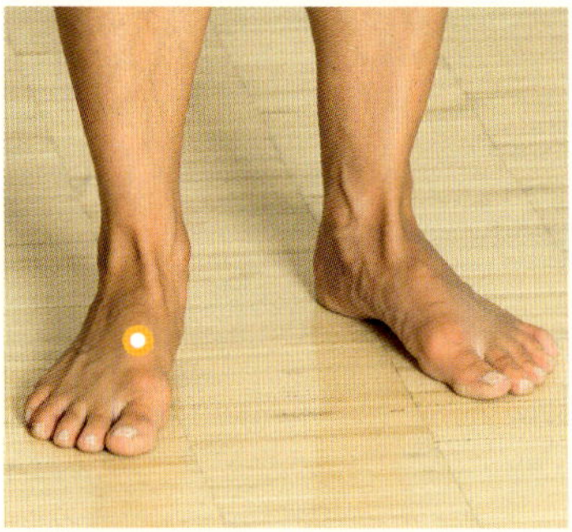

4. Der Punkt **Leber 3** befindet sich zwischen dem großen Zeh und dem zweiten Zeh, genau dort, wo die beiden Mittelfußknochen einen Winkel bilden. Der Punkt ist besonders im akuten Anfall hilfreich und wirkt krampflösend.

Strategie Nr. 3: Viel trinken!

Sie sollten täglich mindestens 2 Liter trinken. Kaufen Sie sich eine Wärmekanne für Ihren Tee, die Sie am Arbeitsplatz stehen haben, oder füllen Sie einen Krug mit Wasser, damit Sie verfolgen können, wie viel Sie tagsüber trinken. Kaffee und Alkohol zählen nicht zur Flüssigkeitsmenge dazu, da beide harntreibend wirken und dadurch das Flüssigkeitsvolumen des Körpers eher reduzieren.

Strategie Nr. 4: Heilfasten und Ernährung umstellen

Patienten mit chronischen Kopfschmerzen weisen nach einer Fastenperiode deutlich weniger Schmerztage auf als zuvor. Durch den Verzicht auf Nahrung kommt es nämlich zu einer Umprogrammierung des Stoffwechsels, außerdem verändern sich während des Fastens auch die Botenstoffe im Gehirn: Beides unterstützt den Entspannungsprozess. Die Zäsur der Fastenkur kann gleichzeitig dazu genutzt werden, das Leben zu verändern, zum Beispiel die Ernährung auf mediterrane Vollwertkost (siehe Seite 157) umzustellen. Das ist in vielen Fällen hilfreich. Versuchen Sie also, Ihre Ernährung entsprechend umzustellen.

Wir haben bei unseren Patienten die Erfahrung gemacht, dass Vorsätze deutlich leichter realisiert werden. Ich empfehle Ihnen dazu eine Fastenkur nach Buchinger:

Anwendung: Trinken Sie 5 Tage je 3 Liter Kräutertee, ungesalzene Gemüsebrühen und Wasser (nicht mehr als 300 Kilokalorien täglich). Alle 2 Tage ist eine Darmreinigung (über Abführsalze oder per Darmspülung) nötig. Am 6. Tag beginnt ein langsamer Aufbau zur normalen Kost, beginnend mit einem frischen oder gedünsteten Apfel oder einer gekochten Kartoffel.
Abhängig von der individuellen Konstitution kann bis zu 2-mal jährlich eine Woche gefastet werden. Am besten konsultieren Sie vor Beginn einen Arzt.

Strategie Nr. 5: Auf Histamine achten!

Nahezu jeder Hundertste leidet unter einer Histaminintoleranz. Histamin gehört zu den »biogenen Aminen«, das sind Substanzen, die unser Körper zwar auch selbst produziert, die aber auch in bestimmten Nahrungsmitteln vorhanden sind oder durch deren Genuss in unserem Körper verstärkt freigesetzt werden. Wenn Histamin im Körper zu langsam abgebaut wird, kann das unter anderem zu Kopfschmerzen führen.

Histamin entsteht beim Abbau der Aminosäure Histidin. Es findet sich vor allem in leicht verderblichen Lebensmitteln oder in solchen, die einer mikrobiellen Reifung unterzogen werden. Alkohol kann die negative Wirkung des Histamins noch steigern.[7]

Prüfen Sie, ob Sie auf eines oder mehrere dieser Lebensmittel reagieren:

- Bestimmte Käsesorten (z. B. Gouda, Camembert, Emmentaler, Cheddar)
- Wurst (Salami), geräucherter Schinken
- Sauerkraut
- Wein (vor allem Rotwein) und Bier
- Fisch, besonders geräuchert oder gepökelt (Makrele, Thunfisch, Hering)
- Spinat, Auberginen
- Zitrusfrüchte, Ananas
- Lakritze

7: siehe Literatur Seite 178

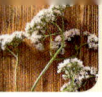

Strategie Nr. 6: Blutgefäße trainieren

Während bei einem akuten Kopfschmerzanfall Wärme hilft, wird das vegetative Nervensystem langfristig durch den Wechsel von Wärme und Kälte trainiert. Vor allem kalte Güsse stärken das »reflektorische System«, die Fähigkeit des Körpers, über Eng- und Weitstellen der Gefäße auf innere wie äußere Reize zu reagieren. Beginnen Sie mit Knie- und Schenkelgüssen. Führen Sie diese Güsse am besten täglich aus.

Anwendung: Den Knie- und Schenkelguss beginnt man rechts unten und lässt kaltes Wasser an der Außenseite des Beines entlangfließen. Der Duschkopf sollte so eingestellt sein, dass der Wasserstrahl möglichst zusammenhängend auftrifft. Von einigen Anbietern werden feste und abnehmbare Duschköpfe angeboten, die das Wasser zum Strahl bündeln. Dies hat sich sehr bewährt. Mit dem Duschkopf bis über das Knie und dann an der Innenseite wieder nach unten gehen. Wiederholen Sie das 3-mal. Zum Schluss die Fußsohle extra abbrausen. Dann dasselbe mit dem linken Bein wiederholen. Beim Armguss verfahren Sie wie oben, von unten nach oben und von außen nach innen, rechts beginnen. Steigern Sie die Anwendung bis zum Vollguss (siehe auch Seite 153 ff).

Therapeutische Hilfe

Es gibt einige vielversprechende naturheilkundliche Ansätze, die Sie aber nur mit therapeutischer Unterstützung umsetzen können, weil sie genaue medizinische oder zumindest physiologische Kenntnisse voraussetzen.

• *Akupunktur*

Studien zeigen, dass Akupunktur bei Spannungskopfschmerz gut hilft.[8] Sie müssen aber mindestens zehn Behandlungen erhalten und diese vielleicht nach sechs bis zwölf Monaten wiederholen.[9] Achten Sie bei der Auswahl des Therapeuten darauf, ob er einer Fachgesellschaft angehört, dann können Sie davon ausgehen, dass die Behandlung den Qualitätskriterien entspricht.

• *Manuelle Therapie*

Fehlfunktionen der Halswirbelsäule sind eine weitere Ursache von Kopfschmerzen. Ein Chiropraktiker, Osteopath oder versierter Physiotherapeut kann sie aufspüren und Blockaden beseitigen, etwa wenn durch eine Gelenkblockade Schmerzen in der Halswirbelsäule ausgelöst werden, die dann Verspannungen der Nackenmuskulatur und Schmerzen in den Kopf leiten. Sie sollten jedoch an der Halswirbelsäule nur sanfte Methoden durchführen lassen, etwa die Osteopathie oder die Alexander-Technik. Durch ruckartige Bewegungen der Halswirbelsäule kann es nämlich zu gravierenden Nebenwirkungen kommen.[10] Besondere Vorsicht ist vor dem chiropraktischen »Einrenken« geboten, da dies zudem die entsprechenden Bänder dehnt.

Gute Erfolge zeigte die Kombination aus täglicher progressiver Muskelentspannung und dreimaliger osteopathischer Therapie. Dadurch nahm die Zahl der kopfschmerzfreien Tage deutlich zu.[11]

Tipp: Wenn Ihre Symptome durch Verschleiß der Halswirbelsäule ausgelöst werden, hilft ein pflanzliches Heilmittel: Teufelskralle (z. B. Doloteffin®, rezeptfrei erhältlich, 3-mal täglich 2 Tabletten einnehmen).

8–11: siehe Literatur Seite 178

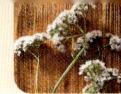

• Neuraltherapie

Bei starken Kopfschmerzen ist es einen Versuch wert, diese durch ein Unterspritzen verspannter Muskeln, Sehnenansätze, Narben oder Reflexpunkte mit einem Lokalanästhetikum zu durchbrechen. Erfolg versprechend ist diese Art von Therapie vor allem dann, wenn die Schmerzen erst nach einem bestimmten Ereignis, wie einer Operation, einem Unfall oder einer hormonellen Veränderung (Pubertät, Wechseljahre), aufgetreten sind.

Auskünfte über Ärzte, die dieses wissenschaftlich nicht anerkannte Verfahren praktizieren, geben die betroffenen Fachgesellschaften (z. B. die Deutsche Gesellschaft für Akupunktur und Neuraltherapie, DGfAN).

• Zahnmedizin

Immer stärker ins Bewusstsein der Zahnärzte wie Orthopäden rücken Fehlstellungen im Kiefergelenk, die nach Schätzungen bis zu 50 Prozent der Bevölkerung betreffen und Auswirkungen auf die Wirbelsäule haben. Es wird vermutet, dass ein Teil der Kopfschmerz-Patienten davon betroffen sein könnte.[12] Entscheidend vor der Korrektur der Zahnstellung bzw. der Zähne ist es, die korrekte Stellung der Kiefergelenke durch eine objektive Messung herauszufinden.

Ursachen und Symptome von chronischem Kopfschmerz

Blutbild und Hirnströme sind bei diesem Leiden unauffällig, selbst eine Computer- oder eine Kernspintomografie des Gehirns zeigt keine Veränderungen. Die Ursachen zu finden ist deshalb gar nicht so einfach. Als Erstes sollten Sie, wenn Sie häufig Kopfschmerzen haben, Ihren Arzt abklären lassen, ob die Ursache nicht vielleicht in einer anderen Grunderkrankung liegt, zum Beispiel einer chronischen Nebenhöhlenentzündung oder Bluthochdruck. Meistens sind Verspannungen der Muskulatur die Ursache. In manchen Fällen können auch eine Fehlfunktion der Kiefergelenke und Verspannung der Kaumuskulatur mit eine Ursache sein.[12] Chronische Kopfschmerzen sind häufig eine Folge von Schmerzmittel-Missbrauch. Nach Auffassung der chinesischen Medizin spielt unterdrückte Wut eine große Rolle. Auch die westliche Medizin und ihre Psychosomatik sehen einen deutlichen Zusammenhang zwischen Ärger, emotionalem Stress, Depression und Kopfschmerz.[13] Eine Tendenz zu Spannungskopfschmerz ist außerdem genetisch verankert und vererbbar.

Die wissenschaftliche Literatur kennt über hundert verschiedene Symptombilder, am häufigsten ist der Spannungskopfschmerz. Er äußert sich als dumpfes Ziehen oder Drücken, das sich wie ein Helm über den Kopf legt oder wie ein heißes Band um ihn zieht. Treten die Kopfschmerz-Symptome bis zu 15 Tage im Monat auf, nennt die Medizin das »episodisch«. Kehren sie noch häufiger zurück, lautet die Diagnose »chronisch«. Im Unterschied zur Migräne (siehe Seite 106) fehlen bei chronischem Kopfschmerz jedoch Symptome wie Übelkeit, Erbrechen sowie Seh- und Sprachstörungen. Die Symptome des Kopfschmerzes werden bei körperlicher Anstrengung nicht stärker.

12, 13: siehe Literatur Seite 178

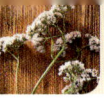

Koronare Herzkrankheit

Die Fakten

- Die koronare Herzkrankheit ist die häufigste Todesursache. Rund 100.000 Menschen sind davon jährlich betroffen, Frauen bis zur Menopause deutlich seltener, doch dann steigt auch deren Risiko. Weil die Herzkranzgefäße verengt sind, leidet der Herzmuskel. Jeder zweite Herzkranke leidet unter Angina pectoris, krampfartigen Anfällen mit einem Engegefühl in der Brust. Risikofaktoren sind neben einer genetischen Veranlagung die Zusammensetzung der Blutfette, Bluthochdruck, Diabetes, Rauchen und Übergewicht. Über 90 Prozent der Risikofaktoren sind durch den Lebensstil bedingt.[1]

Ansatz der Naturheilkunde

- Der Umgang mit Stress zählt zu den wichtigsten Lebensstilveränderungen. Weitere Prinzipien der Ordnungstherapie sind eine ballaststoffreiche Ernährung mit weniger und gesünderen Fetten, viel Bewegung und ausreichende Phasen der Ruhe. Die moderne Mind-Body-Medizin verstärkt die Bemühungen um die emotionale wie körperliche Stabilität durch entspannende Verfahren wie Achtsamkeitsübungen, Meditation und Yoga. Darüber hinaus werden Kneipp-Wasseranwendungen als Gefäß- und Nerventraining eingesetzt sowie Heilpflanzen, die bei einer leichten Herzschwäche helfen.
- **PROGNOSE:** Änderungen des Lebensstils können sogar dazu führen, dass sich Verengungen an den Herzkranzgefäßen zurückbilden.[2] Selbsthilfestrategien senken also das Risiko einer koronaren Herzkrankheit deutlich und anhaltend.[3–5]

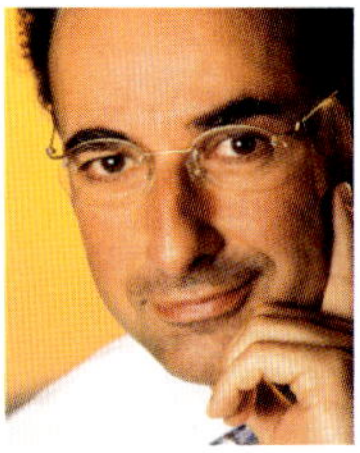

Warum es sich lohnt, aktiv zu werden

Ihre wichtigste Rolle spielen Naturheilverfahren in der Vorbeugung von Herzleiden. Stress spielt bei Herzerkrankungen eine ganz besondere Rolle. Das zeigte sich zum Beispiel in München bei der Fußballweltmeisterschaft 2006, als die Zahl der Angina-pectoris-Fälle und Herzinfarkte rund um spannende Spiele der Deutschen deutlich anstieg.[6] Stress macht rund 40 Prozent des Herzinfarktrisikos aus. Nicht zu unterschätzen sind auch emotionale Faktoren – Feindseligkeit gegenüber anderen, aber auch Einsamkeit oder mangelnder Rückhalt wirken sich negativ auf das Gemüt aus. Mehr als die Hälfte der Herzkranken leidet unter

1–6: siehe Literatur Seite 178

einer Depression. Ihr Risiko steigt mit dem Grad der Schwermut.[7]

Der amerikanische Kardiologe Dean Ornish, ein international bekannter Herz-Experte, hat betont, dass »love and survival« (Liebe und Überleben) voneinander abhängen.[8] Wer sich geliebt fühlt, das zeigte eine US-Studie mit 10.000 männlichen Patienten, hat ein geringeres Risiko, an einem Herzinfarkt zu sterben.[9]

Neben Heilkräutern zur Stärkung des Herzes, Kneipp-Anwendungen als Gefäßtraining sowie herzgesunder Ernährung und viel Bewegung legen wir in unserer Klinik deshalb einen deutlichen Schwerpunkt auf Entspannungsverfahren und Meditation, Yoga und Qigong. Sie verhelfen auch Ihnen zu psychischer und emotionaler Stabilität. Wenn Sie ausgeglichener sind, fällt es Ihnen auch viel leichter, nachhaltig Ihren Lebensstil zu ändern und zum Beispiel mit dem Rauchen aufzuhören, eine Sportart zu beginnen oder Gewicht zu verlieren.[10]

Verbote nützen nicht viel, es geht darum, Sie zu motivieren! Denken Sie daran: 90 Prozent der Herzinfarkte sind eine Folge des persönlichen Lebensstils.

Anleitungen zur Akuthilfe

Bei Nervosität und Unruhe

• *Tees aus Melisse, Hopfen, Passionsblume und Baldrianextrakt*

Diese Heilpflanzen tragen zur Entspannung bei und sorgen für besseren Schlaf. Sie können sie als Tee zubereiten oder als Fertigpräparate kaufen.

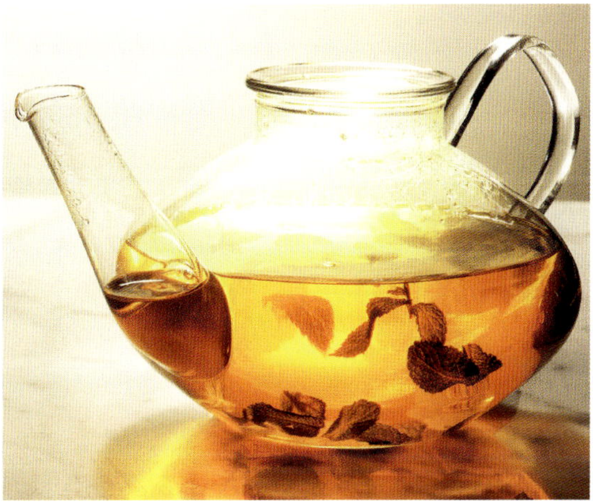

Beruhigender Melissentee: Heilpflanzen können bei Nervosität und Unruhe hilfreich sein.

Anwendung:

Melissentee: 3 TL Melissenblätter mit 1 Tasse heißem Wasser übergießen, 10 Minuten zugedeckt ziehen lassen und abseihen. 3-mal täglich 1 Tasse trinken.

Hopfentee: 2 TL Hopfenblüten mit 1 Tasse heißem Wasser übergießen, 10 Minuten zugedeckt ziehen lassen und dann abseihen. 2-mal täglich 1 Tasse trinken. Bei Schlafstörungen 30 Minuten vor dem Zubettgehen trinken.

Passionsblumentee: 1 TL Passionsblumenkraut mit 1 Tasse heißem Wasser übergießen, 10 Minuten ziehen lassen und dann abseihen. Am besten nicht heiß, sondern warm etwa eine halbe Stunde vor dem Zubettgehen trinken.

Baldrianextrakt: Da die Zubereitung von Baldrian ausgesprochen aufwendig ist und der Tee außerdem nicht besonders gut riecht, empfiehlt sich hier ein Fertigpräparat aus der Apotheke (z. B. 2 Tabletten Sedonium® abends vor dem Schlafengehen einnehmen).

7–10: siehe Literatur Seite 179

• *Feuchtkalte Auflage*

Lavendel beruhigt das Herz. Die ätherischen Öle des Lavendels werden eingeatmet und über die Haut aufgenommen. Achten Sie jedoch darauf, dass Sie Öl aus Echtem Lavendel bekommen, der teurer, aber auch wirkungsvoller ist.

Anwendung: Reiben Sie die Herzregion mit Lavendelöl ein, zum Beispiel *Oleum lavendulae* 2%. Bei reiner Lavendelölessenz reichen bereits 1 bis 3 Tropfen, da sie sehr konzentriert ist und intensiv riecht. Ein mit kaltem Wasser getränktes und danach gut ausgewrungenes Baumwolltuch (z.B. ein Geschirrtuch) auf die linke Brustseite legen. Das getränkte Tuch mit einem trockenen Handtuch vollständig abdecken und mindestens 30 Minuten ruhen. Sie können sich diese Auflage auch abends vor dem Schlafen machen, ein T-Shirt über das Handtuch ziehen und damit zu Bett gehen.

• *Vollbäder mit Kräuterzusatz*

Eine gute Möglichkeit zur Entspannung sind auch Vollbäder im Sitzen, denen entspannungsfördernde Zusätze wie **Lavendel** oder **Melisse** beigegeben wurden.

Anwendung: Etwa 50 Gramm Melissenblätter mit 1 Liter kochendem Wasser übergießen, 10 Minuten zugedeckt ziehen lassen und abseihen. Als Zusatz in die mit warmem Wasser gefüllte Wanne gießen und bei angenehmer Wassertemperatur ca. 20 Minuten im Wasser bleiben. Sie können stattdessen auch naturbelassene Badeöle verwenden.

Vorsicht: Bei einem akuten Angina-pectoris-Anfall reicht die Wirkung dieser Mittel nicht aus! Hier müssen Sie zum Nitrospray greifen und einen Arzt aufsuchen!

Was langfristig hilft

Strategie Nr. 1: Ein neues Leben beginnen!

Bereits in den 80er-Jahren wurden in den USA Programme zur Lebensstiländerung *(life style modification)* entwickelt. Aber was sind realistische Ziele für Sie, von denen Sie sich trotz einzelner Rückschläge nicht gleich abbringen lassen? Schon drei Monate nach dem Aufenthalt in einer Reha-Klinik, das zeigt eine Studie, haben die meisten Patienten ihre Vorsätze nämlich in den Wind geschrieben.[11] Wir haben deshalb ein Programm zur langfristigen Lebensstiländerung entwickelt – auf der Basis von moderner Forschung und nach dem Beispiel der USA –, um Sie zu nachhaltigen Veränderungen zu motivieren.

Am besten ist, dies zeigen viele Studien, wenn Sie viele kleine Schritte gehen und positive Veränderungen miteinander kombinieren. Es wird dadurch nicht schwerer, sondern eher leichter für Sie.[12–15]

Wichtig ist, dass Sie beharrlich bleiben – bis die Strategien für ein gesünderes Leben irgendwann ganz selbstverständlich zu Ihrem Alltag gehören. Welcher der möglichen Wege für Sie am meisten Erfolg verspricht, das können nur Sie selbst herausfinden. Das sollten Ihre Etappen auf dem Weg zu Herzgesundheit sein:

• *Geben Sie das Rauchen auf!*

Das ist leichter gesagt als getan, doch Rauchen trägt zu vielen Erkrankungen bei und ist Gift für das Herz, weil es die Gefäße verengt. Bei der Entwöhnung helfen nicht nur niko-

11–15: siehe Literatur Seite 179

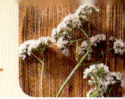

tinhaltige Pflaster oder Kaugummis, sondern auch Akupunktur und mentales Training. Zwar ist das noch nicht durch Studien bestätigt, aber in der Praxis haben wir in Essen sehr gute Erfahrungen mit einem eigenen Raucherentwöhnungsprogramm für unsere Mitarbeiter gemacht. Es kombiniert Nikotinpflaster und eine Achtsamkeitsmeditation (siehe Seite 172). Über 100 Mitarbeiter haben zusammen meditiert und sich gegenseitig darin unterstützt, nicht mehr zu rauchen.[16] Wenn der Leidensdruck durch eine akute Krankheit erhöht ist, ist die Motivation groß: 50 Prozent der Herzinfarkt-Patienten schaffen es, aufzuhören.

• *Ändern Sie Ihre Ernährung!*

Unter den Blutfetten ist (neben den Triglyzeriden) besonders das LDL *(low density lipoprotein)*, ein Teil des Cholesterins, gefährlich. Es lagert sich an die Gefäßwände an, während das HDL *(high density lipoprotein)* die Zellwände schützt. Das Gesamtcholesterin zu senken, sagt noch nichts über das Herzinfarktrisiko aus: Entscheidend ist das Verhältnis zwischen HDL und LDL. HDL sollte über 40 Milligramm pro Deziliter (idealerweise nahe 60 mg/dl oder darüber) und LDL unter 130 Milligramm pro Deziliter liegen. Die Triglyzeride sollten maximal einen Anteil von 160 Milligramm pro Deziliter ausmachen.

Die Bluthochdruckliga empfiehlt eine sogenannte DASH-Ernährung (*dietary approaches to stop hypertension*, siehe Seite 157), benannt nach einer prominenten US-Studie, publiziert 2001, die den enormen Einfluss der Ernährung auf Bluthochdruck nachwies. Sie ist salz-, zucker- und fettarm, aber reich an Obst und Gemüse. Gleichzeitig verringert sie auch das Risiko von Herz-Kreislauf-Erkrankungen, während sich die Blutfettwerte und das Körpergewicht positiv verändern.[17] Die Omni-Heart-Studie bestätigte das im Jahr 2005 und wies insbesondere nach, wie positiv es sich auswirkte, **mehr pflanzliches Eiweiß** (z. B. Sojaprodukte, Erbsen, Bohnen) als tierische Produkte zu essen.[18] Beim **Fett** nämlich geht es nicht nur darum, insgesamt weniger davon zu essen, sondern vor allem auch das richtige Verhältnis zwischen dem wertvollen HDL *(high density lipoprotein)* und dem schädlichen LDL *(low density lipoprotein)* zu sich zu nehmen. **Ungesättigte Fettsäuren**, wie sie zum Beispiel in Olivenöl und Avocados reichlich enthalten sind, schützen die Gefäße und stärken das gesunde HDL. Gesättigte Fettsäuren wie in Butter oder Fleisch erhöhen dagegen den LDL-Spiegel. Schlecht sind in jedem Fall Transfettsäuren, die bei der industriellen Herstellung von Lebensmitteln, vor allem von Fertigprodukten, entstehen.

Besonders wichtig für die Elastizität der Gefäße, welche den Blutdruck regulieren, sind **Omega-3-Fettsäuren**. Sie kann der Körper selbst nicht herstellen. Wir finden sie unter anderem in Wildfleisch, vor allem aber in Kaltwasser-Seefischen wie Lachs, Sardellen, Sardinen, Heringen und Makrelen (wer Fisch nicht mag, kann auch Fischölkapseln einnehmen). Weil Fisch häufig Quecksilber enthält[19] und seine Bestände geschont werden müssen, sollten Sie immer häufiger auch pflanzliche Omega-3-Fettsäuren in Ihre Ernährung einbeziehen – etwa Öle aus Raps, Leinsamen, Walnüssen und Soja verwenden. Hoch konzentriert sind die Fettsäuren in der Ameu-Alge, deren Extrakte in der Apotheke

16–19: siehe Literatur Seite 179

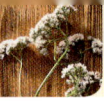

erhältlich sind. Positiv auf den Fettstoffwechsel wirken auch Zwiebeln, Artischocken und Hafer. **Zwiebeln** erhöhen den Gehalt an schützendem HDL im Blut. **Hafer,** täglich als getrocknete Flocken, als Getreidebrei oder als geschrotetes Korn im Müsli, senkt die Blutfette, vor allem das problematische LDL. Das gilt ebenso für **Leinsamen** (täglich 10 g, geschrotet) sowie **Flohsamenschalen** (z. B. als Flosa®, 2-mal täglich 1 Beutel). Außerdem gibt es Hinweise darauf, dass **Knoblauch** den Blutdruck leicht senkt.[20] Um eine wirksame Dosis zu erreichen, müssen Sie ihn allerdings regelmäßig essen: Täglich 4 Gramm stecken in zwei frischen Zehen oder in 300 Milligramm Nahrungsergänzungsmittel (z. B. Sapec, 3 Kapseln täglich).

In einer weltweit beachteten Studie konnten französische Forscher an über 300 Herzinfarkt-Patienten nachweisen, dass die **»mediterrane Ernährungsweise«** das Risiko, erneut einen Infarkt zu erleiden, drastisch senkte. Die von einem Infarkt genesenen Patienten bekamen viel Obst und Gemüse sowie eine besondere Omega-3-reiche Margarine, die speziell für diese Studie hergestellt wurde. Der Erfolg mit dieser Ernährungsweise war so beeindruckend, dass die Studie aus ethischen Gründen abgebrochen wurde, damit auch die Kontrollgruppe, die bis dahin normal gegessen hatte, von den Erkenntnissen profitieren konnte.[21] Die aus dieser Studie gewonnenen Ergebnisse stellen inzwischen auch die Empfehlungen der Herzgesellschaften dar.

Wir haben diese Empfehlungen für unsere Patienten in das Konzept der mediterranen Vollwertkost eingearbeitet (siehe Seite 157): Essen Sie nicht mehr als 80 bis 100 Gramm Fett täglich. Wenn Sie auf Fleisch nicht verzichten mögen, kaufen Sie welches aus artgerechter Tierhaltung, bei dem die Tiere idealerweise 5 Prozent Leinsamen im Trockenfutter erhielten. Das hat viermal mehr Omega-3-Fettsäuren als das aus industrieller Tierproduktion.[22, 23] Auch Wild enthält einen höheren Anteil an Omega-3-Fettsäuren und besitzt darüber hinaus den Vorteil, dass es generell fettärmer ist! Sie sollten aber nicht öfter als 2- bis 3-mal pro Woche Fleisch essen. Entfernen Sie alles sichtbare Fett, essen Sie magere Teile wie Filets, am besten »natur«, und entfernen Sie bei Geflügel die Haut. Wurst hat einen hohen Anteil an versteckten Fetten und ist deshalb nur mit Vorsicht zu genießen: Am wenigsten Fett enthalten Schinken, Putenbrustaufschnitt oder Corned Beef. Erlaubt sind wöchentlich zwei Eier. Achten Sie aber auch auf »versteckte« Eier in Nudeln oder anderen Fertigwaren! Viele Milchprodukte sind in fettarmen Varianten auf dem Markt: Dazu zählen Milch und Joghurt, aber auch Frischkäse, Harzer Käse oder speziell fettreduzierte Schnittkäse, die nicht mehr als 30 Prozent Fett in der Trockenmasse (% Fett i. Tr.), so die offizielle Kennzeichnung, enthalten.

Zur mediterranen Ernährungsweise gehört auch ein **hoher Anteil an Gemüse, Salaten und Obst**, die unter anderem wertvolle bioaktive Inhaltsstoffe aus Farb- und Geschmackssubstanzen liefern. **Vitamin C** in Obst und Gemüse, das zeigen Studien, schützt vor Herz-Kreislauf-Erkrankungen, weil es im Körper als Radikalfänger wirkt und die Innenhaut der Gefäße (Endothel) vor Schäden bewahrt. Es senkt im Blut den Spiegel des C-reaktiven Proteins (CRP), eines

20–23: siehe Literatur Seite 179

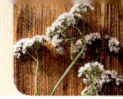

Stoffes, der im Verdacht steht, das Risiko einer koronaren Herzkrankheit zu steigern. Das ist vor allem für Raucher wichtig. Isoliertes Vitamin C als Nahrungsergänzungsmittel ist kein vollwertiger Ersatz für frisches Obst und Gemüse, weil die Begleitsubstanzen, die möglicherweise erst für die schützende Wirkung verantwortlich sind, fehlen. Wenn Sie dennoch Vitamin-C-Präparate einnehmen möchten, weil Sie vielleicht eine Zeit lang nicht ausreichend Gemüse und Obst essen können oder einen besonderen Bedarf haben (z. B. bei Erkältung), sollte die Dosis zwischen 500 und 1000 Milligramm täglich liegen.

Die gefäßschützende Wirkung von **Vitamin E,** mit der häufig geworben wird, konnte in strengen randomisierten Studien bisher nicht nachgewiesen werden. Generell rate ich Ihnen zur Vorsicht bei Nahrungsergänzungsmitteln. Es gibt zwar viele Studien über sie, aber nur wenige, die nach strengen Maßstäben erarbeitet wurden und aussagekräftig sind. Seriöse Studien, zum Beispiel eine zur Wirkung von Betacarotin als Lungenkrebs-Prophylaxe, stellten fest, dass die Wirkung ganz anders war als erwartet: Die Probanden hatten plötzlich ein höheres Risiko eines Bronchialkarzinoms – jedoch nur, wenn sie das Vitamin als isolierte Substanz und in einer sehr hohen Dosis einnahmen. Essen Sie also frisches Obst und Gemüse, 5- bis 7-mal am Tag. Statt des Weißbrots, der Pizza und der Nudeln der mediterranen Kost empfehlen wir jedoch **Vollkornprodukte**. Sie enthalten zahlreiche Vitamine, Mineralstoffe und die blutdrucksenkenden Ballaststoffe. Vollkorn kann man nicht nur als Brot zubereiten, sondern auch als Beilage (Hirse, Reis), Auflauf, Getreidebrei oder Müsli essen.

Besonders wichtig für die Herzgesundheit ist **Folsäure**. Dieses Vitamin aus der B-Gruppe kann einen erhöhten Homocystein-Spiegel im Blut senken, der als Risikofaktor für Herz-Kreislauf-Erkrankungen generell gilt. Sie begegnen dem, indem Sie oft grüne Blattgemüse, Getreide und Weizenkeime essen.

Achten Sie auf **mäßigen Alkoholkonsum** (z. B. ein Glas Wein zum Essen)[24] oder verzichten Sie ganz darauf: Polyphenole, pflanzliche Wirkstoffe in Rotwein und Bier, wirken sich zwar positiv auf das Herz aus, der Alkohol selbst wirkt jedoch zellschädigend. Außerdem ist er – wie auch Zucker – eine Quelle für Triglyzeride, die beim Abbau im Körper entstehen. Männer sollten nicht mehr als 0,5 Liter Bier oder 0,2 Liter (ein Glas) Wein am Tag zum Essen trinken, Frauen – die Alkohol in anderem Maße verstoffwechseln und anfälliger für die dadurch verursachten Zellschäden sind – sogar nur die Hälfte.[25]

• *Regulieren Sie Ihren Blutdruck!*

Ihr Blutdruck sollte in Ruhe zwischen 120/80 und 140/90 mmHg liegen. Wenn bei Ihnen zusätzliche Risikofaktoren vorliegen, wie zum Beispiel Diabetes, sollte er nicht höher als 120/80 mmHg sein (siehe Bluthochdruck-Kapitel, Seite 45 ff.).

• *Bekämpfen Sie Blutzucker!*

Diabetes mellitus (Zuckerkrankheit) erhöht das Risiko von Arteriosklerose beträchtlich. Falls Sie Diabetiker sind, sollte Ihr Langzeit-Blutzuckerwert (HbA1c) deshalb unter 6,5 Prozent liegen. Bei Diabetikern werden auch Blutfette und Blutdruck besonders streng kontrolliert: Die Triglyzeride (siehe Seite 158) sollten nicht mehr als 150 Milli-

24, 25: siehe Literatur Seite 179

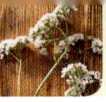

gramm pro Deziliter betragen, der Blutdruck unter 120/80 mmHg liegen. Wenn in Ihrer Familie schon gehäuft Fälle von Diabetes aufgetreten sind und Sie von Ihrer Konstitution (Bierbauch!) her dazu neigen könnten, verringern eine moderate Gewichtsabnahme (minus 7 Prozent Ihres derzeitigen Gewichts) wie auch vier Stunden zusätzliche Bewegung pro Woche Ihr Risiko zu erkranken drastisch: um rund 60 Prozent.[26, 27]

• Nehmen Sie ab, aber richtig!

Eine gesündere Ernährung reduziert automatisch Übergewicht. Es ist ein Risikofaktor, aber es kommt auch darauf an, wo man dick ist. Menschen, deren Rumpf eine kugelförmige »Apfel-Form« (der klassische Bierbauch!) hat, sind stärker gefährdet als solche mit »Birnen-Form« (Oberschenkelfett). Die Ursache vermutet man in der Verteilung der Fettzellen: Je mehr davon nahe den inneren Organen liegen, desto gefährlicher ist das. Abgesehen davon sollten Männer einen Bauchumfang von 95 Zentimetern, Frauen von 80 Zentimetern nicht überschreiten. Ein weiteres, wenn auch umstrittenes Maß für Übergewicht ist der Body-Mass-Index (BMI): Als normal gilt ein BMI um 25. Dieser Wert ist aber nur eingeschränkt aussagefähig, weil er nicht die Statur eines Menschen oder seine Verteilung von Fett- und Muskelgewebe berücksichtigt.

So ermitteln Sie Ihren BMI

- Teilen Sie Ihr Körpergewicht in Kilogramm durch das Quadrat Ihrer Körpergröße in Metern, zum Beispiel

$$\frac{78\ (\text{kg})}{1{,}72 \times 1{,}72\ (\text{m})} = \text{BMI } 26$$

• Mit Fasten das Leben verändern

Um all diese Ziele zu erreichen, ist eine Heilfastenkur ideal. In der Naturheilkunde führen wir das Heilfasten nicht primär als eine Therapie zur Gewichtsabnahme durch, sondern zur Einleitung einer Lebensstilveränderung oder zur Umstimmung des Organismus. Darüber hinaus kann eine Reduktion der Kalorien aber auch das Leben verlängern, wie Studien gezeigt haben.[28] Wegen möglicher Nebenwirkungen mit Medikamenten (z. B. Marcumar®, blutdrucksenkende und entwässernde Medikamente sowie Antidiabetika), die Sie bereits nehmen, sollten Herz- oder Bluthochdruckkranke eine Fastenkur allerdings unbedingt mit ihrem Arzt besprechen.

Und Vorsicht: Wenn Sie nach dem Nahrungsverzicht wieder in Ihre alten, ungesunden Essgewohnheiten zurückfallen, kommt es zu dem berüchtigten Jo-Jo-Effekt: Ihr Gewicht steigt wieder an, meist auf ein höheres Niveau als das ursprüngliche Ausgangsgewicht. Dieses Hin und Her ist für den Körper sehr belastend und erhöht das Risiko für Herz-Kreislauf-Erkrankungen. **Noch ein Tipp:** Leicht in Ihren Alltag einbauen lassen sich **einzelne Entlastungstage**, an denen Sie Ihre Kalorien deutlich reduzieren sowie Fett und Salz meiden. Legen Sie einmal wöchentlich oder monatlich einen solchen Tag ein. Sehr wirksam zur Gewichtsreduktion ist das sogenannte **Dinner-Cancelling**. Essen Sie nach 18 Uhr keine kohlenhy-

26–28: siehe Literatur Seite 179

drathaltigen Nahrungsmittel mehr, da sie den Insulinspiegel hochschnellen lassen, was dazu führt, dass Sie zunehmen. Wenn Sie zusätzlich anfangen, jeden Abend 30 bis 60 Minuten Sport zu treiben (abhängig von Ihrer Konstitution und Ihrem Trainingszustand), werden Sie leicht abnehmen.

• *Bewegen Sie sich mehr!*

Das beste Mittel, um abzunehmen, ist ausreichende Bewegung. Bewegungsmangel macht nicht nur dick, sondern es schwächt auch Herz und Kreislauf. Wenn Sie hingegen regelmäßig (3- bis 5-mal pro Woche) 30 bis 45 Minuten Ausdauersport treiben, können Sie das Risiko von Herz-Kreislauf-Erkrankungen bereits deutlich verringern.

Aber Vorsicht: Wenn Sie bereits Beschwerden mit Herz oder Kreislauf haben, sollten Sie unbedingt mit Ihrem Arzt darüber sprechen, welches Level an Belastungen richtig für Sie ist. Doch selbst wenn bereits eine koronare Herzkrankheit vorliegt, kann ein dosiertes Bewegungstraining die Elastizität der Herzkranzgefäße deutlich verbessern. Sie können also das Risiko eines Herzinfarkts deutlich reduzieren. Eine Studie des Herzzentrums der Universität Leipzig zeigt, dass sich die Anstrengung lohnt: Die verhärteten Gefäße werden durch die Bewegung wieder flexibler.[29]

Ein idealer Sport für Herz-Patienten, überall und ohne großartige Ausrüstung durchzuführen, ist das Walking, das bewusst sportliche Gehen. Mit Stöcken kombiniert, dann als Nordic Walking bezeichnet, intensiviert sich seine Wirkung. Es aktiviert den Kreislauf, lockert Arme, Nacken und Schulter-

Walking-Training

Einsatz des gesamten Körpers

Versuchen Sie einmal, sich den natürlichen Gehvorgang bewusst zu machen. Sie werden erstaunt sein, wie intensiv Sie beim sportlichen Gehen die Aktivierung Ihres Organismus wahrnehmen.

Der Oberkörper sollte möglichst ruhig und aufgerichtet bleiben. Die Schultern sind entspannt und locker. Die Füße werden von der Ferse bis zum Ballen gerollt. Diese Bewegung unterstützen Sie schwungvoll mit Ihren Armen: Sie

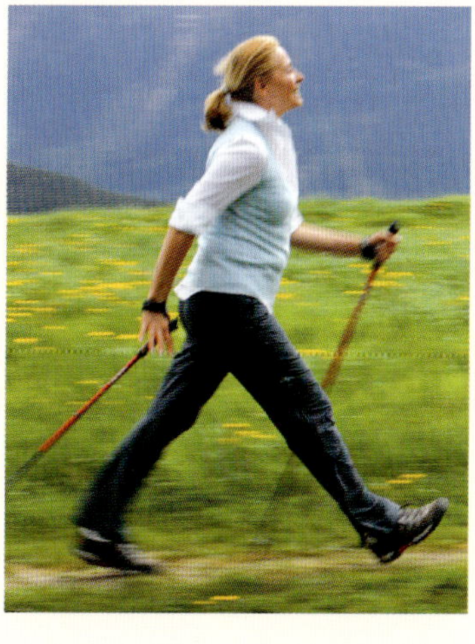

werden aktiv nach vorn und oben gezogen und schwingen dann passiv nach hinten aus. Der rechte Arm folgt dem linken Bein, der linke dem rechten. Währenddessen ist das Becken leicht nach hinten gekippt, um die Wirbelsäule zu unterstützen. Finden Sie dabei außerdem Ihren eigenen Atemrhythmus: Ideal ist, wenn Sie über drei Schritte ein- und während der nächsten drei Schritte wieder ausatmen.

29: siehe Literatur Seite 179

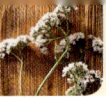

bereich und belastet die Fußgelenke um zwei Drittel weniger als das Joggen. Beim Nordic Walking sind auch die Muskelgruppen der Schultern und Arme beteiligt. Das hat zur Folge, dass die Pulsfrequenz, die beim einfachen Walking selten über 95 Schläge pro Minute liegt, bis auf über 130 Schläge pro Minute ansteigen kann. Sprechen Sie mit Ihrem Hausarzt oder Kardiologen, mit welcher Pulsfrequenz Sie sich belasten können. Kaufen Sie sich zur Kontrolle außerdem einen Pulsmesser (zwischen 50 und 100 Euro).

• Achten Sie auf sich!

Ruhige Nerven sind gerade dann besonders wichtig, wenn es um die Gesundheit des Herzes geht:[30] Der amerikanische Kardiologe Herbert Benson prägte in den 70er-Jahren den Begriff der *»relaxation response«*, mit dem er die positiven Veränderungen im Körper beschrieb, die sich in den Phasen der Entspannung einstellen. An der Harvard Medical School nahe Boston gründete der Kardiologe und Stressforscher das Mind/Body Medical Institute, das bis heute weltweit führend in der Entwicklung von Techniken zur Stressbewältigung ist. Benson gehörte auch zu der Gruppe von Wissenschaftlern, die zu Beginn der 90er-Jahre in Dialog mit dem Dalai Lama traten, um den Verbindungen zwischen spiritueller Erfahrung und hirnphysiologischen Veränderungen nachzugehen.

Stressabbau (kombiniert mit Mittelmeerernährung) verringerte in einer unserer Studien die Häufigkeit von Anfällen bei Angina-pectoris-Patienten um 50 Prozent, und das selbst dann, wenn die Patienten bereits kardiologisch behandelt und medikamentös eingestellt waren.[31]

Sind Sie ein nervöser Mensch, so empfehle ich Ihnen, täglich 30 Minuten ein Entspannungsverfahren anzuwenden. So erreichen Sie eine Gelassenheit, die Ihr Herz schützt.[32]

Entspannung ist nicht einfach, es bedeutet Arbeit mit sich selbst. Testen Sie verschiedene Methoden und finden Sie heraus, welche die größte Chance hat, regelmäßiger Bestandteil Ihres Lebens zu werden. Entscheiden Sie sich für das, womit Sie sich am wohlsten fühlen und was sich ganz leicht in Ihren Alltag integrieren lässt.

Lernen Sie zum Beispiel ein klassisches Entspannungsverfahren wie autogenes Training oder progressive Muskelentspannung (siehe Seite 50) oder üben Sie eine der Entspannungsmethoden auf der beigefügten CD. Als besonders wirksam hat sich bei koronarer Herzkrankheit ein **täglicher Mittagsschlaf** herausgestellt. Schlafen Sie aber nicht länger als eine halbe Stunde.[33]

Yoga ist nicht nur allgemein gesund, es wirkt mit seinen Asanas (Haltungen) und den Atemübungen auch direkt auf Blutdruck und Herzfrequenz. Schon zwei bis drei Yogastunden pro Woche über einen Zeitraum von sechs bis zwölf Wochen, dies zeigen Studien, verbessern die Lebensqualität deutlich. Yoga reduziert das Risiko von Herzrhythmusstörungen und eines Herzinfarkts.[34] Zusätzlich hilft regelmäßiges Yoga, belastende Situationen weniger gestresst wahrzunehmen, und es wirkt sich positiv auf Depression aus.[35]

Vor allem Männer sträuben sich oft, mit Yoga oder **Meditation** zu beginnen. Gerne würde ich Sie aber davon überzeugen, es einmal damit zu versuchen. Welch starke Wirkung sie auf den Kreislauf hat, zeigte zum Beispiel eine Studie des italienischen Wis-

30–35: siehe Literatur Seite 179

senschaftlers Luciano Bernardi, der die Wirkung von Rosenkranzgebeten und meditativen Mantras testete.[36] Schon das Rezitieren des »Ave-Maria« führte bei seinen Probanden zu einer Verlangsamung der Atemfrequenz. Eine besondere Wirkung der Meditation ist auch die Tatsache, dass sie gegen Angst wirksam ist, weshalb sie gerade bei Patienten mit koronarer Herzkrankheit empfehlenswert ist: Manche von ihnen sind ängstlich, auch wenn sie es nicht wahrhaben wollen.[37] Meditation lässt sich am leichtesten in der Gruppe erlernen. Entsprechende Kurse bieten zum Beispiel viele buddhistische Zentren an. Sie können sich auch mehrere Tage in einem Kloster zurückziehen (Schweige-Retreat).

Möchten Sie Ihrer Innerlichkeit mehr Bewegung verleihen, könnten Sie auch eine der asiatischen Bewegungslehren **Qigong** und **Taiji** erlernen. Sowohl Qigong als auch Taiji harmonisieren den gesamten Organismus und wirken sich positiv auf die Psyche aus.

• *Trainieren Sie Ihre Gefäße!*

Wasseranwendungen trainieren das Gefäßsystem – es lernt, flexibel auf äußere wie innere Einflüsse zu reagieren und sich entsprechend zusammenzuziehen und zu weiten. Gleichzeitig härten sie ab und dämpfen die Symptome von Erschöpfung und chronischem Stress, sie wirken nervenstärkend und beruhigend. In einer Studie mit Patienten, die unter einer Herzschwäche litten, konnten wir durch 3-mal tägliche Hydrotherapie die Pulsfrequenz der Patienten so weit senken, als hätten diese einen Betablocker genommen.[38]

Am besten bauen Sie die Kneipp-Wasseranwendungen in Ihre täglichen Hygiene-

Achtsamkeitsübung

Entspannung mit Atemmeditation

Setzen Sie sich mit bequemer Kleidung aufrecht auf einen Stuhl oder Hocker, die Füße stehen flach auf dem Boden. Strecken Sie nun Ihre Wirbelsäule und lassen Sie Ihre Schultern fallen. Richten Sie dann Ihre ganze Aufmerksamkeit auf den Atem. Nehmen Sie wahr, wie Ihr Atem in den Körper strömt und ihn bewegt – und wie er ihn dann beim Ausatmen wieder verlässt. Legen Sie

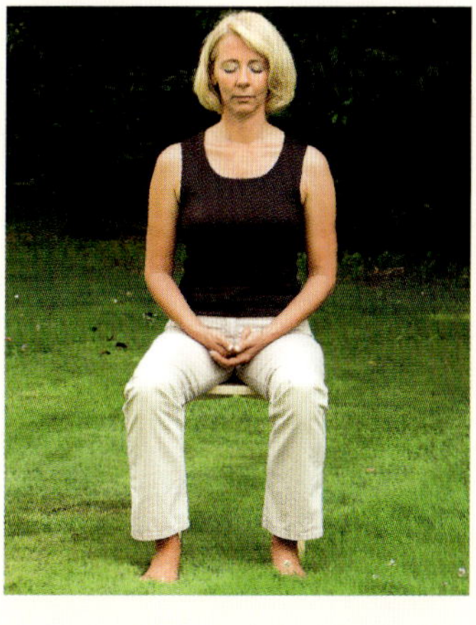

nun Ihre Hände auf den Bauch und spüren Sie dieses Auf und Ab. Wenn Sie möchten, schließen Sie dabei die Augen. Wenn Gedanken auftauchen, verfolgen Sie diese nicht weiter, sondern lassen Sie sie ziehen. Bringen Sie stattdessen Ihre Aufmerksamkeit ganz bewusst immer wieder zum Atem zurück. Diese Übung können Sie mehrmals täglich 2 bis 3 Minuten lang durchführen.

36–38: siehe Literatur Seite 179

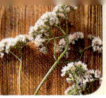

Ursachen und Symptome von koronarer Herzkrankheit

Das Herz pumpt täglich 6000 bis 8000 Liter Blut durch unseren Körper und versorgt dabei Billionen von Zellen mit Sauerstoff und Nährstoffen. Um diese enorme Leistung erbringen zu können, benötigt es viel Sauerstoff. Die herzeigene Blutversorgung erfolgt durch ein Gefäßsystem, das sich wie ein Kranz (lateinisch *corona*) rund um den Muskel legt. Diese sogenannten Koronararterien entspringen oberhalb der linken Herzseite und überziehen und durchdringen den Herzmuskel mit vielen kleinen Seitenästen. Mit den Jahren werden die Herzkranzgefäße unflexibler und anfälliger für Verletzungen. Ablagerungen an ihren Wänden, die von einem erhöhten Cholesterinspiegel herrühren können, lassen sie zusätzlich »verkalken« und eng werden. Dann kann nicht mehr so viel Blut durch die Arterien fließen, und der Herzmuskel erhält zu wenig Sauerstoff. Mediziner bezeichnen dies als »koronare Herzkrankheit« (KHK).

Von dieser Herzkrankheit Betroffene spüren bisweilen eine Enge in der Brust (Angina pectoris), wenn ihr Herz schneller schlägt, zum Beispiel weil sie sich körperlich anstrengen oder aufregen. Schon bei geringem Sauerstoffmangel, wenn sie etwa aus dem Warmen ins kalte Freie kommen, kann der typische Schmerz hinter dem Brustbein auftreten. Er strahlt in den linken Arm oder auch Unterkiefer aus – manchmal auch in den rechten Arm, den Bauch oder den Rücken. Weitere Anzeichen sind Übelkeit, Atemnot oder Unwohlsein.

Gefährliche Folgen

Irgendwann kann ein Teil der Ablagerungen (Plaques) einreißen und sich ablösen. Das verstopft die lebenswichtigen Arterien und führt zu einem Herzinfarkt: Ein Teil des Herzmuskelgewebes erhält nicht mehr ausreichend Sauerstoff und Nährstoffe durch das Blut und stirbt ab. Sind größere Teile des Herzmuskels betroffen, kann der Infarkt zum Tod führen. Man weiß heute, dass auch entzündliche Prozesse in der Gefäßwand an der Verkalkung beteiligt sind. Sie aktivieren Abwehrmechanismen des Körpers, wie zum Beispiel das Blutgerinnungssystem. In der Folge können sich Gerinnsel (sogenannte Thromben) bilden, die plötzlich und unerwartet Gefäße völlig verschließen, auch wenn die Herzkranzarterien vielleicht nur zu 20 oder 30 Prozent verengt waren.

Die kardiologische Behandlung

Das wichtigste Ziel der kardiologischen Therapie ist es, Angina-pectoris-Anfälle, eine chronische Herzleistungsschwäche sowie Infarkte zu verhindern. Zudem soll die Lebensqualität verbessert werden, indem die körperliche und psychische Belastbarkeit der Patienten gefestigt werden. Weitere für das Herz und die Gefäße gefährliche Krankheiten wie etwa der Diabetes oder Bluthochdruck werden behandelt. Wenn die Versorgung des Herzes zu sehr eingeschränkt ist, werden die verengten Herzkranzarterien mit einem winzigen, in die Arterie eingeführten Ballon geweitet (Ballondilatation). Eine weitere Möglichkeit ist, das Gefäß mit einem Stent, einem winzigen flexiblen Drahtröhrchen, auszukleiden und abzustützen. Sind mehrere Herzkranzgefäße verengt, muss meist eine Bypassoperation durchgeführt werden, bei der die Engstelle durch eine Vene aus dem Bein überbrückt wird.

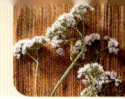

rituale ein: Versuchen Sie, zwei bis drei Anwendungen täglich durchzuführen, vielleicht morgens eine Waschung, mittags einen Armguss oder ein Armbad und abends ein Fußbad oder eine Unterkörperwaschung (siehe Seite 153–155).

Der Körper sollte zu Beginn der Wasseranwendung warm sein, das Wasser so kalt wie möglich sein. Kurze Reize setzen, keine kalten Güsse auf kalte Haut durchführen, von rechts nach links, von außen nach innen, von unten nach oben. Nach der Anwendung trocknen Sie sich bitte nicht ab, sondern streifen das verbleibende Wasser nur mit den Händen ab. Nach 2 bis 3 Wochen können Sie dann zu dem stärker wirkenden kalten Brustwickel (siehe Seite 150) wechseln.

Strategie Nr. 2: Das Herz pflanzlich stützen

• *Weißdornpräparat*

Die Wirkstoffe des Weißdorns, eines Rosengewächses, führen zu einer besseren Durchblutung. Sein Nutzen ist vor allem bei leichter Herzschwäche nachgewiesen, wenn die Gefahr einer Rhythmusstörung besteht.[39, 40]

Anwendung: Hier empfiehlt sich ein Fertigpräparat aus der Apotheke (z. B. Crataegutt® novo 450, 2-mal täglich 1 Tablette).

Vorsicht: Wegen möglicher Nebenwirkungen mit anderen Medikamenten sollten Sie Weißdorn nicht ohne Rücksprache mit Ihrem Arzt einnehmen.

• *Johanniskrautpräparat*

Traditionell in der Volksmedizin bei Herzleiden verabreicht, gilt Johanniskraut heute als Antidepressivum. Da ein großer Teil der Patienten nach einem Herzinfarkt unter Depressionen leidet und das wiederum ihr Risiko für das Herz erhöht, kann in diesem Fall die Einnahme von Johanniskraut sinnvoll sein (z. B. Laif® 900, morgens 1 Tablette einnehmen). Kaufen Sie die Präparate aber unbedingt in der Apotheke, da nur die dort gehandelten die richtige Dosierung gewährleisten. Johanniskrautpräparate werden als Kapseln angeboten (mit einer Dosis von 300 bis 900 mg pro Kapsel).

Vorsicht: Klären Sie die Einnahme mit einem Arzt ab, da es in Verbindung mit einigen Medikamenten (synthetischen Antidepressiva und immunhemmenden Mitteln) zu unerwünschten Wirkungen führt. Da Johanniskraut auch in den Leberstoffwechsel eingreift, sind Auswirkungen auf den Abbau von Betablockern bekannt. Zudem verkürzt es die Wirkung anderer Medikamente.

• *Ginkgo-Extrakt*

Der Extrakt des *Ginkgo-biloba*-Baumes wirkt positiv bei Herz-Kreislauf-Erkrankungen.

Anwendung: Auch hier empfiehlt sich ein Fertigpräparat aus der Apotheke (z. B. Tebonin® intens 120 mg, 1 Tablette täglich).

Achtung: Die Verwendung pflanzlicher Arzneimittel kann die Einnahme von Herzmedikamenten nicht ersetzen.

39, 40: siehe Literatur Seite 179

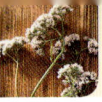

Migräne

Die Fakten

- Mindestens jeder zehnte Deutsche muss mit diesem massiven Kopfschmerz leben, der zwischen 4 und 72 Stunden anhält und regelmäßig wiederkehrt. Bei 60 Prozent der Patienten ist nur eine Kopfseite betroffen. Bis zu 15 Prozent der Betroffenen haben neurologische Ausfälle (Aura, siehe Seite 117). Migräne kann schon im Kindesalter beginnen. Nach der Pubertät sind Frauen (18 Prozent) dreimal so oft betroffen wie Männer (6 Prozent).
- Jährlich wird in Deutschland eine halbe Milliarde Euro von Patienten und Krankenkassen für die Behandlung von Migräne ausgegeben. Der Verlust durch Arbeitsausfall und Produktivitätseinschränkungen wird auf zusätzliche fünf Milliarden Euro jährlich geschätzt. Es gibt einige wenige potente Migränemittel, die jedoch aufgrund ihrer möglichen starken Nebenwirkungen nur begrenzt verschrieben werden dürfen.

Ansatz der Naturheilkunde

- Im Vordergrund stehen bei diesem sich durch Stress verschlimmernden Krankheitsbild Empfehlungen für ausreichend Schlaf, richtige Ernährung, Entspannung und regelmäßige Bewegung. Pflanzliche Extrakte dämpfen die Symptome ebenso wie ausleitende Verfahren (Fasten oder Einläufe). Auf welche Weise die Methoden lindernd auf die Migräne wirken, ist wissenschaftlich noch nicht geklärt.
- **PROGNOSE:** Bei konsequenter Veränderung des Lebensstils lässt sich die Zahl der Anfälle und damit auch die Medikamentendosis in vielen Fällen deutlich verringern.

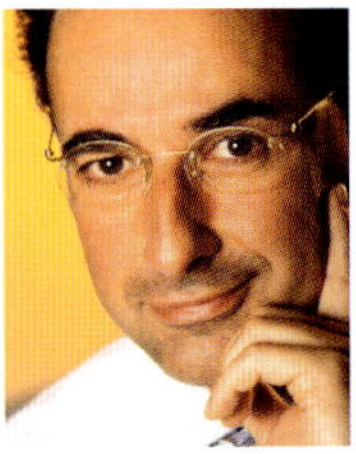

Warum es sich lohnt, aktiv zu werden

Migräne ist ein Alarmsignal des Körpers: Bei Überforderung springt sie an wie eine Warnblinkanlage. Unterdrücken Sie dieses Signal mithilfe von Tabletten, verschwinden zwar für einige Zeit die Symptome, nicht aber die Überbelastungen. Im Gegenteil: Sie nehmen zu. Tabletten können die Migräne nicht beheben. Das zeigt die Reaktion des Organismus auf die speziell für diese Krankheit entwickelten Triptane, die den schmerzgeplagten Migräne-Patienten Linderung bringen. Doch bei vielen von ihnen kommt der Kopfschmerz einige Stunden nach ihrer Einnahme zurück. Die Attacke läuft also im Prinzip weiter, nur der

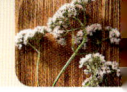

Schmerz wird gedämpft. Gleichzeitig fühlen sich viele Patienten unter dem Medikament wie im Nebel und sind nicht leistungsfähig, obwohl sie häufig weiterarbeiten. Wie alle Schmerzmittel lösen Triptane bei zu häufiger Einnahme selbst neue Kopfschmerzen aus.

Irgendwann ist dann die Grenze der erlaubten zehn Gaben im Monat erreicht, und die Patienten sind hilflos.

Die klassischen Migräne-Patienten, die wir in unserer Klinik behandeln, hatten vor sechs bis sieben Jahren noch 2 Migräneanfälle pro Monat, als sie mit der Triptantherapie begannen. Wenn sie dann zu uns kommen, sind es bereits 10 bis 14 Migräneanfälle, und die Höchstgrenze für den Einsatz von Triptanen ist bereits deutlich überschritten. In vielen Fällen kann solchen Patienten durch eine Kombination von konventioneller Therapie (auch mit Triptanen) und naturheilkundlichen Verfahren geholfen werden.

Besonders hilfreich ist eine Fastenkur, die Impulse im vegetativen Nervensystem auslöst, die häufig mit einer psychischen Stabilisierung einhergehen. Kombiniert mit regelmäßiger Entspannung und Stressbewältigung, können die Betroffenen belastende Situationen und den Alltagsstress besser meistern. Die Anfälle werden seltener. Außerdem konnte im Tierversuch gezeigt werden, dass Fasten auf den Serotoninstoffwechsel im Gehirn Einfluss nimmt, der bei der Migränetherapie mit Triptanen eine große Rolle spielt.

Das Ziel der Behandlung ist, die Zahl der Migräneanfälle und damit auch die notwendige Medikamentendosis deutlich zu reduzieren. Das ist möglich – aber unter anderem müssen Sie etwas an Ihrem Lebensstil verändern. Migräneattacken nämlich folgen einem wiederkehrenden Muster, und dieses müssen Sie sich bewusst machen. Wenn Sie sensibilisiert genug sind, die Warnsignale rechtzeitig wahrzunehmen, können Sie so rechtzeitig reagieren, dass sowohl Häufigkeit als auch Dauer und Schwere der Attacken verringert werden. Manchmal verschwinden sie für längere Zeit auch völlig.

Alarmzeichen einer Migräne sind bleierne Müdigkeit, Reizbarkeit oder Traurigkeit. Manche Patienten werden aber auch plötzlich sehr hungrig, sind euphorisch oder überdreht. Finden Sie heraus, unter welchen Umständen Ihre Migräne auftritt. Dabei hilft ein Migränetagebuch, in dem Sie genau protokollieren, was Sie an diesem Tag getan, erlebt und verzehrt haben oder welche besonderen Stressfaktoren es gab.

Migräne-Patienten sind häufig Menschen, die hohe Anforderungen an sich stellen und sich leicht überfordern. Ein Migräne-Spezialist sagte mir, wenn man fleißige Arbeitskräfte brauche, müsse man eigentlich ausschließlich »Migräniker« einstellen. Ohne sich dessen bewusst zu sein, liegt ihnen viel daran, die Aufgaben in ihrem Leben perfekt zu lösen, es Familie, Kollegen und Freunden gleichermaßen recht zu machen. Die Meinung anderer ist ihnen wichtig. Der hohe Anspruch an sich selbst setzt sie unter Druck. Weil sie ein besonderes Pflichtgefühl haben, versuchen sie, diesem so lange wie möglich standzuhalten. Der Migräneanfall bricht dann häufig in dem Moment durch, wenn die größte Belastung abfällt – meist am Wochenende oder zu Beginn des Urlaubs.

Bei einer Patientin mit häufigeren schweren Attacken pro Monat begannen die Symptome stets mit einer ganz leichten Anspannung im Rücken, auf der Höhe der Brustwirbelsäule. Im weiteren Verlauf wanderte diese zum Kopf hinauf und ein bis zwei Stunden später hatte sich crescendoartig eine Migräne entwickelt. Mittlerweile hat die Patientin durch vermehrte Achtsamkeit gelernt, diese Anspannung rechtzeitig wahrzunehmen und entsprechend darauf zu reagieren. Sie entzieht sich der belastenden Situation, die zu der ersten Anspannung führt, oder sie macht eine Pause und zum Beispiel einen Spaziergang. Damit konnte die Patientin die Häufigkeit ihrer Anfälle um die Hälfte reduzieren.

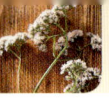

Bis Sie so weit wie diese Patientin sind, dauert es jedoch einige Monate, und es erfordert ein permanentes Achtsamkeitstraining. Das aber lässt Sie auch die Angst vor der Migräne verlieren, weil Sie in die Lage versetzt werden, damit angemessen umzugehen. Dazu fällt mir ein Satz von Jon Kabat-Zinn ein, einem der Pioniere des Achtsamkeitstrainings: »Man kann die Wellen des Meeres nicht zum Verschwinden bringen, aber man kann lernen, darauf zu reiten.«

Anleitungen zur Akuthilfe

In unserer Essener Klinik lernen die Migräne-Patienten ein Stufenschema zur Selbstbehandlung kennen. Für einige der Therapien liegen kontrollierte Studien vor, andere Empfehlungen basieren auf jahrelanger klinischer Erfahrung mit Migräne-Patienten.

Migränespezialisten raten meist, bei mittelschweren bis schweren Attacken gleich mit Triptanen zu behandeln, auch wird dabei die zeitgleiche Einnahme mit Mitteln gegen Übelkeit empfohlen. Dafür spricht sicherlich einiges, aber es erhöht sich auch die Gefahr, dass schneller die Maximaldosis dieser nebenwirkungsreichen Arzneimittel erreicht ist. Aus diesem Grund erscheint es sinnvoll, nach Möglichkeiten zu suchen, nicht gleich bei jeder Migräne sofort mit Triptanen zu beginnen. Unser geschildertes Stufenschema bietet die Chance, die Wirkung anderer Verfahren in den unterschiedlichen Phasen der Erkrankung auszutesten. Meist heißt das nicht, dass auf Triptane ganz verzichtet werden kann, die Dosis aber kann häufig reduziert werden.

Dieses Stufenschema können Sie mit Unterstützung Ihres Arztes zu Hause anwenden. Dabei geht es nicht darum, möglichst lange ohne Medikamente auszukommen. Entscheidend ist, dass Sie Ihr Migränestadium richtig einschätzen. Wechseln Sie zur jeweils nächsten Stufe, wenn sich innerhalb einer halben Stunde nach der jeweiligen Maßnahme keine Besserung ergeben hat. Nimmt der Schmerz sogar zu, können Sie sofort den nächsten Schritt tun.

Stufe 1:

- Erhöhen Sie bei den ersten Anzeichen des beginnenden Kopfschmerzes die **Trinkmenge** – auf insgesamt 3 Liter am Tag. Weil ein Flüssigkeitsmangel zur Abnahme des Blutvolumens führt, kann er Kopfschmerzen auslösen.[1] Weil die meisten Menschen zu wenig trinken, führt 1/2 bis 1 Liter zusätzlich bei vielen Patienten bereits zu einer deutlichen Besserung der Beschwerden. (Nicht, wenn Herz- oder Nierenprobleme eine Einschränkung der Flüssigkeit erfordern.) Am besten sind

1: siehe Literatur Seite 179

Wasser, Tee oder Fruchtsaftschorlen – trinken Sie keinen Kaffee oder Alkohol!

- Ein **Spaziergang** an der frischen Luft (mindestens 30 Minuten) kann die allerersten Anzeichen von Migräne vertreiben. In dieser Phase der Migräne kann Bewegung jeden zweiten Anfall stoppen. Ist die Migräne bereits fortgeschritten, hilft sie nicht mehr.
- Reiben Sie Stirn, Schläfen und Nacken mit einem **Minzöl** ein. In der Apotheke gibt es Minzölstifte, die wie ein Deoroller funktionieren, zum Beispiel Euminz®.[2] Bei Migräne muss das Leben im wahrsten Sinn des Wortes wieder »in Fluss« gebracht werden.
- Legen Sie sich einen **feuchtkalten Lappen** in den Nacken und auf die Stirn. (Vorsicht: keine Wärme!) Oder versuchen Sie einen **kalten Gesichtsguss** (siehe Kasten unten).
- Falls Sie kalte Füße haben, machen Sie ein **Senfmehlfußbad**. Es fördert die Durchblutung in Füßen und Unterschenkeln und wirkt so gegen das »Syndrom der oberen Fülle«, wie die chinesische Medizin einen Stau im Kopf bei gleichzeitiger Leere in der unteren Körperhälfte bezeichnet (siehe Seite 86). Die Wirkstoffe aus dem schwarzen Senf lösen an speziellen Hautsensoren die Wahrnehmung von Wärme aus. Das weitet die Gefäße und steigert die Durchblutung.[3]
- **Akupressur** (siehe Seite 90), die bei akuten Kopfschmerzen häufig gute Erfolge erzielt, wirkt bei der akuten Migräne leider manchmal verstärkend. Probieren Sie aus, wie die Akupressur bei Ihnen wirkt. Die Druckpunkte sind dieselben wie bei Kopfschmerzen (siehe Seite 90).

Wasseranwendung

Gesichtsguss: Training des Trigeminus-Nervs

Legen Sie sich ein Handtuch um den Hals und halten Sie das Gesicht über Dusch- oder Badewanne, den Kopf leicht vorgestreckt. Führen Sie nun den Wasserstrahl mit Kneipp-Schlauch oder Brausekopf beginnend an der rechten Schläfe zur linken Schläfe und dann wieder auf die rechte Seite zurück. Fahren Sie mit dem Wasserstrahl auf der rechten Gesichtshälte einmal auf und ab und wiederholen Sie dies dann auf der linken Seite.
Dann umkreisen Sie das Gesicht mit dem Wasserstrahl 3-mal. Nach dem Guss tupfen Sie das Gesicht mit einem Handtuch leicht ab.
Vergessen Sie nicht, währenddessen langsam und ruhig durch den Mund ein- und auszuatmen.

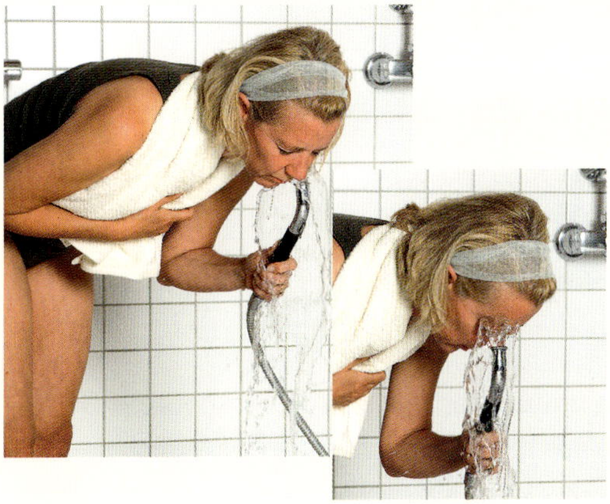

Am besten führen Sie den Gesichtsguss mit dem original Kneipp-Duschkopf durch.

2, 3: siehe Literatur Seite 179

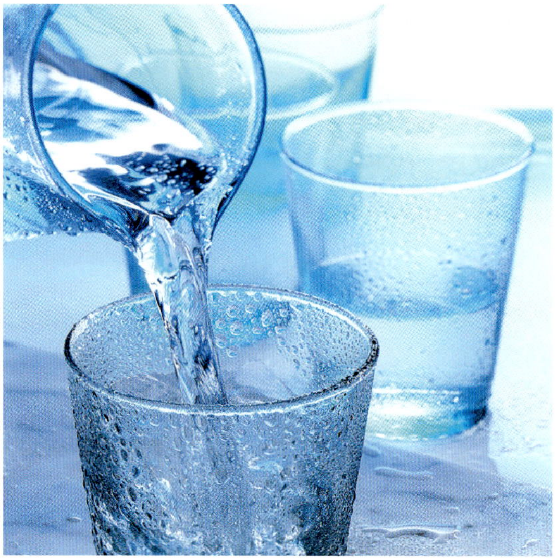

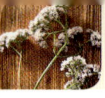

Durch viel Trinken können Sie eine beginnende Migräne oft noch aufhalten.

- Spätestens jetzt ist auch **Entspannung** angesagt: Ziehen Sie sich in einen ruhigen und abgedunkelten Raum zurück oder machen Sie einen halbstündigen Spaziergang, der bei jedem zweiten Patienten bereits die Migräne bremst.

Stufe 2:

- Ein **Einlauf** führt häufig zur Besserung, weil es sehr viele Nervenstränge zwischen dem Kopf- und dem Bauchhirn gibt. In der Apotheke erhalten Sie einen Irrigator mit einem dünnen flexiblen Darmrohr und einem Flüssigkeitsbehälter, in den handwarmes Wasser eingefüllt wird. Fetten Sie das Darmrohr mit schützender Vaseline ein, legen Sie sich im Bad auf ein Handtuch auf den Boden (linke Körperseite) und führen Sie das dünne Rohr behutsam in Ihren After ein. Öffnen Sie dann den Hahn des Wasserbehältnisses, heben Sie dieses an, und die Schwerkraft lässt die Flüssigkeit langsam in Ihren Darm fließen. Nach dem Herausziehen drehen Sie sich einmal langsam auf die rechte Seite, damit die Flüssigkeit gut verteilt wird. Dann können Sie aufstehen. Sie sollten den Einlauf etwa 15 Minuten im Darm behalten.
- Eine **Gua-Sha-Massage** (siehe Seite 165) regt Durchblutung und Stoffwechsel an und löst Verspannungen der Rückenmuskulatur. Außerdem lenkt sie die Aufmerksamkeit von den Kopfschmerzen ab und löscht die Schmerzreize durch die leichte Reizqualität bei der Massage.[4] Nach unserer Erfahrung ist die Gua-Sha-Massage die einzige manuelle Therapie, mit der man eine Migräne zum Stillstand bringen kann.
- Das Lokalanästhetikum **Lidocain** lindert bei jedem zweiten Patienten die Symptome. Sie können es sich von Ihrem Arzt als Nasenspray verschreiben lassen: Sprühen Sie alle 15 Minuten, bis Besserung eintritt, aber nicht häufiger als 8-mal.[5] Nehmen Sie 20 Tropfen MCP (Metoclopramid, verschreibungspflichtig) gegen Übelkeit ein, um den Magen zu beruhigen. Eine naturheilkundliche Alternative sind **Iberogast®**-Tropfen. Probieren Sie aus, ob diese darmfreundliche Kräutermischung bei Ihnen hilft. Beide Medikamente verhindern das Erbrechen und beschleunigen die Aufnahme von Schmerzmitteln ins Blut.
- Wenn das nicht hilft, nehmen Sie 20 Minuten später ein **natürliches Schmerzmittel** ein (z. B. 2 Tabletten Assalix® oder 30 Tropfen Phytodolor®). (Die konventionelle Variante wäre, 1 g Acetylsalicylsäure oder 500 mg, wenn Sie vorher Assalix® genommen haben, in Wasser aufgelöst zu trinken.)

4, 5: siehe Literatur Seite 180

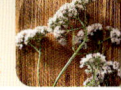

Stufe 3:

- Wenn auch das alles nicht geholfen hat, dann nehmen Sie als nächsten Schritt nun ein Triptanpräparat ein.

Was langfristig hilft

Migräne beruht auf einer erblichen Veranlagung – ausgelöst jedoch werden die Attacken vor allem durch Stress und psychische Belastungen, manchmal auch bestimmte Lebensmittel, hormonelle Veränderungen oder, wie neuere Untersuchungen vermuten lassen, durch Fehlfunktionen der Kiefergelenke (z. B. nach einer Zahnbehandlung).[6] Diese Auslöser lassen sich mittel- bis langfristig beeinflussen, wenn Sie genügend Geduld und Disziplin mitbringen. Positive Veränderungen benötigen mindestens einige Wochen, in schweren Fällen auch mehr. Probieren Sie aus, welche der folgenden Therapieansätze bei Ihnen am wirkungsvollsten sind. Sie können sie auch miteinander kombinieren.

Strategie Nr. 1: Botenstoffe verändern

Patienten mit schwerer bis sehr schwerer Migräne, die an unserer Klinik Hilfe suchten, haben außergewöhnlich viel vom Fasten profitiert: Der Verzicht auf feste Nahrung für einen begrenzten Zeitraum nämlich bringt den gesamten Organismus in einen Zustand des Umbruchs. Gleichzeitig ist der Entzug der gewohnten Schmerzmedikamente während dieser Zeit viel leichter zu ertragen als ohne Fasten. Der Körper justiert seine Regelkreisläufe neu und schließt Reserven auf. Im Tierversuch konnte gezeigt werden, dass durch Stoffwechselprozesse im Gehirn der Botenstoff Serotonin weniger schnell verarbeitet wird und dadurch sein Spiegel in bestimmten Hirnarealen steigt.[7] Das trägt auch dazu bei, dass viele Fastende während des Verzichts auf Nahrung positiv gestimmt sind und sich Spannungen lösen.[8] Interessant ist dabei, dass Fasten wie auch die Triptan-Migränemittel in den Serotoninstoffwechsel eingreifen. Außerdem sorgen eine ganze Reihe hormoneller Anpassungsvorgänge dafür, dass beim Fasten Entzündungen gehemmt und Schmerzen gelindert werden.[9] Kontrollierte Studien, die beweisen, dass Migräne und chronische Kopfschmerzen durch regelmäßiges Fasten gemildert werden, liegen bisher noch nicht vor.

Nicht (oder kaum) zu essen ist etwas anderes, als wenig zu essen. Der Körper schaltet während des Fastens in einen anderen Modus: Viele, die zum ersten Mal fasten, sind überrascht, wie fit und geistig klar sie durch den Tag gehen, ohne Nahrung zu sich zu nehmen. Fast alle klagen jedoch zwei, drei Tage lang über eine Migräne oder Kopfschmerzen – ein Zeichen der »Heilkrise«, wie das die Naturheilkunde nennt. Nach ein bis zwei Tagen verschwinden diese Symptome wieder.

Ich empfehle Ihnen das Saftfasten nach Buchinger – eine einfache Methode, die Sie auch leicht zu Hause durchführen können.
Anwendung: Trinken Sie 5 Tage je 3 Liter Kräutertee, ungesalzene Gemüsebrühen und Wasser (nicht mehr als 300 Kilokalorien täglich). Alle 2 Tage ist eine Darmreinigung (über Abführsalze oder per Darmspülung) nötig. Am 6. Tag beginnt ein langsamer Aufbau zur normalen Kost, beginnend mit einem

6–9: siehe Literatur Seite 180

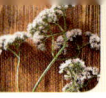

frischen oder gedünsteten Apfel oder einer gekochten Kartoffel. Abhängig von der Konstitution kann bis zu 2-mal jährlich eine Woche gefastet werden. Am besten konsultieren Sie vor Beginn einen Arzt.

Strategie Nr. 2: Achtsam sich selbst gegenüber werden

Migräne-Patienten arbeiten oft stunden- oder tagelang, ohne eine Pause zu machen, ohne Ausgleichsbewegung zwischendurch und manchmal sogar, ohne ausreichend zu trinken und zu essen. Ihrem Leben fehlt das rechte Maß: Zwischen den Extremen der selbstvergessenen konzentrierten Anspannung und dem erzwungenen Rückzug ins Bett im abgedunkelten Zimmer existieren kaum Zwischentöne.

Wenn Sie Migräne-Patient oder -Patientin sind, funktionieren vielleicht auch Sie im Alltag so perfekt, dass Sie Ihre eigenen Bedürfnisse gar nicht mehr wahrnehmen. Um sich das überhaupt bewusst zu machen, möchte ich Ihnen raten, wirklich einmal für zwei oder drei Wochen »auszusteigen«: Außerhalb Ihres gewohnten Rahmens verändert sich Ihre Wahrnehmung, und Sie können einen neuen Rhythmus finden. Sie müssen wieder zu einem Wechsel zwischen außenorientierter Leistung und innenorientierter Selbstfürsorge finden. Dafür gibt es verschiedenste Angebote und Rückzugsräume – in einem Kloster oder einem Kurhaus. Häufig können Sie dort Verfahren der Mind-Body-Medizin (siehe Seite 170 ff.) erlernen, die über Entspannung und Besinnung körperliche Symptome behandeln. Das führt bei Migräne, allein oder in Kombination mit Spannungskopfschmerz, zu einer deutlichen Besserung der Beschwerden.[10]

Es gibt viele einfache Achtsamkeitsübungen, die Sie auch zwischendurch im Alltag durchführen können, zum Beispiel eine **Atemübung** (siehe Seite 113).

Eine andere Möglichkeit, achtsam sich selbst gegenüber zu werden, ist, regelmäßig **Qigong, Taiji oder Yoga** zu praktizieren. Diese asiatischen Bewegungslehren verlangen Achtsamkeit, während sie gleichzeitig den Atem regulieren und die Energiebahnen des Körpers aktivieren. Wenn Sie sie regelmäßig durchführen, rhythmisieren Sie zudem Ihren Alltag und wirken sehr erfolgreich Stress entgegen. Am besten ist es, wenn Sie sie von einem erfahrenen Lehrer lernen. Zur Vorbeugung von Migräne eignet sich zum Beispiel sehr gut eine Übung mit Wechselatmung aus dem Yoga (siehe Kasten auf Seite 113).

Einer der bekanntesten internationalen Yoga-Lehrer, der Inder B. K. S. Iyengar, empfiehlt zur Vorbeugung von Migräne und Kopfschmerzen die Übungen »Kopfstand«, »Kerze«, »Pflug« und »Toter Mann«. Wenn Sie noch ungeübt sind, sollten Sie sich von einem versierten Trainer oder einer Trainerin anleiten und korrigieren lassen. Auch sollten Sie Ihre Übungen vorher mit Ihrem behandelnden Arzt absprechen. Ich stelle Ihnen hier eine einfache Übung am Boden vor, die Sie, sofern es Ihre körperliche Verfassung erlaubt, selbst versuchen können (siehe Kasten auf Seite 115).

Die Heilgymnastik **Qigong** (siehe Seite 167) bewegt nach chinesischer Vorstellung die Lebensenergie und sorgt für deren gleichmäßige Verteilung. Damit wirkt sie dem entgegen, was traditionell als »obere Fülle«,

10: siehe Literatur Seite 180

also ein Ungleichgewicht der Kräfte, beschrieben wird. Qigong-Übungen erfordern, Schritt für Schritt vorzugehen. Das wirkt dem Verhalten von Migräne-Patienten entgegen, alles gleichzeitig und fehlerlos in kürzester Zeit erledigen zu wollen. Geduld und Gelassenheit, die bei regelmäßigem Qigong-Training gelernt werden, helfen, Warnsignale des Körpers frühzeitig wahrzunehmen. Die Bewegungen sind von außen betrachtet unspektakulär, führen aber bei voller Konzentration zu großer innerer Bewegung. Sie folgen Imaginationen: So lautet zum Beispiel die zehnte Übung aus einer klassischen Anleitung: »Dongfang Shuo nimmt seine Kappe ab und gibt sein Amt auf« – eine Aufforderung zum Stressabbau. In der genaueren Beschreibung heißt es dann: »Durch das Ergreifen des Windes und des Donners mit beiden Händen lassen sich insbesondere durch das Vorhandensein von Wind im Kopf *(toufeng)* hervorgerufene, dauerhafte Kopfschmerzen heilen.« Eine Studie an hundert Migräne- und Kopf-

Yoga-Übung

Wechselatmung: Konzentration auf das Innere

Diese Atemübung, die die bewusste Konzentration auf den Atem trainieren soll, können Sie als Einstieg in eine Meditation nutzen. Sie lässt sich aber auch ideal immer mal zwischendurch ausführen, wenn Sie zur Ruhe kommen möchten.

Setzen Sie sich dazu aufrecht auf einen Stuhl oder legen Sie ein Kissen unter Ihr Gesäß und setzen Sie sich dann aufrecht auf Ihre Fersen. Schließen Sie die Augen und konzentrieren Sie sich auf Ihren Atem. Die Fingerstellung am Ende von Position 2 (siehe Bild 2) behalten Sie bei, atmen dann aber umgekehrt durch das rechte Nasenloch ein und links aus. Machen Sie diese Übung einige Minuten lang.

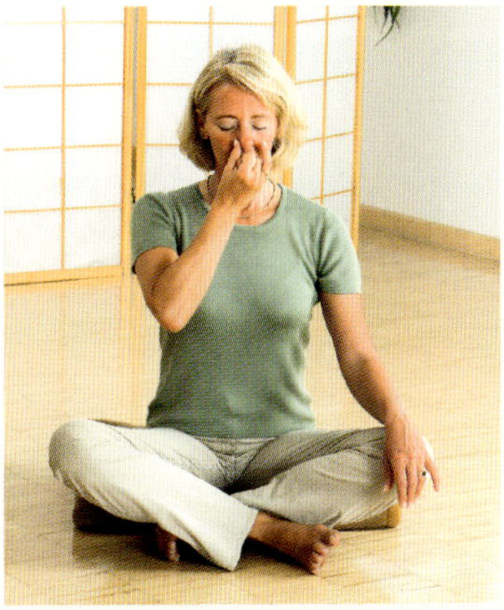

1. Drücken Sie mit dem rechten Daumen das rechte Nasenloch zu und atmen Sie durch das linke Nasenloch ruhig ein. Stellen Sie sich dabei vor, dass der Atem links an Ihrer Wirbelsäule entlang hinab ins Becken strömt. Dort angekommen, fließt der Atem dann in Ihrer Vorstellung nach rechts.

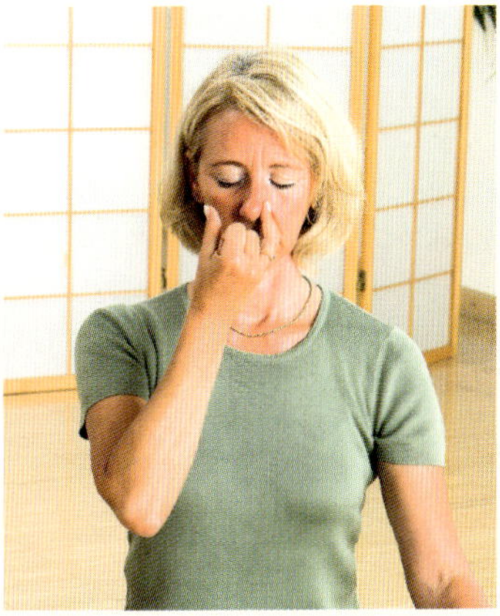

2. Während der Atem die Wirbelsäule kreuzt, gibt der Daumen das Nasenloch frei und nun schließt der rechte Ringfinger das linke Nasenloch. Jetzt atmen Sie aus und stellen sich vor, wie der Atem vom Becken rechts an der Wirbelsäule nach oben strömt und durch das rechte Nasenloch entweicht.

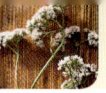

schmerz-Patienten konnte zeigen, dass sich die Zahl der Schmerzattacken halbierte – nachdem die Betroffenen mehr als ein halbes Jahr lang mehrmals wöchentlich je 20 Minuten Qigong praktizierten.[11] Im Kasten auf Seite 113 finden Sie einfache Übungen zum Ausprobieren. Komplexere Bewegungsabläufe sollten Sie am besten in der Gruppe und unter Anleitung einer Fachkraft lernen.

Wem solche asiatischen Meditationstechniken fremd sind, dem empfehle ich die **progressive Muskelentspannung**. Dabei spannen Sie hintereinander verschiedene Muskelgruppen an und lassen sie dann wieder los – eine sehr effektive Methode der Entspannung (siehe Seite 50), die man leicht selber lernen kann.

Strategie Nr. 3: In Bewegung bleiben

Leider sind viele Migräne-Patienten Bewegungsmuffel und halten sich beim Sport aus Angst vor einem Anfall eher zurück, weil körperliche Anstrengung die Symptome verschlimmert. Doch in den migränefreien Phasen beugt Bewegung eindeutig den Anfällen vor, zum Beispiel Ausdauersport wie Radfahren oder Nordic Walking. Sie sollten ihn 3- bis 5-mal pro Woche etwa 30 Minuten ausüben. Finden Sie heraus, welche Sportart Ihnen liegt, damit Sie auch langfristig Spaß daran haben und dabei bleiben.

Strategie Nr. 4: Nahrung prüfen!

Der Einfluss der Ernährung auf Migräne wird kontrovers diskutiert. Immer wieder berichten Patienten, dass bestimmte Nahrungsmittel Anfälle auslösen oder aber verschlimmern. Solche Reaktionen sind individuell sehr unterschiedlich und können deshalb nicht in allgemeine Empfehlungen umgesetzt werden.[12] Käse, Wein oder Schokolade können bei empfindlichen Personen Migräne auslösen.

Verantwortlich dafür ist unter anderem das Histamin, eine Substanz, die im Körper als Botenstoff fungiert und von ihm selbst gebildet wird, aber auch in der Nahrung steckt. Es spielt eine wichtige Rolle bei allergischen Reaktionen. Histamin entsteht vor allem bei Reifungsprozessen, auch aufgewärmte Nahrung enthält beachtliche Mengen davon. Achten Sie besonders auf:

- Bestimmte Käsesorten (z. B. Gouda, Camembert, Emmentaler, Cheddar)
- Wurst (Salami), geräucherter Schinken
- Sauerkraut
- Wein (vor allem Rotwein) und Bier
- Fisch, besonders geräuchert oder gepökelt (Makrele, Thunfisch, Hering), Schalentiere
- Spinat, Auberginen
- Zitrusfrüchte, Ananas
- Lakritze

Auch Alkohol und Kaffee sollten reduziert werden, da sie das vegetative Nervensystem unnötig reizen und den Organismus längerfristig belasten. Darüber hinaus empfehle ich Ihnen die Umstellung auf mediterrane Vollwertkost (siehe Seite 157), da sie Ihren gesamten Organismus stärkt.

Strategie Nr. 5: Die Nerven »stählen«

Wechselwarme **Wasserbehandlungen** führen zu Anpassungsprozessen des Körpers und härten im wahrsten Sinne das vegetative Nervensystem ab. Sie dämpfen Über-

11, 12: siehe Literatur Seite 180

erregung und sind deshalb auch bei Migräne zu empfehlen. Besonders geeignet sind dafür kalte Gesichtsgüsse: Sie wirken auf den Trigeminus-Nerv, von dem häufig eine Migräne ausgeht, und trainieren ihn, Reize besser zu verarbeiten. Manchmal sind sie auch wirksam zur Linderung bei einem beginnenden akuten Anfall.

Anwendung: Wenn Sie häufig unter Migräne leiden, sollten Sie täglich einen kalten Gesichtsguss machen (siehe Seite 109), zum Beispiel direkt im Anschluss an das morgendliche Duschen.

Therapeutische Hilfe

Es gibt einige vielversprechende naturheilkundliche Ansätze, die Sie aber nur mit therapeutischer Unterstützung umsetzen können.

Im Akutfall

• *Akupunktur*

Studien zeigen, dass Akupunktur gegen Migräne hilft – sowohl akut als auch vorbeugend.[14–16] Das wurde an über tausend Pati-

Yoga-Übung

Umgekehrter See zur Entspannung

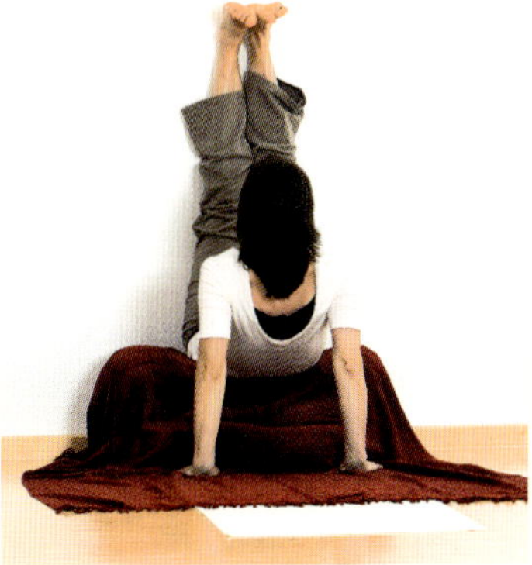

1. Legen Sie ein Sofakissen an eine Wand und breiten Sie darüber eine Decke aus. Setzen Sie sich mit dem Gesäß dicht an die Wand auf das Kissen und stützen Sie sich mit den Händen auf. Die Fingerspitzen zeigen zur Wand. Legen Sie nacheinander beide Beine mit leicht gebeugten Knien an die Wand.

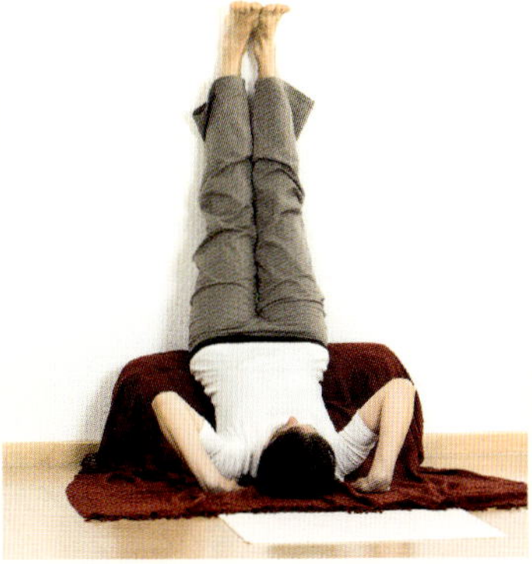

2. Beugen Sie nun die Ellbogen und legen Sie den Oberkörper langsam nach hinten ab, bis Kopf und Schultern ganz auf der Decke liegen. Drücken Sie sich mit den Händen ab und schieben Sie das Gesäß dicht an die Wand. Die Beine bleiben geschlossen und gestreckt, die Füße berühren die Wand.

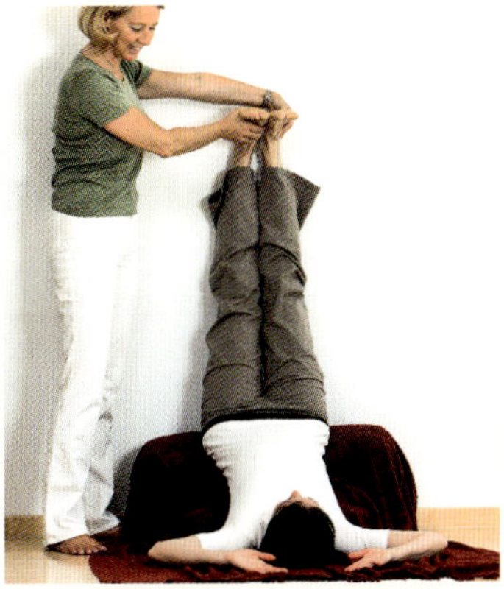

3. Kopf und Nacken bleiben am Boden. Drücken Sie die Schultern in den Boden und heben Sie den Brustkorb an. Legen Sie die Hände hinter dem Kopf ab, die Handflächen zeigen nach oben. Schließen Sie die Augen und atmen Sie dabei ruhig ein und aus. Halten Sie diese Position 4 bis 5 Minuten.

14–16: siehe Literatur Seite 180

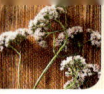

Ursachen und Symptome der Migräne

Die Krankheit hat genetische Wurzeln, wird aber durch Stress und psychische Belastung aktiviert. Das Gehirn eines Migräne-Patienten reagiert intensiver auf äußere Reize als andere. Wenn es dann zusätzlich belastet wird – durch einen anderen Wach- und Schlafrhythmus, starke Gefühlsregungen, Veränderungen im Hormonhaushalt, Hunger oder Erschöpfung –, kommt es zu einer der gefürchteten Attacken mit starken Kopfschmerzen, Übelkeit oder sogar Erbrechen und Lichtempfindlichkeit, die bis zu 72 Stunden anhalten kann. Häufig reagieren die Betroffenen auch auf bestimmte Nahrungsmittel wie Zitrusfrüchte, Kaffee, Schokolade, Käse oder Rotwein. Ein großer Risikofaktor ist die Angst, wieder einen Anfall zu erleiden.

Jeder zehnte Patient erlebt »Aura-Phänomene« – Wahrnehmungsstörungen wie Schwindel, Doppelbilder oder andere Sehstörungen. Die Betroffenen haben Probleme beim Sprechen oder Kribbeln in den Gliedern bis hin zu teilweisen Lähmungen. Diese Symptomatik dauert selten länger als eine Stunde und verschwindet dann wieder. Kurz danach beginnen die Kopfschmerzen. Was dabei genau im Gehirn passiert, ist nicht vollständig erforscht.

Ursprung im Trigeminus-Nerv

Sicher ist, dass die Migräne vom Trigeminus-Nerv ausgeht, einem großen, in drei Äste geteilten Nervenstrang, der auf beiden Seiten des Kopfes Hirnhäute, Auge und Stirnhöhle mit Wange und Oberkiefer sowie Zähnen und Unterkiefer vernetzt und Fasern zu den Nerven der Halsmuskulatur entsendet. Das erste Signal einer Migräne scheint von der Wurzel des Trigeminus-Nervs im Hirnstamm auszugehen: Dadurch werden Blutgefäße auf der Hirnhaut, die von den Fasern des Trigeminus-Nervs umschlungen werden, gereizt. Sie verengen und weiten sich, das wiederum reizt den Nerv, und das tut weh. Die Gefäßwände senden Botenstoffe aus, welche Abwehrzellen anlocken. Dabei kommt es zu entzündungsähnlichen Herden der Migräne im Gehirn. Die typischen pulsierenden Schmerzen breiten sich meist über eine der beiden Kopfhälften aus, diese können aber wechseln, und die Schmerzen können bis in den Körper hinein ausstrahlen.

Frauen sind am meisten betroffen

Am häufigsten treten die Migräneattacken um das 30. Lebensjahr herum auf. Frauen im gebärfähigen Alter leiden doppelt bis dreimal so oft unter Migräneanfällen wie Männer. Vermutlich wegen des verringerten Östrogenspiegels sind die Symptome bei jeder zehnten Frau während der Menstruation besonders stark. Auch bis zu 5 Prozent der Kinder sind bereits betroffen. Häufig äußert sich die Migräne bei ihnen in Bauchschmerzen, Blähungen und Krämpfen, die von Blässe, Schwindel und Übelkeit begleitet werden und mehrere Stunden anhalten können. Mit der Pubertät verschwindet diese »Bauchmigräne« dann wieder.

Das Typische an dieser Krankheit ist, dass sie ihre Opfer gerade dann packt, wenn sie glauben, alles Wichtige geschafft zu haben, und nun endlich zur ersehnten Ruhe kommen (etwa am Wochenende). Dabei ist vermutlich das gerade die Funktion des Kopfschmerzanfalls: Er überflutet das Chaos der unverarbeiteten Sinneseindrücke im Gehirn und zwingt es, endlich Ruhe zu geben.

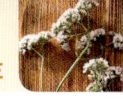

enten nachgewiesen. Aus diesem Grund empfehlen Migränespezialisten heute, die Akupunktur in die Migränebehandlung zu integrieren. Allerdings ist nicht sicher, ob dafür wirklich einzelne Punkte verantwortlich sind. Wenn die Schmerzpatienten an anderen Stellen, als es die Traditionelle Chinesische Medizin vorschreibt, behandelt wurden, kam es nämlich zu ähnlich guten Ergebnissen der Nadelung.

Zur Migränebehandlung empfiehlt sich eine Serie von zehn Behandlungen innerhalb von fünf bis zehn Wochen.

• Neuraltherapie

Wenn die Migräne zum ersten Mal nach einem ganz bestimmten Ereignis im Leben aufgetreten ist, einer Operation, einem Unfall oder der ersten Regelblutung, oder wenn Hormonschwankungen zu den Anfällen führen, kann die Neuraltherapie helfen. Das zeigen langjährige Erfahrungen, auch an unserer Klinik – wissenschaftlich erklärbar sind diese Effekte bisher nicht. Die Wirkungen sind unspezifisch, führen aber in vielen Fällen zu überraschend guten Erfolgen.

• Manuelle Therapie

Inwieweit Blockaden der Halswirbelsäule an der Entstehung einer Migräne beteiligt sein können und deren Behandlung durch einen Chirotherapeuten einen lindernden Effekt haben, wird kontrovers diskutiert.[17] Das Risiko von Nebenwirkungen ist jedenfalls hoch, wenn eine unsachgemäße Technik angewendet wird. Dann kann es zum Beispiel dazu kommen, dass halsversorgende Arterien durch den Eingriff beschädigt werden und so zu einem Schlaganfall führen.[18] Oft erfahren die Therapeuten gar nichts von den Nebenwirkungen, weil Beschwerden erst Tage nach der Manipulation eintreten können und die Patienten dann häufig ihre behandelnden Chirotherapeuten nicht informieren. Leider gibt es immer noch Vertreter der »Pack und Knack«-Methode, die mit viel Kraft zu Werke gehen, was die geschilderten Komplikationen nach sich ziehen kann.[19] Lassen Sie sich also nicht »auf die Schnelle« einrenken, sondern besprechen Sie das geplante Vorgehen sorgfältig mit dem Therapeuten.

Ich empfehle meinen Patienten zur manuellen Behandlung die Alexander-Technik oder »sanfte« osteopathische Methoden.

• Zahnärztliche Therapie

Kopfschmerzen können auch noch eine ganz andere Ursache haben, wie man seit Kurzem annimmt: Es gibt Hinweise darauf, dass bei manchen Patienten mit chronischen Kopfschmerzen oder Migräne die Ursache in einer Fehlfunktion des Kiefergelenks liegen könnte.[20] Das führt zu einer Verspannung der Kaumuskulatur.

Solche Fehlstellungen können durch entsprechende Zahnkorrekturen (Schienen, Kronen) beseitigt werden.

17–20: siehe Literatur Seite 180

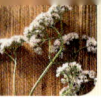

Reizdarm

Die Fakten

- 14 bis 22 Prozent der Bevölkerung kennen die Symptomatik des Reizdarmsyndroms (RDS): Charakteristisch ist vor allem der immer wieder auftretende Bauchschmerz, der oft erst nach dem Stuhlgang besser wird. Die Patienten leiden unter Durchfall oder Verstopfung oder beidem.
- Die Erkrankung ist nicht gefährlich, doch sie bedeutet eine erhebliche Einschränkung der Lebensqualität, weil die Beschwerden anschwellen und abklingen und sich über Jahre hinziehen können. Etwa die Hälfte der Patienten mit Reizdarm ist nach fünf Jahren wieder beschwerdefrei. Andere lassen sich mehrfach am Darm operieren, um nach den Ursachen zu fahnden oder »Verwachsungen zu lösen«. Das führt oft zu Narben, die erneute Probleme verursachen.

Ansatz der Naturheilkunde

- Das Reizdarmsyndrom wird nicht als isolierte Erkrankung verstanden, sondern als Störung des gesamten Organismus. Der Körper soll deshalb langfristig gekräftigt, harmonisiert und entspannt werden, vor allem sein vegetatives Nervensystem. Heilkräuter wie Baldrian, Hopfen, Melisse, Lavendel und Johanniskraut unterstützen den Prozess, ebenso eine naturbelassene Schonkost. Die Gabe von Pektinen, Zellulose oder Flohsamenpräparaten reguliert die Verdauung. Schließlich dient die Therapie mit Probiotika der Darmsanierung. Die chinesische Medizin setzt Heilkräuter und Akupunktur ein.
- **PROGNOSE:** Den Störungen des inneren Rhythmus des Darms lässt sich durch eine Änderung des äußeren Rhythmus gezielt entgegenwirken.

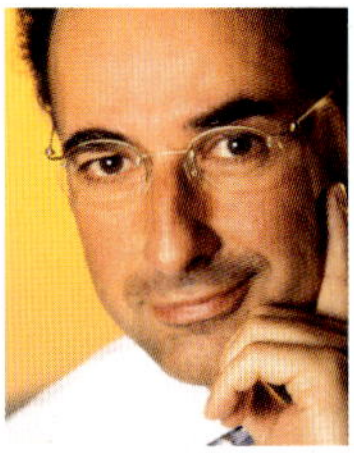

Warum es sich lohnt, aktiv zu werden

Die Schulmedizin steht den Symptomen eines Reizdarms überwiegend ratlos gegenüber. Die Patienten haben offensichtlich Beschwerden, aber es lassen sich keine eindeutigen organischen Ursachen finden. Als solche müssen zunächst ausgeschlossen werden: Krebs, eine chronisch entzündliche Darmerkrankung (siehe Seite 57) sowie mögliche Überempfindlichkeiten gegenüber dem Getreideeiweiß Gluten (Zöliakie), Fruchtzucker (Fruktose), Milchzucker (Laktose) oder dem Zuckeraustauschstoff Sorbit. 20 bis 65 Prozent der Betroffenen führen ihre Erkrankung auf eine Nahrungsmittelunverträglichkeit oder -allergie zurück. Ob diese tatsächlich eine dominante Rolle spielen, ist jedoch umstritten. Denn selbst wenn bei einem Test eine Unverträglichkeit bestimmter Nahrungsmittel festgestellt wird, bedeutet das noch lange nicht, dass sie tatsächlich für die Reizdarmsymptome verantwortlich ist.

Möglicherweise kann dahinter auch eine Unverträglichkeit gegenüber Histamin stecken, einer körpereigenen Substanz, die jedoch auch in Nahrungsmitteln enthalten ist. Es spielt eine wichtige Rolle bei allergischen Reaktionen. Häufig werden die Reizdarmsymptome mehr aus Ratlosigkeit als »psychosomatisch« abqualifiziert.

Weil der Darm mit etwa 100 Millionen Nervenzellen feinfühliger ist als das Rückenmark, registriert er Einflüsse, lange bevor das Gehirn sie wahrnimmt. Denn weit mehr Nervenstränge führen von der Mitte unseres Körpers dorthin als wieder zurück: Der Kopf nimmt alles wahr, was ihm der Bauch meldet, hat ihn aber nicht unter Kontrolle – kein Wunder, dass ein aufgebrachter Darm sich auf den gesamten Organismus auswirken kann. Ganz wichtig für Reizdarm-Patienten ist es aus diesem Grund, ihren Rhythmus wiederzufinden, den Wechsel von Aktivität und Ruhe. Denn die alltäglichen Belastungen haben den natürlichen Rhythmus der Darmbewegungen aus dem Takt gebracht. Wichtig sind deshalb vor allem Therapien, die das vegetative Nervensystem und damit auch den Darm stabilisieren. Vor allem Taiji, Yoga und autogenes Training erweisen sich hier als erfolgreich.[1–4]

Vollwertkost, insbesonere die mediterrane Variante, ist – anders als viele Ärzte meinen – nach kurzer Zeit der Eingewöhnung sehr gut verträglich und stärkt die Abwehrkräfte. Ist der Reizdarm durch komplexe Ursachen bedingt (z. B. Laktose-, Fruktose- oder Glutenunverträglichkeit), lohnt sich ein Versuch, sich nach den Prinzipien der TCM zu ernähren,[5, 6] da diese keine Milch, keine Weizenprodukte und wenig fruktosehaltige Nahrungsmittel enthält. Akupunktur und chinesische Heilkräuter können zu einer deutlichen Besserung führen.[7–9] Es gibt noch keine eindeutigen Nachweise dafür, aber viele positive Hinweise. Sinnvoll sind auch Qigong oder Taiji als Ergänzung.

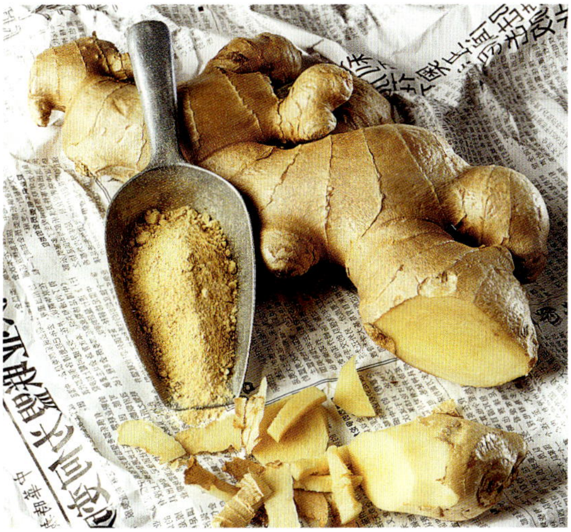

Ingwer stärkt aus chinesischer Sicht Ihr »Magen-« und »Milz-Qi« wie auch das »Nieren-Yang«.

Anleitungen zur Akuthilfe

Mit folgenden Interventionen haben wir sehr gute Erfahrungen gemacht, auch wenn es für die meisten aktuell noch keine ausreichenden wissenschaftlichen Untersuchungen gibt (bis auf Iberogast® und Pfefferminzöl).

1–9: siehe Literatur Seite 180

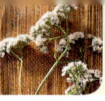

Bei unruhigem Bauch

• Kalmustee

Dieser Tee deckt eine Vielzahl der Symptome des Reizdarmsyndroms ab: Das Heilkraut hilft bei Völlegefühl und Blähungen sowie wechselndem Stuhlgang (mal Durchfall, mal Verstopfung) und Bauchkrämpfen.
Anwendung: 2 TL zerkleinerte Kalmuswurzel mit 0,2 Liter kochendem Wasser übergießen, 15 Minuten ziehen lassen und abseihen. 2-mal täglich 1 Tasse trinken.

• Akupressur

Die Fingerdruckmassage hilft gegen Verstopfung, Durchfall, Blähungen und vor allem Schmerzen (siehe Kasten auf Seite 121). Massieren Sie dazu jeden der angegebenen Punkte etwa 1 Minute lang mit kreisenden Bewegungen unter leichtem Druck.

Bei Blähungen

• Leibauflage mit Kümmelöl

Kümmel wirkt entblähend und krampflösend, im Tee oder auch als Auflage:
Anwendung: Massieren Sie 1/2 bis 1 TL Kümmelöl (aus Kräuterläden oder Apotheken) mit sanftem Druck in die Bauchdecke. Decken Sie den Bauch dann mit einem feuchtwarmen Baumwolltuch ab und wickeln Sie ein trockenes Baumwolltuch um Ihren Leib. Dann kommt 30 Minuten eine Wärmflasche auf den Bauch (siehe Seite 60).

• Heublumensack

Statt der Massage mit Kümmelöl können Sie auch einen Heublumensack (aus Kräuterläden oder Apotheken) verwenden (siehe Kasten auf Seite 122). Das heilsame Gemisch aus Blüten, Blättern und Samen enthält ätherische Öle, Flavonoide und Gerbstoffe, die schmerzlindernd und beruhigend wirken. Einer der Hauptwirkstoffe in den Heublumen ist das Cumarin. Es aktiviert den Kreislauf, fördert die lokale Durchblutung und verstärkt Hautreize. Schon in wenigen Minuten stellt sich das vegetative Nervensystem auf Ruhe um.

• Teemischungen

Innerlich gegen Blähungen wirken Tees, zum Beispiel folgende Teemischungen:
Mischung 1: 10 g Korianderfrüchte, 10 g Kümmelfrüchte, 5 g Anisfrüchte, 10 g Fenchelfrüchte, 10 g Wermutkraut und 10 g Pfefferminzblätter.
Anwendung: 2 TL der Mischung mit 1/4 Liter kochendem Wasser übergießen, 5 bis 7 Minuten zugedeckt ziehen lassen und abseihen. 3-mal täglich 1 bis 2 Tassen trinken.
Mischung 2: 20 g Kümmelfrüchte, 20 g Fenchelfrüchte, 20 g Anisfrüchte, 20 g Kamillenblüten.
Anwendung: 2 TL der Mischung mit 1/4 Liter kochendem Wasser übergießen, 5 bis 7 Minuten zugedeckt ziehen lassen und abseihen. 3-mal täglich 1 bis 2 Tassen trinken.

• Pflanzliches Kombinationspräparat

Iberogast® ist ein pflanzliches Arzneimittel aus den Kräutern Bittere Schleifenblume, Angelika, Kamille, Kümmel, Mariendistel, Melisse, Pfefferminze, Schöllkraut und Süßholz. Die Tropfen wirken gegen Blähungen und bei Beschwerden infolge eines trägen Darms.
Anwendung: 3-mal täglich 20 bis 30 Tropfen vor den Mahlzeiten einnehmen.[10]

10: siehe Literatur Seite 180

Bei Bauchweh und Krämpfen

• Bad mit Kräuterzusätzen

Nehmen Sie ein Halb- oder Sitzbad mit entspannenden Badezusätzen wie Heublumen (nicht bei Allergien!), Melisse, Zinnkraut oder Lavendel. Sie können frische Kräuter oder Fertigpräparate verwenden. Bleiben Sie bei einer Temperatur von 36 bis 38 °C etwa 10 bis 20 Minuten im Wasser.

• Pfefferminz- und Kümmelöl

Die ätherischen Öle entkrampfen, am besten als magensaftresistente Kapseln (z. B. Enteroplant®).[11]

Anwendung: 3-mal täglich 1 Kapsel zu den Mahlzeiten einnehmen. Oder als ätherische Öle (1/2 TL) direkt auf dem Bauch verreiben.

• Kamillentee

Die Blüten der Echten Kamille beruhigen, außerdem wirkt Kamillentee entzündungshemmend.

Anwendung: 1 EL Kamillenblüten mit 0,2 Liter heißem Wasser übergießen, zugedeckt 5 Minuten ziehen lassen und abseihen. 2- bis 3-mal täglich 1 Tasse trinken.

Bei Verstopfung

Abführmittel sind immer mit Vorsicht zu genießen, selbst wenn es sich um pflanzliche handelt. Auf Rizinus oder Sennesblätter zum Beispiel stellt sich der Darm bei häufigem Gebrauch ein und wird dann noch träger. Außerdem enthalten viele der pflanzlichen Mittel (z. B. Sennesblätter oder Aloe) Anthra-

Akupressur

Fingerdruckmassage gegen Schmerzen

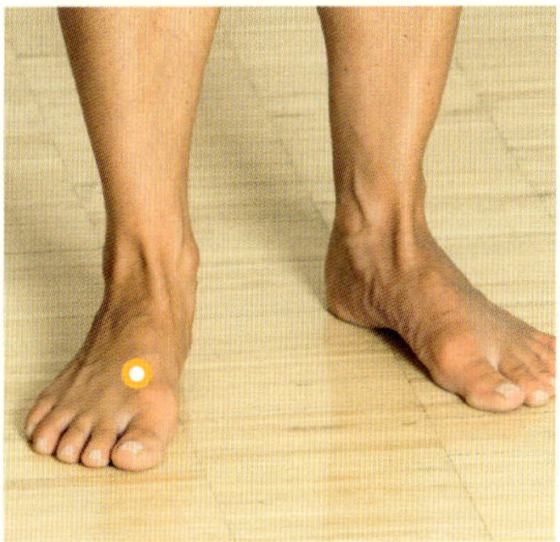

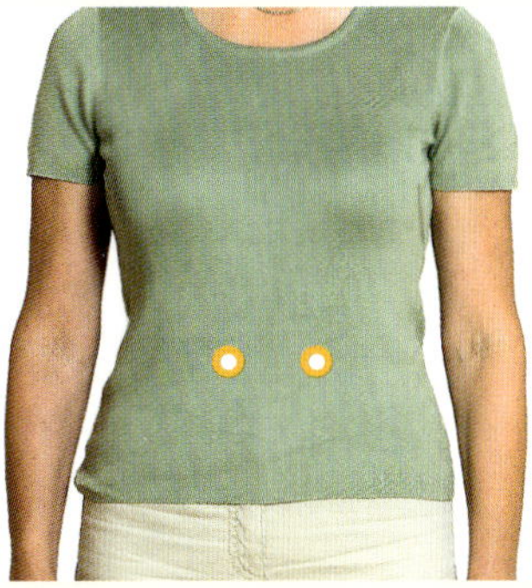

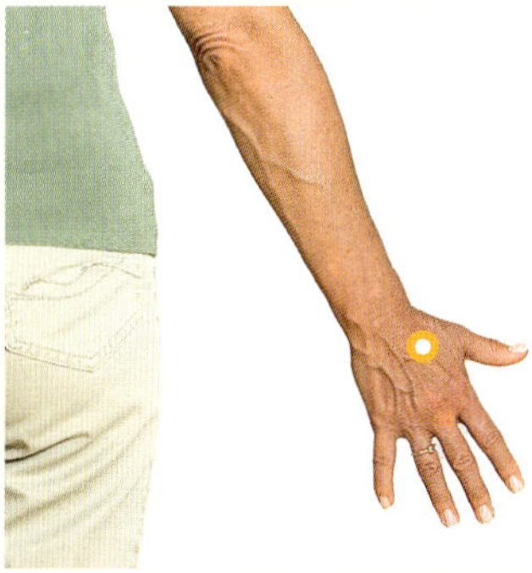

1. Der Punkt **Leber 3** befindet sich zwischen dem großen Zeh und dem zweiten Zeh, genau dort, wo die beiden Mittelfußknochen einen Winkel bilden.

2. Der Punkt **Magen 25** liegt 2 Daumenbreit seitlich neben dem Bauchnabel. Dieser Punkt wirkt besonders bei Leibschmerzen und gegen Durchfall.

3. Der Punkt **Dickdarm 4** befindet sich zwischen Daumen und Zeigefinger auf der höchsten Erhebung des Handrückenmuskels, wenn der Daumen fest am Zeigefinger anliegt.

11: siehe Literatur Seite 180

chinone, darmstimulierende Verbindungen, die im Verdacht stehen, bei regelmäßiger Anwendung die Darmschleimhaut zu schädigen. Von Rizinusöl ist abzuraten, weil es den Hormonhaushalt des Darms stört. Auch in Faulbaumrinde oder Rhabarberwurzel sind problematische Inhaltsstoffe. Flohsamenschalen sind hier eine unbedenkliche Alternative.

• *Flohsamenschalen*

Die Schalen quellen unter Wasserzugabe auf ein Vielfaches ihres ursprünglichen Volumens auf und bilden dabei ein schleimiges Gel. Das macht den Stuhl weicher. (Weil Flohsamenschalen Wasser binden, lassen sie sich übrigens auch bei akutem Durchfall einsetzen.) Sie sollten aber auf jeden Fall ausreichend dazu trinken.

Anwendung: Hier empfiehlt sich ein Fertigpräparat aus der Apotheke (z. B. Flosa® oder Mucofalk®, 1- bis 3-mal täglich 1 Beutel einnehmen). Sie sollten unbedingt 2 Gläser Wasser nachtrinken. Wegen des ausgeprägten Vermögens, andere Stoffe zu binden, sollen 1 bis 2 Stunden vor oder nach der Anwendung keine Arzneimittel eingenommen werden.

Bei Durchfall

Bei der Behandlung von Durchfall muss, insbesondere bei Kindern und älteren Menschen, auf den ausreichenden Ersatz der verloren gegangenen Flüssigkeit und Elektrolyte als wichtigste therapeutische Maßnahme geachtet werden. Grundsätzlich sollten Sie bei Durchfällen, die länger als zwei Tage anhalten, Blutbeimengungen aufweisen oder mit Fieber und Kreislaufstörungen einhergehen, sobald wie möglich einen Arzt aufsuchen.

Heublumensack

Beruhigende Packung für die Nerven

Bei schmerzhaften Blähungen und bei stressbedingten Beschwerden bringt ein Heublumensack Entspannung und Wohlgefühl.

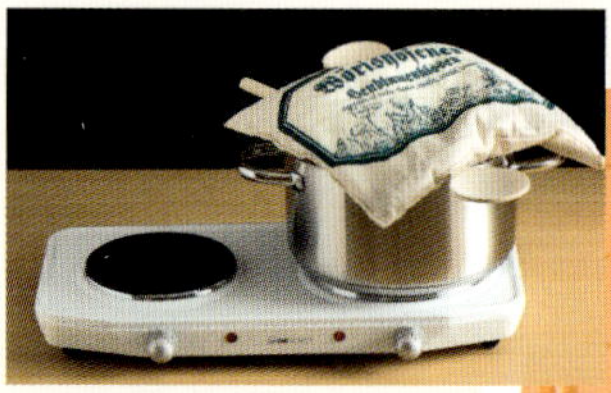

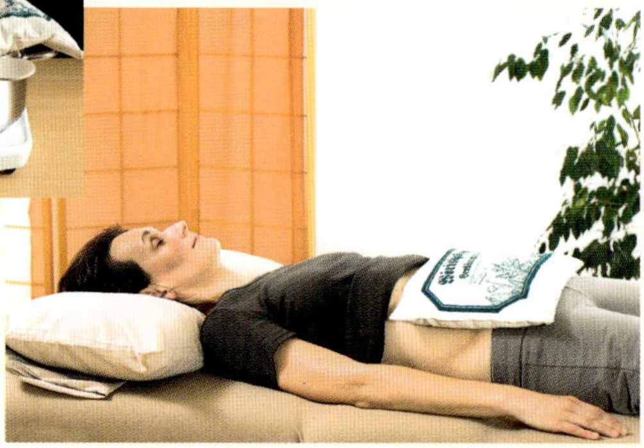

1. Den Heublumensack auf zwei Kochlöffel legen und über Wasserdampf erhitzen.

2. Den Heublumensack etwas abkühlen lassen und auf den Bauch legen. Ruhen, bis die Wärme abgeklungen ist. **Vorsicht:** Die Anwendung ist nicht für Allergiker geeignet.

• Getrocknete Heidelbeeren

Die getrockneten Heidelbeeren, die man am besten aus dem Reformhaus bezieht, binden giftige Stoffwechselprodukte im Darm. Sie enthalten Tannine, welche die Ausbreitung von Bakterien hemmen, und sind reich an Gerbstoffen, die die Heilung der gereizten Schleimhaut fördern. (Frische Heidelbeeren sollten nicht verwendet werden, sie regen den Stuhlgang an!)

Anwendung: Täglich maximal 20 bis 60 g getrocknete Beeren mit etwas warmem Wasser 20 Minuten ziehen lassen, dann kurz aufkochen lassen, abseihen und essen.

Bei manchen Patienten wirken die Kerne in den Heidelbeeren allerdings reizend auf den Magen. Sie sollten stattdessen 3 gehäufte EL getrocknete Heidelbeeren mit 1/2 Liter kochendem Wasser übergießen, 20 Minuten zugedeckt ziehen lassen und abseihen. Mehrmals am Tag 1/2 Glas trinken.

• Blutwurztee

Blutwurz (Tormentill) wird seit Jahrhunderten gegen Durchfall eingesetzt. Ihre Wirkung verdankt sie besonders den Gerbstoffen und der Fähigkeit, das Wachstum von Bakterien und Viren zu hemmen.

Anwendung: 1 gehäufter TL Tormentillwurzel mit 1 Tasse kochendem Wasser übergießen und 10 Minuten kochen. Dann abseihen und den Tee warm trinken. Davon täglich 2 bis 3 Tassen zu sich nehmen, die Sie sich auch in eine Thermoskanne abfüllen können.

• Kaffeekohle

Sie entsteht durch starkes Rösten der Kaffeebohne bis zur Verkohlung. Die vermahlene Kaffeekohle bindet Wasser und außerdem schädliche Substanzen.

Anwendung: Von der Kaffeekohle (aus der Apotheke) 3-mal täglich 1 TL einnehmen. Wegen des ausgeprägten Vermögens, andere Stoffe zu binden, sollen 1 bis 2 Stunden vor oder nach der Anwendung keine Arzneimittel eingenommen werden.

• Heilerde

Das feine Pulver aus Lehm kann bei Durchfall ebenfalls Linderung bringen. Es absorbiert überschüssiges Wasser und ist reich an Mineralstoffen und Spurenelementen und kann so den Salzverlust bei Durchfall ausgleichen.

Anwendung: 1 bis 2 TL Heilerde in etwa 1/2 Glas Wasser oder Tee auflösen und in kleinen Schlucken trinken. Anschließend sollten Sie 1/2 Glas Wasser nachtrinken. Wegen des ausgeprägten Vermögens, andere Stoffe zu binden, sollen 1 bis 2 Stunden vor oder nach der Anwendung keine Arzneimittel eingenommen werden.

• Lavendeltee

Ein schmackhafter Lavendeltee beruhigt und hilft besonders bei stressbedingtem Durchfall.

Mischung: 5 bis 10 g (je nach Geschmack) Lavendel mit 10 g Brombeerblättern, 10 g Himbeerblättern, 10 g Erdbeerblättern, 5 g Malvenblüten und 5 g Stockrose.

Anwendung: 2 bis 3 TL von dieser Mischung mit 1/4 Liter kochendem Wasser übergießen, 5 bis 7 Minuten zugedeckt ziehen lassen und abseihen. 3-mal täglich 1 bis 2 Tassen der Teemischung trinken.

Bitte suchen Sie bei anhaltenden oder unklaren Beschwerden einen Arzt auf.

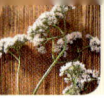

Was langfristig hilft

Strategie Nr. 1: Die innere Unruhe dämpfen

Mind-Body-Verfahren bringen den Körper in einen Zustand der Balance zwischen An- und Entspannung, deshalb sind sie äußerst wirksam bei Reizdarm.[12] Eine positive Wirkung lässt sich bei Taiji, Yoga und Hypnose nachweisen.[13–15] Ein- bis zweimal Yoga pro Woche hat nach Studien, die an unserer Klinik in Essen durchgeführt wurden, gestresste und ängstliche Frauen deutlich stabilisiert. Yoga kann sich auch positiv auf Darmbeschwerden auswirken, wie eine indische Untersuchung an Männern mit Durchfall zeigt. Probieren Sie aus, welches dieser Verfahren Ihnen am meisten liegt.

Strategie Nr. 2: Den Darm entlasten

Reizdarm-Patienten erleben oft eine Besserung ihrer Beschwerden, wenn sie ihre Ernährung umstellen. Zu empfehlen ist leichte, mediterrane Vollwertkost (siehe Seite 157). Konservierungsstoffe und damit Fertignahrung sollten Sie meiden. Nehmen Sie möglichst wenig Rohkost zu sich, auch Obst sollten Sie, damit es leichter verdaulich ist, als Kompott essen. Kauen Sie langsam und achtsam, ohne sich dabei ablenken zu lassen (durch Lesen oder Fernsehen). Es ist bereits der erste Verdauungsschritt. Trinken Sie mindestens 2 Liter Wasser (am besten ohne Kohlensäure) oder Kräuter- bzw. Früchtetee am Tag. Trinken Sie jedoch nicht zu den Mahlzeiten, das verdünnt die Verdauungsenzyme.

Einen großen Erfahrungsschatz zur Behandlung funktioneller Bauchbeschwerden stellt auch die chinesische Medizin zur Verfügung. Sie empfiehlt in diesem Fall Dinkel, Grünkern, Gerste, Reis, Kartoffeln, Zucchini, Möhren, Fenchel, Aprikosen, Weintrauben, Tofu, Rind- und Kalbfleisch, Garnelen, Lachs, Seeforelle, Mandeln, Kürbiskerne, Sesam und Gewürze wie Ingwer, Koriander, Kardamom, Zimt, Kümmel und Nelken. Aus chinesischer Sicht haben Reizdarm-Patienten viel Hitze im Darm. Aus diesem Grund sollten wärmende und scharfe Gewürze gemieden werden. Wer zum Beispiel wegen seiner Blähungen regelmäßig Fenchel-Anis-Tee trinkt, kann langfristig die Beschwerden damit verstärken. Auch empfiehlt die chinesische Medizin, nicht kalt zu essen.

Das bedeutet zum Beispiel, statt einer Salatplatte einen Teller mit gebratenem oder gedünstetem Gemüse zu wählen oder statt Müsli mit rohem Obst und Milch einen Haferbrei mit Apfelkompott zu essen.

Viele Patienten empfinden das Trinken von warmem Wasser vor jeder Mahlzeit als angenehm. Auch wenn diese chinesischen Empfehlungen sich nicht immer mit der deutschen Sichtweise und ihren ärztlichen Richtlinien decken, berichten Patienten mit Reizdarm häufig über eine überraschende Besserung ihrer Beschwerden. Studien darüber liegen allerdings bisher nicht vor.

• *Probiotika*

Das sind lebende Mikroorganismen, welche die Darmflora positiv beeinflussen und deshalb die Verdauung stärken.[16, 17] Dazu zählen zum Beispiel Bakterien aus Sauerkrautsaft (unbehandelt, aus dem Reformhaus) oder

12–17: siehe Literatur Seite 180

dem Brottrunk® von Kanne, einem Getränk aus vergorenem Brot (erhältlich im Reformhaus oder Drogeriemarkt) sowie bestimmten Milchprodukten (wie Kefir, unbehandeltem Joghurt). Sie brauchen auf jeden Fall einige Geduld: Manchmal reagiert der Darm zu Beginn rebellisch, und eine nachhaltige Linderung Ihrer Beschwerden stellt sich in der Regel erst nach einigen Wochen ein. Nicht aufgeben!

Yoga-Übung

Verdauungsfördernd: der Schulterstand

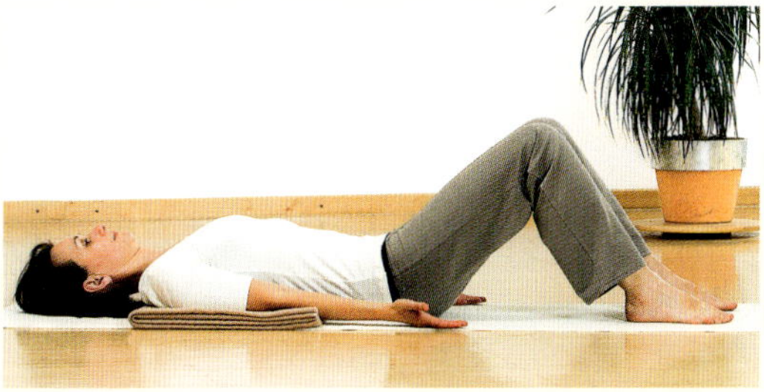

1. Legen Sie sich auf den Rücken und drücken Sie die Schultern an den Boden. Die Arme liegen neben dem Körper, die Handflächen zeigen nach oben. Drehen Sie die Oberarme leicht nach außen und strecken Sie dabei Arme und Finger. Die geschlossenen Beine etwa eineinhalb Fußlängen vom Körper wegsetzen.

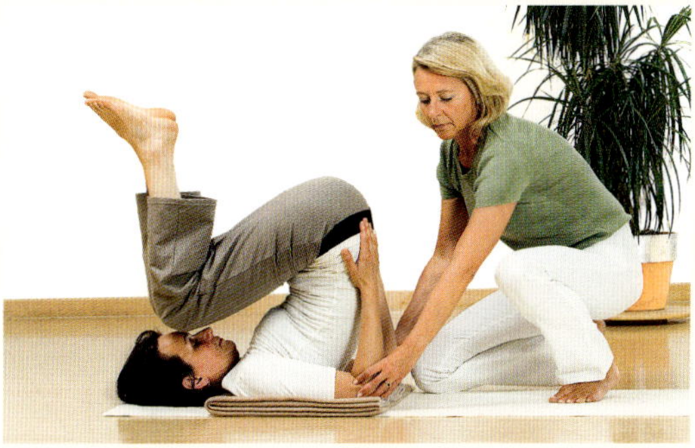

2. Beugen Sie die Arme und legen Sie die Hände an die Hüfte, die Ellbogen drücken Sie fest in den Boden. Rollen Sie nun Beine und Oberkörper so weit auf, bis das Gesäß senkrecht nach oben zeigt, und führen Sie die Knie zur Stirn.

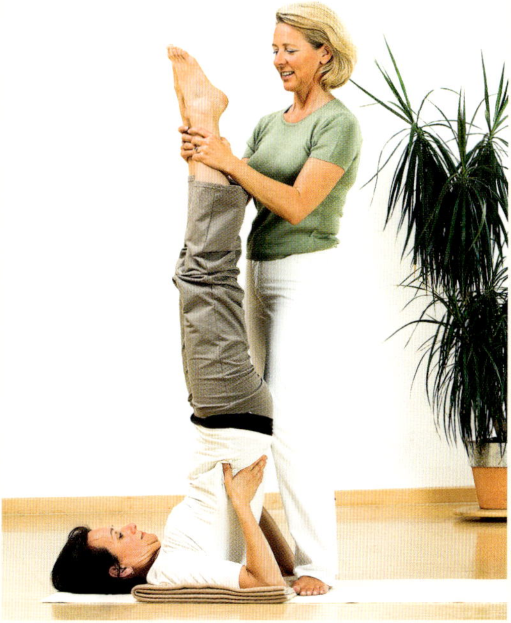

3. Rollen Sie den Oberkörper nun so weit auf, bis der Brustkorb zum Kinn kommt. Führen Sie dann die Beine nach oben und strecken Sie sie bis in die Fußzehen. Nur Kopf, Nacken, Schulter und Oberarme liegen auf dem Boden. Halten Sie diese Position 3 Minuten – mit fester Körperspannung vom Oberkörper bis zu den Füßen.

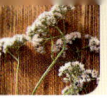

Den Umstieg auf eine andere Ernährung erleichtert eine **Heilfastenperiode** von sieben Tagen. Der Nahrungsverzicht entlastet den Verdauungsapparat und verbessert bei den meisten Menschen auch die Stimmung. Zum selbstständigen Fasten eignet sich besonders die Fastenmethode nach Otto Buchinger (siehe auch Seite 160).

Strategie Nr. 3: Den Darm bewegen

Wenn die Darmmuskeln durch langes Sitzen erschlaffen, kommt es leicht zu Verstopfung. Dabei entstehen ungesunde Abbauprodukte, die nicht richtig abtransportiert werden können. Regelmäßige Bewegung (mindestens 30 Minuten täglich) nützt nicht nur gegen

Ursachen und Symptome des Reizdarms

Der Darm ist ein phänomenales Organ: Seine Oberfläche ist hundertmal größer als unsere Haut, er ist etwa 8 Meter lang und verarbeitet im Laufe eines Lebens an die 30 Tonnen Nahrung und über 50.000 Liter Flüssigkeit. Doch seine Rolle umfasst wesentlich mehr, als nur das Essen durch den Körper zu transportieren und zu verdauen. 70 Prozent der Abwehrzellen sitzen im Darm – um zu verhindern, dass feindliche Stoffe in die Blutbahn übertreten. Zudem finden sich dort drogenähnliche Substanzen wie Dopamin und Opiate und sogar 95 Prozent des Stimmungshormons Serotonin.

Unterschiedliche Beschwerden

Was dieses Gefüge durcheinander bringt, ist nicht bis ins Letzte geklärt. Die Beschwerden beginnen meistens abrupt, morgens nach dem Aufstehen oder nach einer Mahlzeit. Manche Patienten haben besonders morgens Durchfälle, andere quälen sich mit Verstopfung herum, die sich unter Schleimbeimengung dann nach Tagen wieder löst. Eine dritte Gruppe hat Durchfall und Verstopfung im Wechsel. Manchmal sind die Bauchbeschwerden begleitet von Mattigkeit, Rücken- oder Kopfschmerzen und Depressionen, vor allem bei Frauen, die zwei Drittel der Patienten ausmachen. Das liegt möglicherweise am Einfluss weiblicher Hormone. Bei vielen sind die Symptome vorübergehend und flüchtig, bei etwa einem Drittel jedoch verdichten sie sich zu der massiven Erkrankung des Reizdarmsyndroms (RDS).

Die Psyche spielt eine wichtige Rolle

Was genau die Bewegungs- oder Empfindungsstörungen des Darms hervorruft, ist noch nicht erwiesen, nervliche Probleme haben Anteil daran, vielleicht auch bakterielle Prozesse. Der Spiegel des Verdauungsenzyms Serinprotease im Darm ist erhöht. Es gibt auch, das zeigen Zwillingsstudien, einen erblichen Faktor. Ein Teil der Betroffenen leidet zusätzlich unter einer Fibromyalgie (siehe Seite 67). Psyche und Bauchgefühle sind eng miteinander verbunden – deshalb spielt häufig auch Stress eine wichtige Rolle bei dieser Erkrankung. Dieser hat nicht selten seine Ursache in der aktuellen Lebens- oder Berufssituation der Betroffenen: Das zeigt sich in chronischer Versagensangst oder unterdrückter Wut. Manchmal stecken dahinter auch schwere psychische Traumata, zum Beispiel sexueller Missbrauch. Bei jedem zweiten Reizdarm-Patienten finden sich Probleme dieser Art.

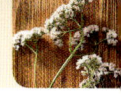

Depressionen, sie wirkt auch Verstopfung und Blähungen entgegen.[18, 19]

Strategie Nr. 4: Den Darm um- und einstimmen

• *Pfefferminzölkapseln*

Ein »Allround-Mittel« bei Reizdarm ist Pfefferminzöl. Die Mischung aus ätherischen Ölen, Flavonoiden und Gerbstoffen hilft bei Bauchschmerzen, unregelmäßigem Stuhlgang, Völlegefühl sowie Blähungen. Besonders bei unkomplizierten Formen ist es in der Kombination mit Kümmelöl zu empfehlen.[20]
Anwendung: Magensaftresistente Kapseln (z. B. Enteroplant®) transportieren das Öl in den Darm. 3-mal täglich 1 Kapsel vor den Mahlzeiten einnehmen.

• *Flohsamenschalen*

Regelmäßig eingenommen, helfen Flohsamenschalen nicht nur gegen Durchfall (durch das Binden von Wasser), sondern wirken durch ihre Quellstoffe auch langfristig träger Verdauung entgegen.
Anwendung: Hier empfiehlt sich ebenfalls ein Fertigpräparat (z. B. Mucofalk®, 3-mal täglich 1 Beutel einnehmen). Sie sollten unbedingt 2 Gläser Flüssigkeit nachtrinken, damit die Flohsamen im Darm quellen können. Wegen des ausgeprägten Vermögens, andere Stoffe zu binden, sollen 1 bis 2 Stunden vor oder nach der Anwendung keine Arzneimittel eingenommen werden.

Strategie Nr. 5: Kneippkur für den Darm

Wasseranwendungen stärken den Körper, beruhigen das Nervensystem und wirken insgesamt entspannend auf Organe und Muskulatur. Für eine langfristige Therapie des Reizdarms empfehlen sich besonders feuchtkalte Leibwickel.

• *Feuchtkalte Leibauflage*

Der Kältereiz senkt die Muskelspannung im Darm, indem er dazu führt, dass der Körper vermehrt Wärme produziert. Die Blutgefäße weiten sich.
Anwendung: Legen Sie die Auflage wie auf Seite 150 beschrieben an. Achten Sie dabei darauf, dass die Tücher faltenfrei sind. Wiederholen Sie das 2-mal wöchentlich 8 Wochen lang.

Therapeutische Hilfe

Es gibt einige vielversprechende naturheilkundliche Ansätze, die Sie aber nur mit therapeutischer Unterstützung umsetzen können.

Die chinesische Medizin setzt **Heilkräuter** und Ernährungsempfehlungen ein.[21] Auch die **Akupunktur** kommt zum Einsatz.

Gute Erfolge erzielen darüber hinaus **darmzentrierte Hypnosen** beim Psychotherapeuten. Sie helfen den Patienten, sich zu entspannen.[22]

18–22: siehe Literatur Seite 180

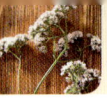

Rückenschmerzen

Die Fakten

- Patienten mit Rückenschmerzen stellen die größte Gruppe unter den 600.000 chronisch Schmerzkranken in Deutschland dar.
- Bei vier von fünf Patienten ist die Ursache unbekannt. Nur bei 10 Prozent lassen sich Veränderungen in der Wirbelsäule nachweisen. Die Behandlung kostet jährlich rund 10 bis 20 Milliarden Euro.
- Kurzfristige Rückenschmerzen verschwinden meist auch ohne Therapie. Chronische Rückenschmerzen (länger als drei Monate) sind trotz Behandlung hartnäckig: Jede dritte Krankschreibung und jeder zweite vorzeitig gestellte Rentenantrag hängen damit zusammen.

Ansatz der Naturheilkunde

- »Ausleitende Verfahren« wie Heilfasten, Schröpfen und Blutegeltherapie lindern den Schmerz. Probleme am Arbeitsplatz, Stress oder Einsamkeit spielen meist eine größere Rolle als körperliche Ursachen. Die Patienten müssen mobilisiert werden – psychisch wie physisch wieder handlungsfähig werden. Die angemessene Aktivierung der Schmerzpatienten, durch Sport oder Yoga, ist eine wichtige Strategie der Naturheilkunde, kombiniert mit Wärmebädern und Einreibungen sowie pflanzlichen Alternativen zu den Schmerzmitteln.
- **PROGNOSE:** Die Reduzierung psychischer Belastung in Kombination mit Bewegung kann die Rückenschmerzen verschwinden lassen oder deutlich zurückdrängen.

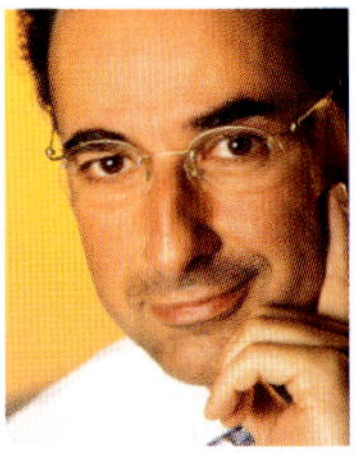

Warum es sich lohnt, aktiv zu werden

Wenn der Rücken plötzlich schmerzt, behalten Sie die Nerven! 80 Prozent der Rückenschmerzen verschwinden nämlich innerhalb von sechs Wochen, und zwar völlig unabhängig davon, ob und wie sie behandelt wurden. Obwohl etwa 60 Prozent der Bevölkerung mindestens einmal jährlich unter Rückenproblemen leiden, ist der Grund nur bei 3 bis 5 Prozent ein echter Bandscheibenvorfall. Umgekehrt spüren viele Menschen, bei denen durch Zufall ein solcher entdeckt wird, überhaupt nichts davon. Trotz hochmoderner bildgebender Verfahren bleibt die Ursache chronischer Rückenschmerzen bei 90 Prozent der Patienten unklar. Aus diesem Grund schätzen Experten auch, dass bei etwa 30 Prozent der

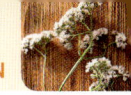

Patienten, die sich wegen Kreuzschmerzen operieren lassen, die Ursachen ganz woanders liegen. Diese Betroffenen haben aber ein hohes Risiko, durch die vorgenommenen Eingriffe Narben davonzutragen, die neue Schmerzen verursachen.

Medizinische Befunde haben kaum Einfluss auf die Heilungsprognose. Unzufriedenheit mit der Arbeitssituation ist der Hauptgrund, warum orthopädisch an sich unkomplizierte Rückenschmerzen oft chronisch werden. Meistens gehen dem depressive Stimmungen, Angst und ein reduziertes Selbstwertgefühl voraus. Und ob Sie sich irgendwann wieder arbeitsfähig fühlen, hängt mehr davon ab, ob Sie daran glauben und es wollen, als von Ihren Befunden.

Psychosoziale Faktoren spielen deshalb eine wichtige Rolle in der Therapie. Seelische Probleme nämlich schwächen die Fähigkeit, mit Schmerz umzugehen, ihn zu bewältigen und an eine Besserung zu glauben, was die Symptomatik nur weiter verschlimmert. Mehr als Spritzen oder Krankengymnastik hilft dann, wenn der Hausarzt ein intensives Gespräch mit dem Kranken führt.

Als besonders effektiv bei Rückenschmerzen haben sich Trainingsprogramme erwiesen, die abgesehen von der körperlichen Fitness auf eine Änderung der Einstellung und Gedanken abzielen (z.B. Göttinger Rückenschmerzprogramm, siehe Seite 135).[1] Sie nehmen dann besser wahr, unter welchen Bedingungen die Schmerzen wiederkehren oder wann sie besonders stark sind. Und Sie üben Entspannungstechniken und Selbsthilfestrategien, mit denen Sie Schmerzspitzen abbauen können, zum Beispiel mithilfe von Akupressur oder durch Einreibungen. Mit diesen Behandlungsprogrammen lernen Sie also, Ihre eigenen Ressourcen im Umgang mit der Erkrankung besser einzuschätzen und auch gezielt einzusetzen.

In der Gruppe durchgeführt, können solche Schulungen außerdem soziales Lernen fördern – und auf diese Weise helfen sie möglicherweise auch, zwischenmenschliche Probleme zu beseitigen, die Sie im Alltag »schultern« müssen.

Was den Körper angeht, so steht an erster Stelle, möglichst rasch die Schmerzen zu lindern, um zu verhindern, dass die Symptome chronisch werden. Naturheilkundliche Verfahren können die Wirkung von Medikamenten unterstützen und die notwendige Dosis senken. Da Akupunktur besonders bei chronischen Rückenschmerzen wirkt, werden die Kosten dafür sogar von den Kassen übernommen, wenn die Therapie von einem Arzt durchgeführt wird.[2]

Effektive Schmerzlinderung ist auch notwendig, um das zweite große Ziel zu erreichen – Sie müssen möglichst schnell wieder mobil werden, in Ihren Alltag zurückkehren. Bewegung – nicht Schonung! – hilft gegen Rückenschmerzen; zahlreiche wissenschaftliche Studien konnten das immer wieder belegen (Ausnahmen sind eine akute Entzündung oder ein Bandscheibenvorfall; bei beiden ist wichtig, die Wirbelsäule einige Zeit durch Ruhe zu entlasten, um Schäden zu vermeiden).

Selbst wenn Sie bereits unter chronischen Schmerzen leiden, sollten Sie also möglichst regelmäßig Sport treiben und auch Ihre Rückenmuskulatur kräftigen. Auf längere Sicht hilft das auch, die Dosis der Schmerzmedikamente deutlich zu senken.

1, 2: siehe Literatur Seite 180

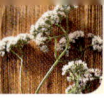

Anleitungen zur Akuthilfe

Vorsicht: Wenn Sie akute Taubheitsgefühle an den Extremitäten, anhaltendes Kribbeln in den Zehen oder Fingern oder sogar Lähmungen an Armen oder Beinen verspüren, dann verlieren Sie bitte keine Zeit, sondern suchen Sie sofort einen Arzt auf! Daran könnte ein Bandscheibenvorfall schuld sein, der dann operiert werden muss, um ein Absterben der Regionen zu verhindern.

Bei leichten Schmerzen

• *Bienenwachsauflagen*

Bienenwachsauflagen sind ein sehr angenehmer lokaler Wärmeträger. Diese Auflagen aus Wachs und Seide (erhältlich z. B. bei www.wachswerk.de) sind mehrfach verwendbar. Sie werden mit einer Wärmflasche erhitzt (siehe Kasten auf Seite 131).

• *Pflanzliche Schmerzmittel*

Bei milden bis mäßigen Schmerzen haben Phytopharmaka deutlich weniger Nebenwirkungen als andere, synthetische Schmerzmittel. Testen Sie zum Beispiel **Teufelskrallenwurzelextrakt** (z. B. Doloteffin®, 3-mal täglich 2 Tabletten einnehmen), **Weidenrindenextrakt** (z. B. Assalix®, 2- bis 3-mal täglich 1 bis 2 Dragees nach den Mahlzeiten einnehmen) oder auch **Phytodolor®-Tinktur,** einen standardisierten Pflanzenauszug aus Eschenrinde, Zitterpappelrinde und -blättern sowie echtem Goldrutenkraut (3-mal täglich 20 Tropfen einnehmen).

Alle genannten Präparate sind wissenschaftlich geprüft und frei verkäuflich.[3, 4]

Bei mittleren Schmerzen

Probieren Sie aus, ob Ihnen Wärme guttut, sofern keine Entzündungen vorliegen, die sich dadurch leicht verschlimmern.

• *Bäder mit Zusätzen*

Nehmen Sie zum Beispiel ein temperaturansteigendes Sitzbad. Beginnen Sie in der Badewanne mit etwa 36 °C und erhöhen Sie die Temperatur schrittweise auf 40 °C. Bewährt haben sich antirheumatisch und durchblutungsfördernd wirkende Badezusätze wie Arnika oder Heublumenextrakt, die Sie nach Packungsanleitung hinzufügen können.

• *Wärmesalben und Pflaster*

In der Apotheke erhalten Sie Wärmesalben oder ein »ABC-Pflaster« mit gefäßerweiternden Substanzen wie Capsaicin (aus Cayennepfeffer). Capsaicin reizt wärmeempfindliche Nervenrezeptoren, die dann einen Botenstoff, die Substanz P, ausschütten – mit Erfolg.[5] Ein Pflaster sollte nicht länger als zwei Tage aufliegen, um die Haut zu schonen.

• *Kalter Lendenwickel*

Auch ein kalter Lendenwickel regt den Körper an, Wärme zu entwickeln, und löst so Muskelverspannungen.

Anwendung: Tränken Sie ein ausreichend großes Leinentuch in kaltem Wasser und wringen Sie das Tuch gut aus. Legen Sie sich hin. Eine zweite Person wickelt das Leinentuch so um Ihren Körper, dass es vom unteren Rippenbereich bis zur Mitte des Oberschenkels reicht. Um das Leinentuch wird dann noch ein Baumwolltuch gewunden – achten Sie darauf, dass die Tücher möglichst

3–5: siehe Literatur Seite 180, 181

faltenfrei sind und dass das Leinentuch vollständig von dem Baumwolltuch bedeckt ist. Zuoberst kommt schließlich ein Wolltuch. Bleiben Sie so etwa 45 Minuten liegen und ruhen Sie nach der Anwendung noch 30 Minuten nach.

• *Kälteakku und Eisbeutel*

Wenn Wärme zu einer Verschlechterung Ihrer Symptome führt, muss der Arzt eine Entzündung ausschließen. Kurzfristig helfen dann Kälteakkus oder ein Eisbeutel.

• *Nadelreizmatte*

Eine Nadelreizmatte kann sehr hilfreich sein. Sie lässt sich zusammengerollt überall hin mitnehmen. Die »Nadeln« (meist gezackte Kunststoffräder) intensivieren die Durchblutung der schmerzenden Regionen. Der ursprüngliche Schmerzreiz wird im Gehirn durch den neuen, geringeren Reiz »überschrieben«. Diskutiert wird auch die These, dass der Nadelreiz der oberflächlichen Hautschichten über Reflex-(Head-)Zonen wirkt (siehe Seite 132). Eine aktuelle Studie zur Behandlung von chronischen Rückenschmerzen mit der Nadelreizmatte (mit einer deutschen Krankenkasse durchgeführt wurde, zeigt vielversprechende Ergebnisse.[6]

Bei akuten Rückenschmerzen können Sie es auch mit einer Akupressur versuchen (siehe Kasten Seite 135). Über die Stimulation der Akupressurpunkte und Meridiane erreicht man eine Schmerzlinderung, die allerdings nicht ganz so intensiv ist wie bei einer Akupunktur mit Nadeln.

Packung

Bienenwachsauflage: angenehme Wärme für den Rücken

Damit der Körper die Wärme gut aufnemen kann, soll er nur langsam erwärmt werden. Anstelle der hier beschriebenen Wärmflasche können Sie auch einen erwärmten Salzsack verwenden (www.wachswerk.de).

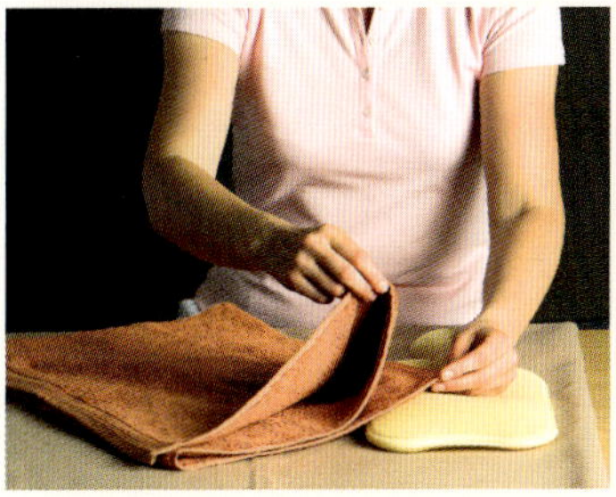

1. Breiten Sie auf der oberen Hälfte des Betts eine Wolldecke aus, darauf kommt eine Wärmflasche. Falten Sie nun ein Handtuch zweifach.

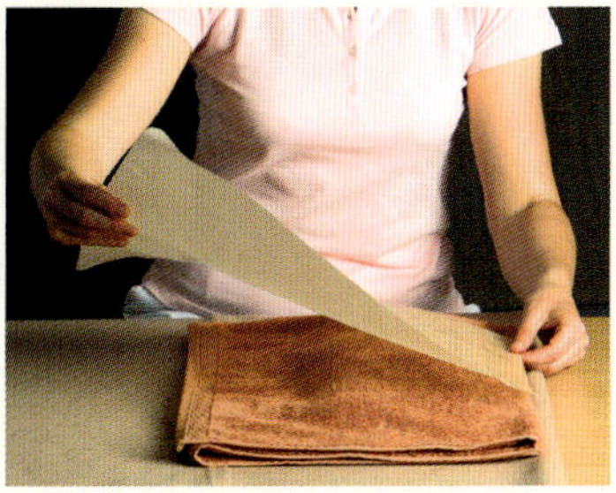

2. Das gefaltete Handtuch legen Sie möglichst glatt über die Wärmflasche, darauf kommt die Bienenwachsfolie.

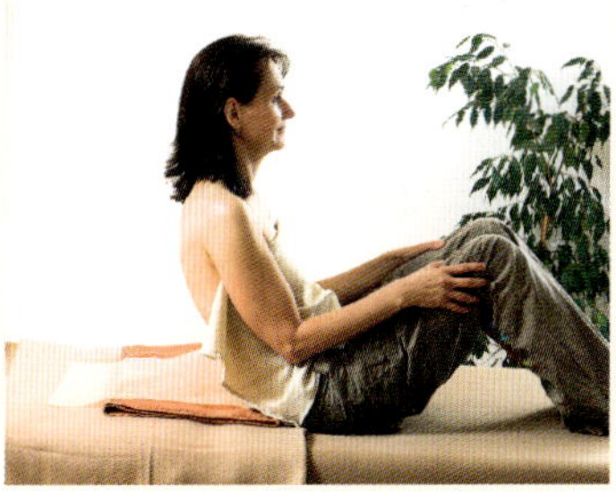

3. Legen Sie sich nun 20 bis 30 Minuten mit dem schmerzenden Körperbereich direkt auf die Bienenwachsauflage.

6: siehe Literatur Seite 181

Bei starken Schmerzen

Entscheidend ist, dass Sie mit den Schmerzmitteln nicht zu lange warten, damit die Schmerzen nicht chronisch werden!

• *Schmerzmittel*

Nehmen Sie Schmerzmittel, zum Beispiel **Paracetamol** (max. 3-mal täglich 500 mg) oder nichtsteroidale Antirheumatika wie **Ibuprofen** (max. 3-mal täglich 400 bis 800 mg) oder **Diclofenac** (max. 3-mal täglich 25 bis 50 mg, rezeptpflichtig).[7] Nichtsteroidale Antirheumatika sind nachweislich wirksam zur kurzzeitigen Schmerzreduktion bei akuten und chronischen Rückenschmerzen. Doch aufgrund potenzieller Nebenwirkungen sollten sie nicht länger als sechs Wochen eingenommen werden. Nach offiziellen Zahlen versterben in den USA jährlich über 16.000 Menschen an Nebenwirkungen.[8]

• *Stufenlagerung*

Ist die **Lendenwirbelsäule** betroffen, so bringt eine Stufenlagerung sofortige Entlastung: Legen Sie sich flach auf den Rücken, ziehen Sie die Oberschenkel senkrecht an (90-Grad-Winkel) und legen Sie die Unterschenkel

Nadelreizmatte

Mit gezielten Reizen den Schmerz überschreiben

Im Handel finden Sie mehrere Nadelreizmatten, die nicht viel größer als ein DIN-A4-Blatt sind, und die sich bei akuten Rückenschmerzen sehr bewährt haben (z.B. Nadelreizmatte Zhencidian®). In der Kunststofffolie verankert sind Reihen von runden Scheiben, die mit harten, pyramidenförmigen Erhebungen bestückt sind. Der Gebrauch ist einfach.

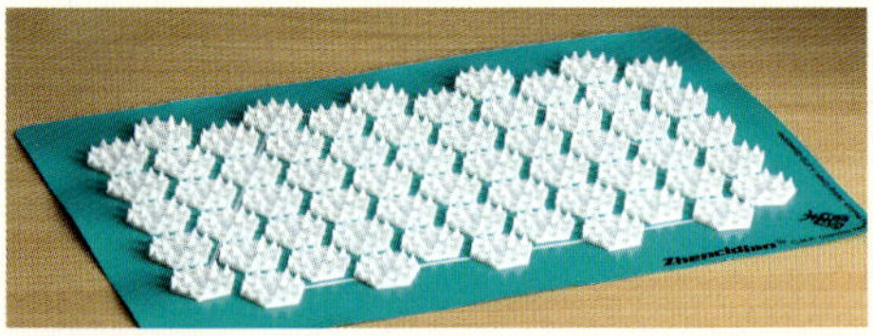

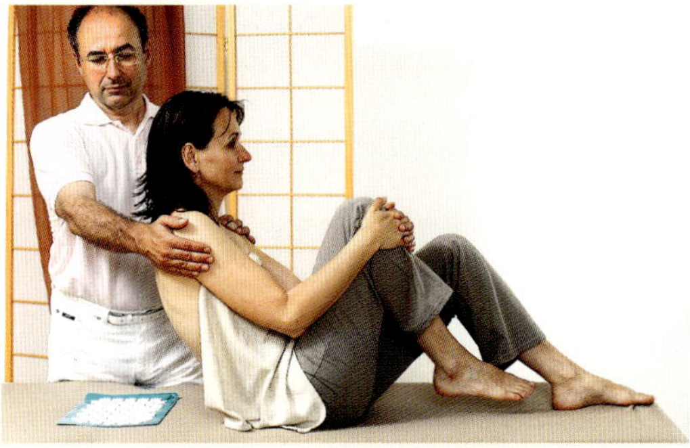

Bei Schmerzen im **unteren Rücken** setzen Sie sich auf einen Stuhl und stellen etwa 10 Minuten lang Ihre bloßen Füße auf die Scheiben. Anschließend legen Sie die Matte auf Ihr Bett und legen sich vorsichtig darauf (wichtig ist eine weiche Unterlage!). Die Matte sollte genau unter dem schmerzenden Bereich der Wirbelsäule liegen. Während der ersten 2 bis 3 Minuten kann das ziemlich unangenehm sein, denn die Haut wird durch den Druck gereizt. Entspannen Sie sich langsam, während Ihr Körper auf den spitzen Nadeln aufliegt. Die anfangs unangenehmen Stiche wandeln sich rasch in ein angenehmes Wärmegefühl um. Bleiben Sie 20 bis 30 Minuten auf der Matte liegen. Bei Schmerzen im **Nacken** verfahren Sie wie beschrieben, nur dass Sie statt der Füße Ihre Hände 10 Minuten auf die Matte legen.

7, 8: siehe Literatur Seite 181

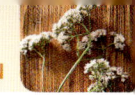

waagrecht auf ein hohes Polster aus mehreren Kissen (oder, wenn Sie auf dem Boden liegen, auf einen Hocker). Diese Stufenlagerung verringert den inneren Druck auf die Bandscheibe, entspannt die Gelenkkapseln, erweitert den Wirbelkanal und die Zwischenwirbellöcher und entlastet so optimal die Wirbelsäule.

• *Gua-Sha-Massage*

Die Gua-Sha-Massage (Gua = Schaben oder Kratzen) entspannt reflektorisch die Muskeln des Rückens. Beim Schaben über den Rücken einschließlich des Nackens und der seitlichen Flanken werden große Meridiane (z. B. der Blasen-, Dünndarm- und Gallenblasenmeridian) stimuliert. Die Wirkung hängt davon ab, wo der Schmerz seinen Ursprung hat – probieren Sie es einfach aus, Sie benötigen dazu eine zweite Person (siehe Seite 165), die sich am besten von einem Therapeuten für chinesische Medizin oder einem Masseur anlernen lässt. Gua Sha verursacht einen leichten Druckreiz.

Anschließend wärmt sich der Rücken angenehm durch. Die blauroten Male (Petachien) aus subkutanen Blutungen verschwinden nach zwei bis drei Tagen wieder.

• *Schröpfkopfmassage*

Alternativ können Sie auch eine Schröpfkopfmassage (siehe Seite 156) machen lassen, die leicht zu erlernen und von einer zweiten Person durchzuführen ist. Sie verbessert die Durchblutung, lockert die verspannte Muskulatur und führt auf diese Weise zu einer deutlichen Schmerzlinderung. Die Massage können Sie jeden zweiten Tag wiederholen. **Achtung:** die Schröpfköpfe nicht über der Wirbelsäule ansetzen!

Was langfristig hilft

Strategie Nr. 1: Dem Schmerz bewusst begegnen

Vergessen Sie nie: Sie sind Ihren Symptomen nicht hilflos ausgeliefert, sondern können Einfluss darauf nehmen. Dabei helfen Ihnen mentale Techniken der Mind-Body-Medizin und Achtsamkeitsmeditationen.

• *Schmerztagebuch*

Ein erster Schritt zu mehr Achtsamkeit ist ein Schmerztagebuch (siehe als Beispiel das Tagebuch zu Kopfschmerzen, Seite 88). Lernen Sie zu verstehen, wie der Schmerz entsteht, wann er im Alltag auftritt, wie lange er anhält – und auch, was Ihren Rücken schließlich wieder entspannt.

• *Stressabbau*

Stress führt zu Muskelverspannungen und wirkt sich deshalb negativ auf Ihre Rückenschmerzen aus. Um Stress zu reduzieren, hat sich ein Verfahren als besonders erfolgreich erwiesen: die »Mindfulness-Based Stress Reduction« (MBSR). Sie wurde von dem US-Molekularbiologen und Stressforscher Jon Kabat-Zinn entwickelt. Die Technik ist keine klassische Entspannung, sondern basiert auf Achtsamkeitsübungen, die ihren Ursprung in Yoga und der Zen-Meditation haben.

Regelmäßiges Üben führt dazu, dass Schmerz zwar noch erlebt, aber nicht mehr als dominant erfahren wird. Das ermöglicht den Patienten, wieder aktiv am Leben teilzunehmen, was die Symptome reduziert. Selbst ältere Menschen können dieses Verfahren erlernen und dadurch wieder mobiler werden.[9] In den USA wird MBSR an über 240 Kliniken und Gesundheitszentren durchgeführt (Kurse bzw. Ausbilder unter www.mbsr-verband.org/ausbilder_auswahl.php).

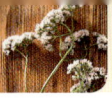

Viele Elemente dieser Technik können Sie aber auch selbst zu Hause erlernen: zum Beispiel den Body Scan, eine Konzentrationsübung, bei der Sie Stück für Stück in Gedanken Ihren Körper durchgehen und in ihn hineinzuspüren versuchen – angefangen vom kleinen Zeh bis zum Scheitel (siehe Seite 173).

Alle Entspannungsverfahren benötigen vor allem eines – regelmäßige Übung (z. B. mithilfe der beigefügten CD). Zu Beginn sollten Sie sich täglich 30 Minuten Zeit dafür nehmen. Nach etwa sechs Wochen haben sich die Techniken dann so weit im Gehirn eingeprägt, dass Sie mit belastenden Situationen deutlich entspannter umgehen können.

Wer Probleme hat, ruhig zu liegen, weil das Unruhe auslöst oder zusätzliche Schmerzen bereitet, der kann, so belegen Studien, auch mit der **progressiven Muskelentspannung** nach Jacobson gute Erfolge erzielen[10] oder mit Verfahren der **Imagination**, die man auch im Sitzen durchführen kann. Beides kann leicht selbst erlernt werden. Anleitung benötigt anfangs **Qigong**, die sanfte Bewegungslehre aus China, die nicht nur bei Rückenschmerzen zu empfehlen ist.

Yoga ermöglicht eine sehr gute Kombination zwischen Bewegung, Atmung, Dehnung und Achtsamkeit. Es ist bei chronischen Rückenschmerzen konventioneller Gymnastik überlegen, das zeigte eine Studie: Der Nutzen eines zwölfwöchigen Yoga-Trainings hielt mehrere Monate an.[11] Wir haben an unserer Klinik eine Studie mit gestressten Frauen durchgeführt. Nach drei Monaten Iyengar-Yoga (2-mal wöchentlich 90 Minuten) hatten sie im Vergleich zu einer Kontrollgruppe deutlich weniger Rückenschmerzen und gingen besser mit Stress um.

Strategie Nr. 2: Muskeln und Psyche stärken, Durchblutung anregen

Menschen mit chronischen Rückenschmerzen versuchen sich oft zu schonen. Das ist falsch. Körperliche Aktivität wirkt nachweislich bei chronischen Rückenschmerzen. Studien zeigen, dass Bewegung die Körperfunktionen verbessert und die Psyche stärkt, indem sie den Botenstoffhaushalt verändert.[12]

• *Bewegung im Alltag*

Durch unseren Lebensstil wird die Rückenmuskulatur nicht genügend gefordert und so schwach, dass sie das Skelett nicht mehr ausreichend halten kann. Gehen Sie häufiger zu Fuß, nehmen Sie die Treppe statt des Fahrstuhls und das Fahrrad anstelle des Autos. Wenn Sie viel sitzen müssen, kaufen Sie sich einen Stuhl mit wippender Lehne. Verändern Sie häufig Ihre Position und stehen Sie öfter auf.

• *Rücken-Aufbauprogramme*

Wenn Sie oft Rückenschmerzen haben, empfehle ich Ihnen, ein gezieltes Aufbauprogramm bei einem Physiotherapeuten in Angriff zu nehmen. Die dreidimensionale Bewegung im freien Raum, die dort praktiziert wird, ist effektiver und auch gesünder als das klassische Training an Geräten in sogenannten Rückenstudios. Eines der wirksamsten und intensivsten Trainingspro-

9–12: siehe Literatur Seite 181

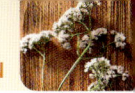

gramme ist das der Universität Göttingen, das ganz auf die jeweils individuellen Arbeits- und Alltagssituationen der Rücken-Patienten abgestimmt ist. Das Programm kombiniert Information und Angstvermeidung mit sogenanntem *work hardening*, hartem körperlichem Training, und wird seit über 15 Jahren wissenschaftlich begleitet.[13]

• *Ausdauersport*

Testen Sie, welche Sport- oder Bewegungsart Ihnen guttut. Allgemein gilt: Eine Sportart, die zwar besonders rückenfreundlich ist, Ihnen aber keinen Spaß macht, ist weniger hilfreich als eine, die Sie mögen und deshalb auch durchhalten. Wenn Sie eher übergewichtig und schwerfällig sind, könnten Sie

Akupressur

Manuelle Massage gegen akute Schmerzen

Massieren Sie bei akuten Rückenbeschwerden die Punkte Dickdarm 4, Blase 23, 40 und 60 jeweils mit dem Daumen. Den Punkt Leber 3 nehmen Sie zwischen Daumen und Zeigefinger in die Zange.

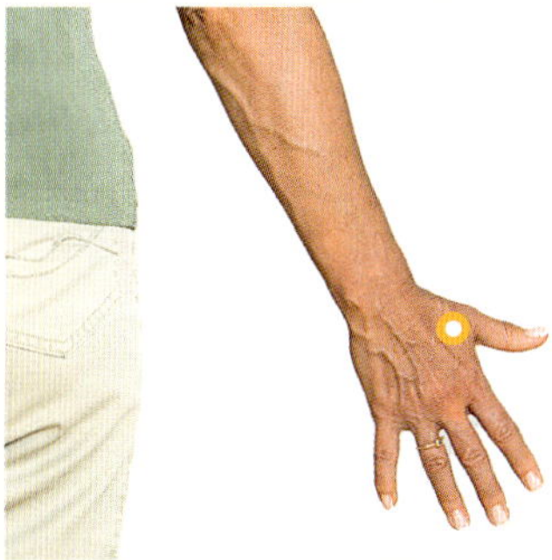

1. Der Punkt **Dickdarm 4** liegt zwischen Daumen und Zeigefinger auf der höchsten Erhebung des Handrückenmuskels, wenn der Daumen fest am Zeigefinger anliegt.

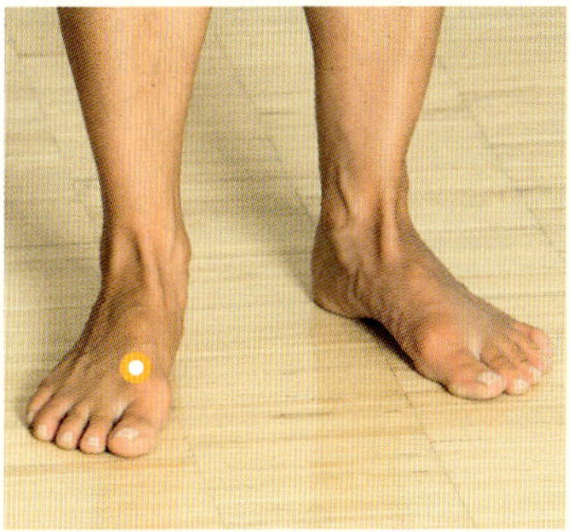

2. Der Punkt **Leber 3** befindet sich zwischen dem großen Zeh und dem zweiten Zeh, genau dort, wo die beiden Mittelfußknochen einen Winkel bilden.

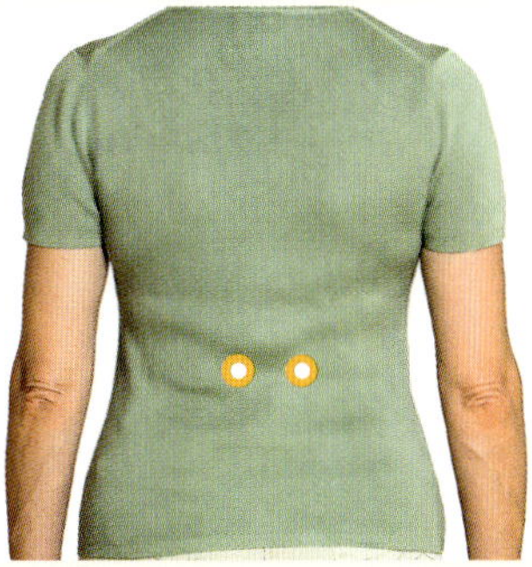

3. Der **Blasenpunkt 23** liegt am Rücken etwa auf Höhe des Bauchnabels zwei Querfinger von der Mitte der Wirbelsäule entfernt, Sie finden ihn also auf Höhe der engsten Stelle der Taille.

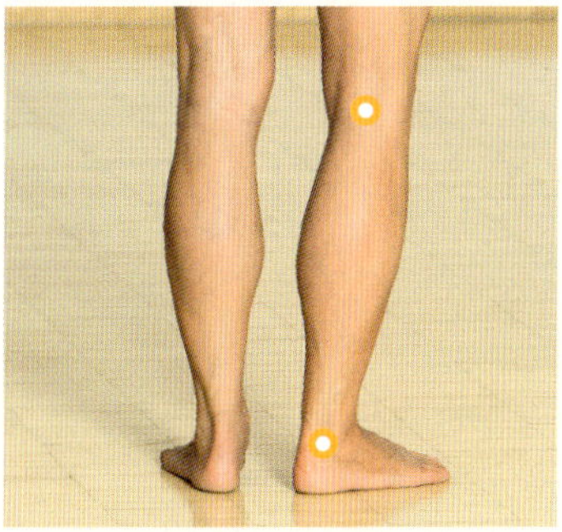

4. Der Punkt **Blase 40** befindet sich in der Mitte der Kniekehle. **Blase 60** liegt in der Mitte zwischen der höchsten Erhebung des äußeren Fußknöchels und der Achillessehne.

13: siehe Literatur Seite 181

mehr spazieren gehen, Nordic Walking ausprobieren, tanzen, schwimmen oder Fahrrad fahren. Bei Menschen, die stattdessen zu Überforderung und Überaktivität neigen, geht es zunächst vor allem darum, die eigenen Belastungsgrenzen wieder wahrzunehmen und zu respektieren. Dass gerade sehr sportliche Menschen sich übernehmen, zeigte eine Untersuchung von Freizeitläufern, die von Forschern an der Sporthochschule in Köln in Kooperation mit der AOK durchgeführt wurde.[14] In dieser Studie wurde bei 320 Freizeitläuferinnen und -läufern zwischen 11 und 85 Jahren untersucht, ob tatsächlich wie erwünscht Entspannung, Fitness und Fettabbau erreicht werden oder ob die Sportler Gefahr »laufen«, sich mit ihrem Sport zu überlasten.

Die zentrale Aussage der Studie lautet: Fast die Hälfte aller Freizeitläufer in Deutschland neigt dazu, sich zu überfordern – entgegen ihrem erklärten Ziel, gesundheitsbewusst zu trainieren. Für solche Menschen sind Bewegungslehren wie Qigong oder Taiji, welche die Achtsamkeit fördern, besonders heilsam. Sie zwingen dazu, sich zurückzunehmen und den Körper besser wahrzunehmen.

• *Feldenkrais und Alexander-Technik*

Den Körper neu kennenlernen kann man auch mit der Feldenkrais-Methode. Der Begründer dieser Bewegungsschule, Moshe

Yoga-Übung

Die Katze: für mehr Rückenbeweglichkeit

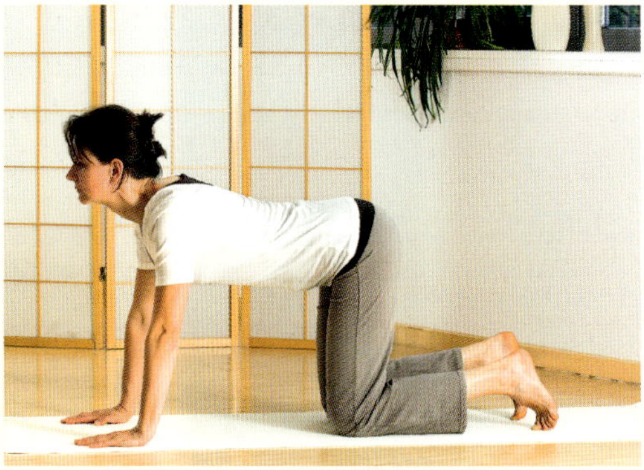

1. Begeben Sie sich in den Vierfüßlerstand: Die Hände sollen unter den Schultergelenken, die Knie unter den Hüftgelenken liegen. Halten Sie die Ellbogen gestreckt. Beim Einatmen heben Sie nun den Kopf nach oben, dabei biegt sich die Wirbelsäule nach unten, und der Bauch hängt durch.

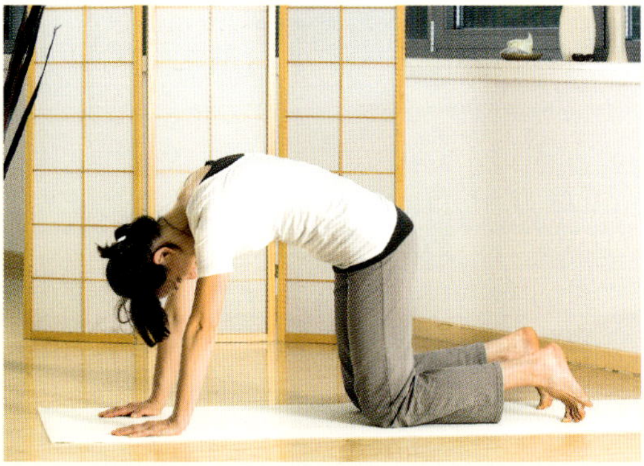

2. Beim Ausatmen wölbt sich dann der Rücken nach oben und der Kopf hängt nach unten – wie bei einer Katze, die einen Buckel macht. Wiederholen Sie diesen Wechsel 4-mal. Diese Übung erwärmt den gesamten Rücken und fördert die Beweglichkeit der Wirbelsäule.

14: siehe Literatur Seite 181

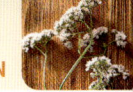

Feldenkrais, suchte aufgrund eigener Kniebeschwerden nach veränderten Bewegungsmustern. Dabei erforschte er als Physiker die Zusammenhänge zwischen Biomechanik, Neurophysiologie und Psyche. Das Ergebnis seiner Bemühungen ist eine Methode, die nicht den Sinn hat, mithilfe von bestimmten Körperübungen die Muskeln zu trainieren, sondern die Ausführungen der eigenen Bewegungen besser wahrzunehmen. Es ist Ziel dieser Bewegungsschule, eingefahrene Bewegungsmuster zu ändern und sich dadurch geistig und körperlich beweglicher und seelisch wohler zu fühlen. In Gruppen- und Einzelarbeit werden stereotype, alltägliche Bewegungsmuster bewusst gemacht und können verändert werden.

Ein verwandter Ansatz ist die Alexander-Technik, die davon ausgeht, dass Störungen des Bewegungsapparats, aber auch andere Leiden durch Bewegungsmuster im Bereich von Kopf, Hals und Rücken verursacht werden, die nicht den physiologischen, »natürlichen« Gegebenheiten des Körpers entsprechen. Deshalb lernen die Patienten in etwa 30 Stunden einen besseren körperlichen und mentalen Umgang mit sich selbst, wodurch Verspannungen und Schmerzen nachlassen oder sich sogar ganz auflösen. Die Aufmerksamkeit, Selbstwahrnehmung und die Körpersensibilität werden geschult. Eine positive Folge ist eine gesteigerte Eigenaktivität und Eigenverantwortlichkeit.

Strategie Nr. 3: Richtig essen!

Mit bewusster Ernährung können Sie durchaus auch Einfluss auf Schmerzen nehmen: Vermindern Sie den Verzehr von tierischen Fetten, die vor allem in Fleisch und Wurst, aber auch in Eiern und Milchprodukten enthalten sind – das verringert den Anteil an Arachidonsäure in Ihrem Stoffwechsel: Dadurch wird die Bildung von sogenannten Eicosanoiden gebremst, Botenstoffen, die an Entzündungsreaktionen im Körper beteiligt sind und die Schmerzrezeptoren im Gewebe sensibilisieren. Gleichzeitig sollten Sie Öle mit Omega-3-Fettsäuren verwenden (oder Kapseln einnehmen), die anders als die genannten tierischen Fette Entzündungen entgegenwirken. Stellen Sie zudem Ihre Ernährung auf mediterrane Vollwertkost um (siehe Seite 157). Meiden Sie Nahrungsmittel mit einem hohen glykämischen Index – das sind Lebensmittel, die sich rasch in Blutzucker umsetzen, wie etwa Weißmehlprodukte, Schokolade oder Alkohol. Sie fördern über eine Veränderung des Insulinhaushalts die Gewichtszunahme und erhöhen so das Risiko von Rückenschmerzen.

Heilfasten wirkt stimmungsaufhellend und entspannend und kann 1- bis 2-mal im Jahr jeweils ein bis zwei Wochen durchgeführt werden. Zum selbstständigen Fasten ohne Therapeuten eignet sich besonders das von Otto Buchinger entwickelte Heilfasten.
Anwendung: Trinken Sie 5 Tage je 3 Liter Kräutertee, ungesalzene Gemüsebrühen und Wasser (nicht mehr als 300 Kilokalorien täglich). Alle 2 Tage ist eine Darmreinigung nötig. Am 6. Tag beginnt ein langsamer Aufbau zur normalen Kost, beginnend mit einem frischen oder gedünsteten Apfel oder einer gekochten Kartoffel. Abhängig von der Konstitution kann bis zu 2-mal jährlich eine Woche lang gefastet werden (weitere Hinweise auf Seite 160).

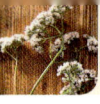

Strategie Nr. 4: Elektrische Impulse

Die transkutane elektrische Nervenstimulation (TENS) erzeugt elektrische Impulse auf der Haut, die auf das Nervensystem wirken. Sie regen die körpereigenen, schmerzhemmenden Botenstoffsysteme an, welche das überreizte Nervensystem wieder beruhigen. Nach ärztlicher Einweisung können Sie die Behandlung zu Hause durchführen.

Therapeutische Hilfe

• *Osteopathie und Chirotherapie*

Ein Arzt mit der Zusatzqualifikation für Osteopathie oder Chirotherapie kann eine Blockade von Wirbelgelenken beheben. Chirotherapie ist allerdings weniger für den Nacken geeignet bzw. sollte dort nur von einem versierten Therapeuten durchgeführt werden, da bei dem Eingriff bei falscher Technik die halsversorgenden Arterien beschädigt werden können. Lockerungsmassagen oder eine Unterwasser-Druckstrahlmassage wirken schmerzlindernd. Bei ausstrahlenden Beschwerden kann auch ein Aushängen an einem Schlingentisch guttun. 80 Prozent der Patienten empfinden zudem Wärme (Infrarot, Heißluft, Fango) als angenehm.

• *Tuina-Massage*

Wirksamer als die klassische europäische Massage bei Rückenschmerzen ist die chinesische Tuina-Massage, die auch Elemente der Akupunktur enthält.[15–17] Die Behandlung wird am bekleideten Körper ausgeführt. Der Therapeut stimuliert Punkte der Meridianbahnen mit Fingerkuppen, Handballen, Handflächen und dem Ellbogen. Die Haupttechniken sind Druck, Vibration, Bewegung auf dem Gewebe und »greifendes Kneifen«. Außerdem werden die Gelenke mobilisiert. Jede Behandlung erfolgt in drei Phasen: Aktivierung, Intervention und Harmonisierung. Eine Massage dauert in der Regel rund 30 Minuten. Eine Tuina-Behandlung umfasst meistens etwa zehn Termine (fragen Sie bei der Arbeitsgemeinschaft für Klassische Akupunktur und Traditionelle Chinesische Medizin e. V. nach). Sie wird von speziell weitergebildeten Physiotherapeuten durchgeführt.

• *Neuraltherapie*

Auch wenn wissenschaftliche Untersuchungen zur Neuraltherapie bei Rückenschmerzen nicht vorliegen, können Injektionen mit einem örtlichen Betäubungsmittel (Lokalanästhetikum) zu einer schnellen Besserung der Beschwerden führen. Die Injektionen werden im Bereich des Schmerzgebiets am Rücken gesetzt und an auffälligen Bindegewebszonen. Bei chronischen Rückenschmerzen sollte immer auch nach einem möglichen sogenannten Störfeld gesucht werden.

• *Akupunktur*

Sie ist bei chronischen Rückenbeschwerden nachweislich wirksamer als Massage und Medikamente. Seit das in Studien gezeigt wurde, wird die Akupunktur von den Krankenkassen bezahlt.

• *Blutegeltherapie*

Die Blutsauger lindern, so zeigt die Erfahrung, häufig sowohl akute als auch chronische Schmerzen, auch wenn eine Wirkung bei Rückenschmerzen wissenschaftlich noch

15–17: siehe Literatur Seite 181

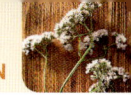

nicht bestätigt wurde (im Gegensatz zu Knieschmerzen). Die Wirkung ist wahrscheinlich auf die Kombination des Bissreizes, des Mikroaderlasses und der schmerzlindernden und entzündungshemmenden Inhaltsstoffe zurückzuführen, die der Blutegel in die Wunde abgibt. Die Egel werden speziell gezüchtet. Die Behandlung wird von ausgewählten Ärzten durchgeführt, die Erfahrung auf diesem Gebiet haben. In wenigen Fällen kann es zu allergischen Reaktionen oder zu Komplikationen wie größerem Blutverlust oder Infektionen kommen. Weitere Informationen finden Sie unter www.blutegel.de.

Ursachen und Symptome von Rückenschmerzen

Nur bei 10 Prozent der Rückenschmerz-Patienten lassen sich Veränderungen in der Wirbelsäule nachweisen, ohne dass immer sicher ist, dass diese auch schuld an den Symptomen sind. Manchmal brechen durch einen Unfall oder durch Osteoporose Wirbelkörper. Oder es wölbt sich eine der knorpeligen Bandscheiben, die als Stoßdämpfer zwischen den Wirbelkörpern liegen, durch Belastung oder Verschleiß vor (Protrusion). Der Wulst kann dann auf den Nerv drücken, der durch den Wirbelkanal läuft. Meist sind dabei die Nervenwurzeln betroffen, die zwischen den Wirbelkörpern austreten und einzelne Segmente des Körpers mit Reizleitungen versorgen (Spinalnerven). In diesem Fall treten Symptome wie Schmerz oder Taubheitsgefühle entlang der gesamten Nervenbahn auf, also auch entfernt von der eigentlichen Ursache (radikulärer Schmerz). In schweren Fällen kann es auch zu Lähmungen kommen.

Bei einem echten Bandscheibenvorfall (Prolaps) wölbt sich die Bandscheibe nicht nur vor. Vielmehr reißt ihr äußerer Faserring auch ein, sodass die gallertartige Innenmasse austreten kann. Meist wird sie dabei zwischen die Zwischenwirbellöcher und den Spinalkanal gepresst und reizt dort den Nerv. Weiteren Schmerz verursacht, wenn sich Wirbelgelenke im betroffenen Segment durch die veränderte Statik gegeneinander verschieben. Das setzt die sie umgebende Gelenkkapsel unter Druck. Außerdem verspannt sich die Rückenmuskulatur.

70 Prozent der Beschwerden liegen in der Gegend der Lendenwirbelsäule, im Kreuz oder im Becken. Bei vier von fünf Patienten ist die Ursache jedoch unklar. Psychische Faktoren der Belastung und dadurch ausgelöste Verspannungen und Mangeldurchblutungen sowie lebensstilbedingte Haltungsschäden scheinen eine größere Rolle zu spielen als rein körperliche Belastungen.

Entscheidend ist die rechtzeitige und richtige Behandlung, damit sich kein »Schmerzgedächtnis« ausbildet. Wenn die Schmerzsignale zu lange anhalten, prägt sich das dem Großhirn ein, und selbst leichte Reize wie Berührung, Wärme oder Dehnung werden als schmerzhaft empfunden. Wenn eine Nervenwurzel eingeklemmt ist, wird entzündungshemmendes Kortison direkt an den eingeklemmten Nerv gespritzt. Operationen an der Wirbelsäule werden inzwischen weit kritischer gesehen als früher, weil sie häufig durch Narben neue Symptome hervorrufen und die alten nicht lindern. Nur wenn eine Lähmung vorliegt oder die Funktion von Darm oder Blase gestört ist, muss rasch operiert werden.

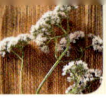

Häufig gefragt

Was kann Naturheilkunde bei Krebs leisten?

70 Prozent der Krebspatienten, so wird geschätzt, nehmen naturheilkundliche oder sogenannte »alternative« Therapieverfahren in Anspruch – meist ohne mit ihrem Onkologen darüber zu sprechen. Das birgt auch Risiken, denn einerseits kann die Naturheilkunde viel zur Linderung der zum Teil gravierenden Nebenwirkungen beitragen. Andererseits aber können beliebte und scheinbar harmlose oder gesunde Therapeutika wie Johanniskraut oder Vitamincocktails zum falschen Zeitpunkt eingenommen Schaden anrichten – durch Wechselwirkungen mit der Chemotherapie oder Bestrahlung. Sie können eine Krebsbehandlung auf unerwünschte Weise verstärken, abschwächen oder sogar unwirksam machen. Nicht immer (z. B. bei Leukämien) ist es zum Beispiel sinnvoll, das Immunsystem zu stimulieren – was viele Patienten für uneingeschränkt positiv halten.

Mit dem Onkologen offen sprechen

Im Gegensatz zu manch anderen Therapien, die in diesem Buch besprochen werden, müssen unbedingt naturheilkundliche Behandlungen bei Krebs engmaschig mit dem behandelnden Arzt abgesprochen werden. Wenn der Onkologe komplementärmedizinische Interventionen ablehnt (meist, weil er sich dort nicht kompetent fühlt), können Sie einen naturheilkundlichen Internisten suchen, der als Vermittler auftritt und als Kollege mit dem Krebsarzt einen gemeinsamen Weg sucht.

Diese Mühe lohnt sich, denn richtig angewendet kann Naturheilkunde die Krebsbehandlung optimieren: Indem sie die heftigsten Nebenwirkungen lindert, verhindert sie vorzeitige Abbrüche. Außerdem nimmt sie Angst und Stress und kann die Lebensqualität ganz deutlich verbessern. Gleichzeitig legt sie die Grundlagen für ein gesünderes Leben nach der Krankheit, was dazu beiträgt, ein Wiederkehren des Krebses hinauszuzögern oder ganz zu verhindern.

Patienten fordern Naturheilkunde

In den USA entstand – nicht zuletzt auf Druck der Patienten – vor rund 20 Jahren das Fachgebiet der Integrativen Onkologie, der wissenschaftlich abgesicherten Verbindung komplementärmedizinischer Behandlungen mit der konventionellen Onkologie. An allen renommierten Krebszentren der Staaten, zum Beispiel am Sloan Kettering Memorial Cancer Center in New York, an der Harvard Medical School oder am MD Anderson Cancer Center in Texas, haben sich solche Abteilungen etabliert. 250 Millionen Dollar geben die National Institutes of Health und das National Cancer Institute jährlich für Forschung aus.

In Deutschland steckt die Integrative Onkologie noch in ihren Anfängen, unter anderem, weil es hier deutlich schwerer ist, die finanziellen Mittel für Studien aufzutreiben. Ohne die Hilfe von Stiftungen wäre naturheilkundliche Forschung nicht möglich. Dennoch dringt die Komplementärmedizin langsam in die Onkologie vor, und einzelne Bestandteile tauchen sogar schon in den Leitlinien einzelner Fachgesellschaften auf.

Integrative Onkologie

Auf der Basis der amerikanischen Erfahrungen haben wir 2009 in den Kliniken Essen-Mitte eine Kooperation mit dem Brustzentrum und 2010 mit der Abteilung für Gynäkologie und Gynäkologische Onkologie begonnen: Im Sinne der Integrativen Medizin werden Patientinnen von Beginn ihrer Diagnose an gynäkologischonkologisch und naturheilkundlich behandelt, in präziser Absprache der Experten. Gleichzeitig behandeln wir in einer Tagesklinik Krebspatienten mit Mitteln der Ordnungstherapie und Mind-Body-Medizin. Auf der Grundlage dieser Erfahrungen möchte ich Ihnen hier einige Beispiele über die Einsatzmöglichkeiten von Komplementärmedizin und ihren Nutzen geben:

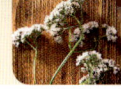

Nebenwirkungen der Krebstherapie lindern

- Durchfall: zum Beispiel ein Kombinationspräparat aus Myrrhe, Kamille und Kaffeekohle (wie Myrrhinil-intest®), Heilerde, Flohsamenschalen und feuchtkalte Leibwickel
- Fatigue: zum Beispiel Bewegung, Akupunktur, Mistel, Meditation und Yoga
- Hand-Fuß-Syndrom (Hautreaktionen an den Händen und Füßen): zum Beispiel Uridin-Salbe und Leinsamenbad
- Nagelveränderungen: Kühlhandschuhe
- Nervenschädigungen: zum Beispiel Igelball-Massage, Capsaicinsalbe, Kniegüsse und Akupunktur
- Schlafstörungen: zum Beispiel progressive Muskelentspannung, Leibwaschungen, Wechselgüsse und Lavendelauflagen
- Schleimhautentzündungen und Mundtrockenheit: zum Beispiel Spülungen mit Kochsalzlösung oder Ringelblume, Traumeel und Lidocain als Mundgel
- Übelkeit und Erbrechen: zum Beispiel Akupunktur und -pressur, Ingwerwurzel und Nux vomica
- Verstopfung: Bewegung, Flohsamenschalen und heißer Leibspiralen-Guss
- Wechseljahrsbeschwerden: zum Beispiel Akupunktur, Achtsamkeitsmeditation, Sauna, Wechselgüsse und Präparate mit Traubensilberkerze

Angst und Depression bekämpfen

Ebenso wichtig wie die Abschwächung von Nebenwirkungen ist es, Angst und Depression zu lindern, denn sie stressen den Organismus und verschlechtern die Prognose. Außerdem beeinträchtigen sie die Lebensqualität. Ganz zentral in der Integrativen Onkologie ist deshalb die Mind-Body-Medizin mit ihren stressreduzierenden Verfahren – allen voran der Achtsamkeitsmeditation (siehe Seite 172). Aber auch klassische Entspannungsverfahren wie die progressive Muskelentspannung oder asiatische meditative Bewegungslehren wie Yoga, Qigong oder Taiji kommen zur Linderung von Angst und Depressionen zum Einsatz.

Ressourcen stärken

Onkologische Therapien sind auf »Kampf« gegen die Krankheit angelegt, da bleibt wenig Platz für Besinnung und Selbstfindung. Wir versuchen, unseren Patienten zu einer »dickeren Haut« zu verhelfen. Die meisten Patienten, zeigen Umfragen, möchten gerne selbst etwas tun, um ihre Erkrankung zu überwinden. Sie wollen sich nicht als Opfer fühlen, sondern als aktive Menschen. Die Mind-Body-Medizin hilft ihnen wesentlich dabei, ihren Körper neu zu spüren, den Augenblick zu schätzen und ihre Würde wiederzuerlangen – all das sind Voraussetzungen, um ins Leben zurückzufinden, in ein neues, gesünderes Leben, und im Idealfall mit der Krise zu wachsen, der sogenannten *posttraumatic growth*.

Mehr Informationen und Behandlungsempfehlungen erhalten Sie in: »Gemeinsam gegen Krebs. Naturheilkunde und Onkologie – zwei Ärzte für eine menschliche Medizin« von Gustav Dobos und Sherko Kümmel, erschienen im Zabert Sandmann Verlag, München 2011.

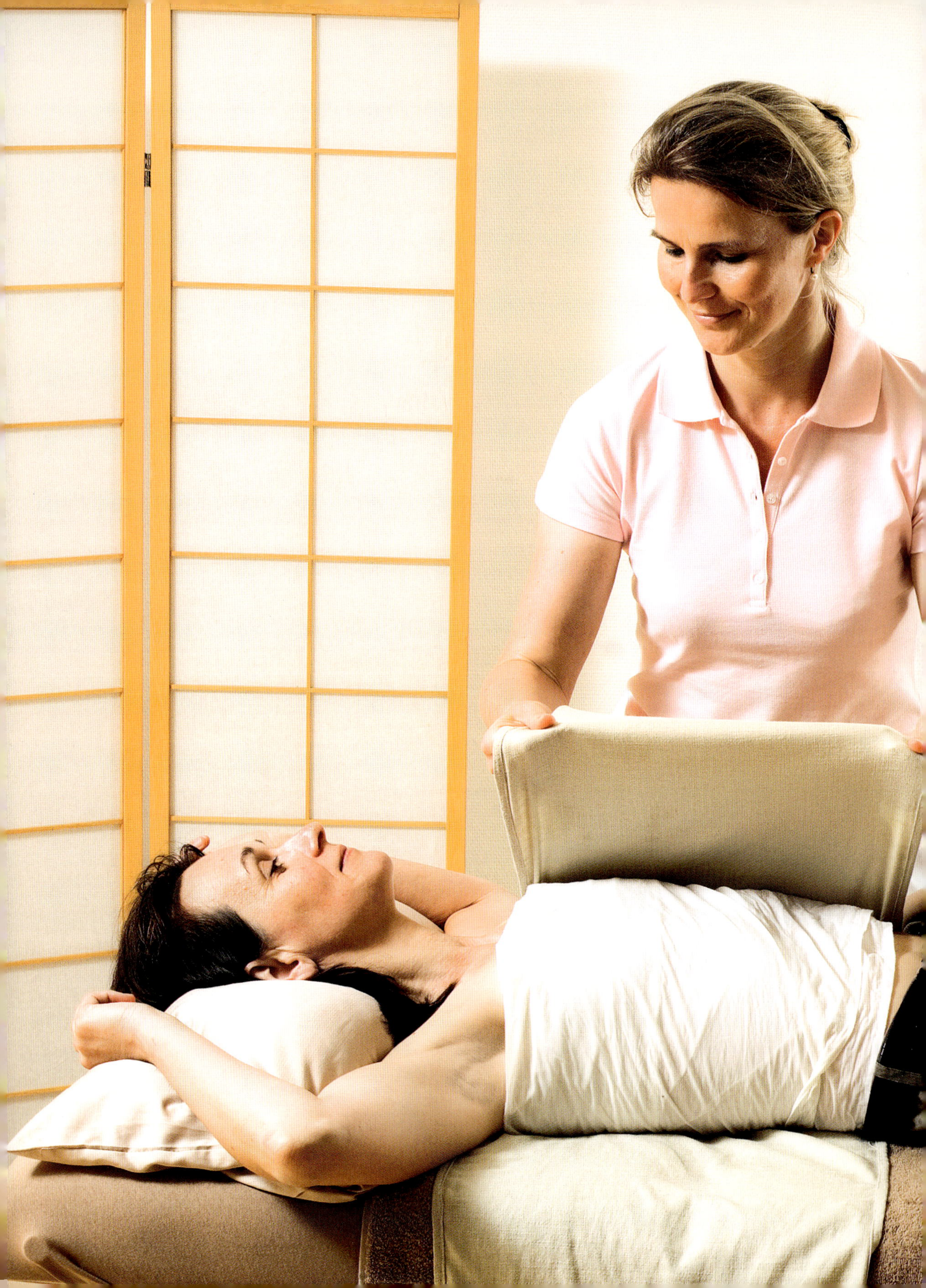

Die Methoden der Naturheilkunde

Viele Naturheilverfahren können Sie allein oder mithilfe einer anderen Person zu Hause durchführen. Auf den folgenden Seiten finden Sie dafür leicht verständliche Anleitungen, Hinweise zu Anwendungsgebieten und hilfreiche Erklärungen zu den unterschiedlichen Wirkmodellen.

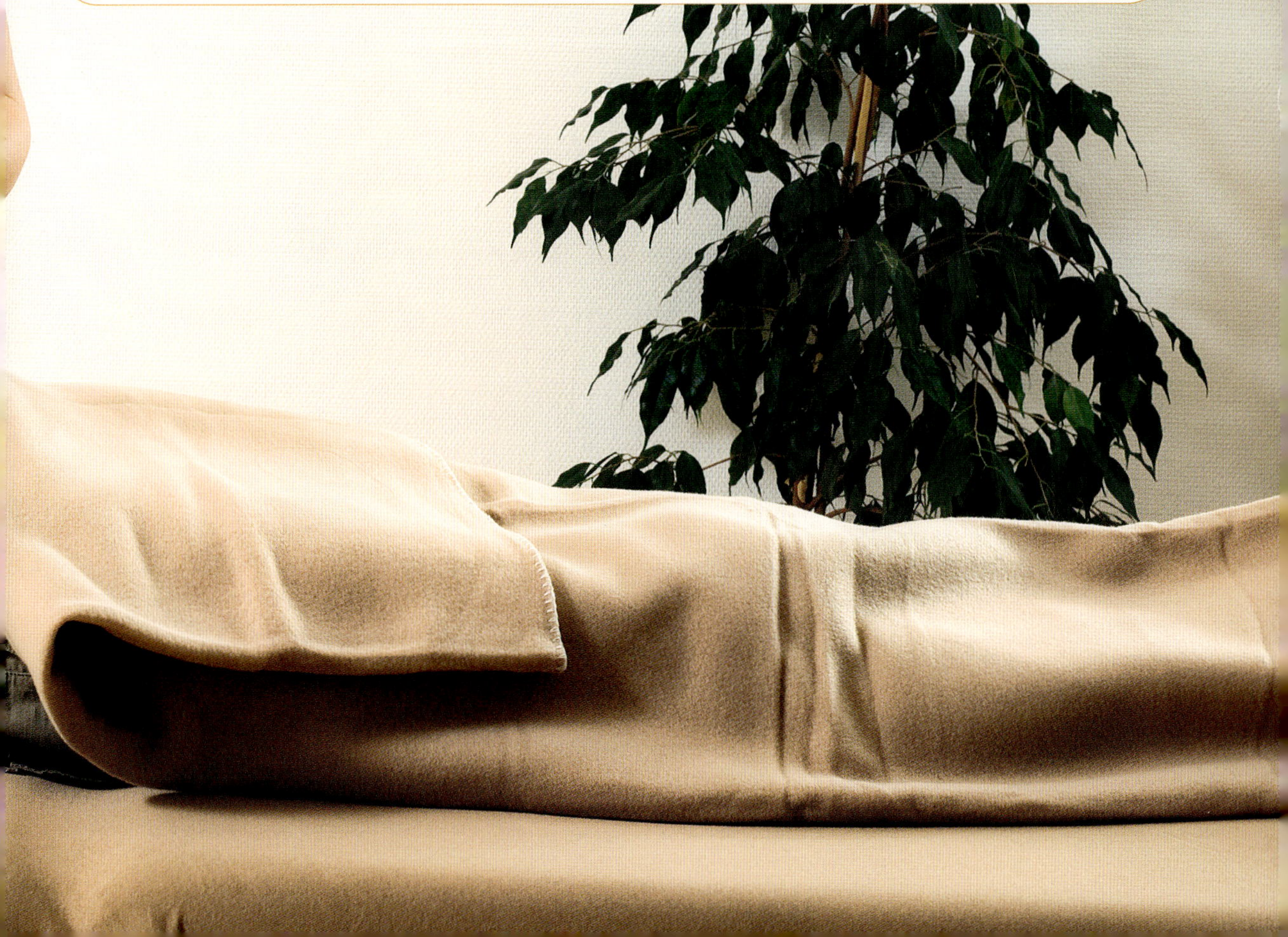

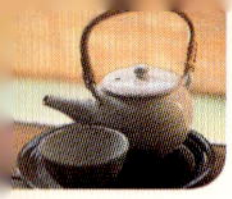

Naturheilkunde

Naturheilkunde bezeichnet ein Spektrum verschiedener Methoden, die die körpereigenen Fähigkeiten zur Selbstheilung mithilfe natürlicher Mittel wie Sonne, Licht und Luft, aber auch Bewegung und Ruhe, Nahrung und Temperaturreizen anregen. Ein wichtiger Pionier ist der Arzt Christoph Wilhelm Hufeland (1762 bis 1836), der auch Goethe und Schiller behandelte, Leibarzt des preußischen Königs war und das Journal der »practischen Arzneykunde« herausgab. Er plädierte für sanfte Behandlungen, im Gegensatz zur damals üblichen Medizin, die mit drastischen Mitteln wie häufigem Aderlass so manchen Patienten das Leben kostete. Mit seinen Vorstellungen von Diätetik (Lehre von der gesunden Lebensordnung) und physikalischen Therapien hat er bis heute großen Einfluss auf die Naturheilkunde.

Die Methoden der Naturheilkunde

Klassische Naturheilverfahren sind Wasseranwendungen, Ordnungstherapie (ausgewogene Lebensführung im Einklang mit den Rhythmen des Körpers und der Natur) Bewegung, Ernährung und Heilpflanzentherapie. Im weiteren Sinne werden auch ausleitende Verfahren (z. B. Blutegeltherapie) und traditionelle Heilverfahren, wie Ayurveda und die chinesische Medizin dazugezählt.

Frühe Wurzeln in der Antike

Bereits Hippokrates (ca. 460 bis 370 v. Chr.), einer der Begründer der europäischen Medizin, sah in den Kräften der Natur die eigentliche Arznei, der Arzt war nur Behandler. Im ersten nachchristlichen Jahrhundert verfasste der römische Militärarzt Dioskurides die »Materia medica«, ein Werk, das 600 Kräuter und 1000 weitere natürliche Heilmittel aufführte. Im Mittelalter war der Orden der Benediktiner Wegbereiter für die Weiterverbreitung medizinischen Wissens, das zu einem großen Teil auf der Heilwirkung von Kräutern des Klostergartens beruhte. Hildegard von Bingen (1089 bis 1179) integrierte Pflanzen aus der Volksmedizin in diesen Kanon.

Die Behandlung mit Heilpflanzen

Die Basis der traditionellen Heilpflanzenbehandlungen war die Signaturenlehre. Man ging davon aus, dass Gott durch Zeichen, Formen und Farben in der Natur festgelegt hatte, was auf welche Weise wirken soll. Die Johanniskrautblüten zum Beispiel wurden wegen ihrer leuchtend goldgelben Farbe als Symbol für die Sonne angesehen, auch weil sie an sonnigen Hängen etwa zur Zeit der Sommersonnwende blühen. Aus solchen Intuitionen heraus entstand die Vorstellung, mit dieser Pflanze »Licht in das Dunkel« bringen zu können. Tatsächlich hilft Johanniskraut gegen leichte bis mittlere Depressionen, wie neuere Untersuchungen ergeben haben. Später suchte die moderne Pharmakologie bekannte Volksrezepte nach einzelnen chemischen Wirkstoffen ab und synthetisierte diese. Das war oft billiger, als die natürlichen Rohstoffe zu verwenden. So entstand zum Beispiel aus der Weidenrinde das Aspirin.

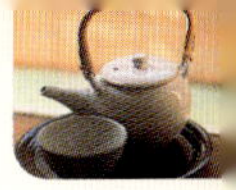

1976 wurde dann nach dem Schock der Missbildungen durch das Schlafmittel Contergan ein Arzneimittelgesetz verabschiedet, das den Nachweis der Qualität, Wirksamkeit und Unbedenklichkeit jedes Medikaments verlangte und mit seinen hohen und kostspieligen Anforderungen viele pflanzliche Substanzen vom Markt verdrängte.

Wasseranwendungen und -kuren

Wie schon in der Antike spielte neben den Heilpflanzen immer auch das Wasser eine große Rolle: Vincenz Prießnitz (1799 bis 1851) kombinierte Bäder und Umschläge mit aktiver und passiver Bewegungstherapie sowie einfacher Mischkost. Sein Zeitgenosse und Freund Johann Schroth (1798 bis 1856) verband die Wasseranwendungen mit Fasten. Sebastian Kneipps (1821 bis 1897) Wasserkuren wurden in ganz Europa bekannt.

Naturheilkunde als Reformbewegung

Parallel dazu änderte sich durch die Erkenntnisse der Zellularpathologie, der Bakteriologie und des Darwinismus das Körperverständnis. Natur- und Geisteswissenschaften trennten sich. An die Stelle ganzheitlicher Betrachtungsweisen trat ein immer stärker spezialisiertes und naturwissenschaftlich orientiertes Fachwissen. Als Gegenbewegung wie auch als Reaktion auf die Folgen der Industrialisierung wurde die Naturheilkunde Ende des 19. Jahrhunderts zum Teil einer populären gesellschaftlichen Reformbewegung mit Gesundheitsvereinen, Freikörperkultur und Turngruppen. Populärmedizinische Zeitschriften wie »Der Naturarzt« oder die sehr populäre »Gartenlaube« erreichten in dieser Zeit riesige Auflagen.

Im Jahr 1892 eröffnete eine »Freie Hochschule für Naturheilkunde« in Berlin unter gemeinsamer Leitung von Ärzten und Heilpraktikern. Heiler aller möglichen Richtungen organisierten sich in Verbänden, zum Beispiel dem «Verein Deutscher Magnetopathen«, die Bevölkerung trat Vereinen bei. Der »Biochemische Bund Deutschland« zählte 1930 geschätzte 180.000 Mitglieder, der »Verein für naturgemäße Lebens- und Heilweisen« (Prießnitz-Bund) 120.000, der »Kneipp-Bund« 48.000. Im Faschismus wurde die Ausbildung der Heilberufe vereinheitlicht und 1939 ein Heilpraktikergesetz erlassen, das noch heute gültig ist.

Heilpraktiker und Naturärzte heute

Heute arbeiten in Deutschland an die 20.000 Heilpraktiker, davon allerdings lediglich ein Drittel in Vollzeitpraxen. Sie haben den Kanon ihrer Therapien deutlich erweitert und bieten auch viele Verfahren an, deren Wirkung nicht bewiesen und deshalb umstritten ist, zum Beispiel die Chelat-, Bachblüten-, Eigenblut- oder Rolfing-Therapie. In Österreich sind Heilberufe heute ausschließlich Ärzten vorbehalten.

In der klassischen Medizinerausbildung in Deutschland sind Naturheilverfahren seit der neuen ärztlichen Approbationsordnung aus dem Jahr 2003 Teil eines verpflichtenden Lehrplans für Medizinstudenten. Die ärztliche Approbationsordnung (ÄAppO) sieht einen gemeinsamen Unterricht von Rehabilitation, physikalischer Medizin sowie Naturheilverfahren vor. Durch Weiterbildung können Ärzte jedoch die Zusatzbezeichnung »Akupunktur«, »Homöopathie« oder »Naturheilverfahren« erwerben.

Heilpflanzentherapie

Seit jeher spielen Pflanzen im menschlichen Leben eine große Rolle: Sie nähren uns, sie produzieren den für uns lebenswichtigen Sauerstoff, und viele von ihnen besitzen Heilkraft. Die ersten schriftlichen Zeugnisse der Nutzung von Heilkräutern stammen aus dem 16. vorchristlichen Jahrhundert von einem altägyptischen Papyrus. In unseren Breiten

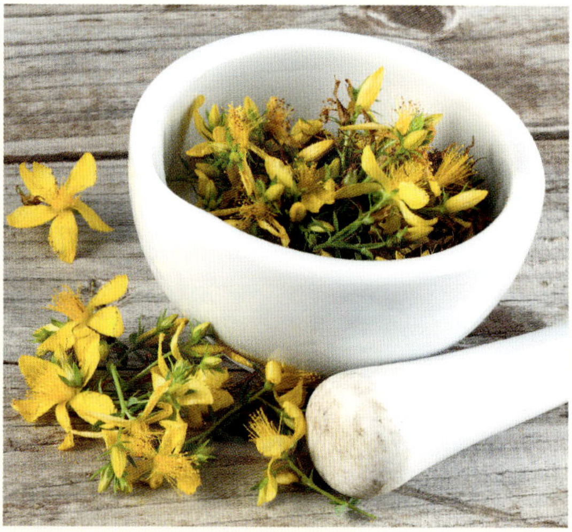

Johanniskraut ist seit Jahrhunderten ein wirksames pflanzliches Mittel gegen leichte Depressionen.

gilt die Klostermedizin als Wegbereiter der Kräuterheilkunde, wie sie vom frühen Mittelalter bis ins 15. Jahrhundert in abendländischer Tradition gelehrt wurde. Das Heilen mit Pflanzen wich dann jedoch einige Zeit aus dem Bewusstsein der Menschen und fand erst im 20. Jahrhundert wieder eine solide Basis. Es bildeten sich im letzten Jahrhundert zwei Schulen heraus: die wissenschaftliche Phytotherapie, auch rationale Phytotherapie genannt, deren Interesse vor allem auf der pharmakologischen Nachweisbarkeit der Inhaltsstoffe und deren Wirksamkeit liegt, und die Erfahrungsheilkunde, die ihr Wissen aus traditionellen Anwendungen von Heilpflanzen bezieht. Gerade die wissenschaftliche Phytotherapie gewinnt in der heutigen Zeit immer größere Bedeutung. Ihr geht es auch darum, Klarheit über Nebenwirkungen und Wechselwirkungen mit herkömmlichen Medikamenten zu gewinnen.

Wie wirken Heilpflanzen?

Bei vielen Pflanzen weiß man seit Jahrtausenden, dass sie wirken. Wie sie wirken, ist aber erst seit relativ kurzer Zeit durch Untersuchungen einzelner Inhaltsstoffe für einige Heilpflanzen belegt. Häufig entfalten die Heilpflanzen ihre Wirkung als Vielstoffgemische: Zwar definiert oft ein bestimmter Inhaltsstoff, wofür sie im Krankheitsfall genutzt werden, doch die Pflanze oder Teile von ihr wirken in ihrer Ganzheit. Zu den wichtigen Wirkstoffgruppen, die untersucht wurden, zählen zum Beispiel die Bitterstoffe, ätherische Öle, Gerbstoffe, Saponine oder Quellstoffe.

Anwendungsgebiete

Die Phytotherapie besitzt heute einen hohen Stellenwert in der Behandlung von leichteren Erkrankungen, etwa bei Nasen-Rachen- und Atemwegsinfektionen, bei Störungen des Magen-Darm-Trakts oder bei Entzündungen der ableitenden Harnwege. Auch Herz-Kreislauf-Erkrankungen sowie Prostatabeschwerden gehören in das Wirkungsspektrum von

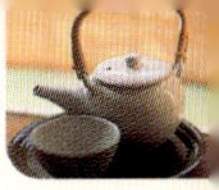

Heilpflanzen. Studien haben eine besondere Wirksamkeit nachgewiesen bei folgenden chronischen Krankheiten:

- Baldrian gegen Schlafstörungen
- Pestwurz zur Vorbeugung von Migräne
- Weißdorn gegen Herzinsuffizienz
- Johanniskraut bei leichten Depressionen
- Flohsamen zur Vorbeugung vor akuten Phasen der Colitis ulcerosa
- Preiselbeeren gegen Harnwegsinfekte
- Sägepalme gegen Prostatabeschwerden
- Umckaloabo bei Bronchitis
- Ginkgo biloba bei Demenz

Wie wendet man Heilpflanzen an?

Pflanzliche Präparate können Sie in Form von Salben, Tinkturen, Tabletten, Säften oder Pulver erhalten. Um eine optimale Wirkung zu haben, nehmen die Hersteller der Phytotherapeutika die Teile der Pflanzen, von denen man weiß, wie sie wirken: zum Beispiel nur die Blüten der Kamille; die Blätter der Brennnessel; die Wurzeln des Baldrians; die Samen des Bockshornklees; und die Rinde der Weide.

Teezubereitungen können Sie leicht zu Hause ausführen, wenn Sie Folgendes beherzigen:

- **Aufguss:** Dazu übergießt man in der Regel 1 bis 2 TL getrocknete Pflanzenteile mit 1 Tasse kochend heißem Wasser und lässt diesen Tee 10 Minuten zugedeckt ziehen. Danach seiht man ihn ab.
- **Abkochung:** Harte Pflanzenteile, wie Wurzeln, Stängel oder Früchte, muss man richtig kochen, bevor die Inhaltsstoffe herausgelöst werden. Dazu nimmt man 1 bis 2 Pflanzenteile, schneidet sie bei Bedarf klein und übergießt sie mit 1 Tasse kaltem Wasser. Diese Mischung kocht man je nach Rezeptur einige Minuten und seiht sie dann ab.
- **Kaltwasserauszug:** Vor allem Heilpflanzen mit hitzeempfindlichen Inhaltsstoffen oder schleimhaltige Pflanzen wie der Eibisch benötigen einen mehrstündigen Auszug im kalten Wasser, um ihre Inhaltsstoffe schonend herauszulösen. Nachdem man die Pflanzenteile abgeseiht hat, wird der Sud nur leicht erwärmt, bevor man ihn trinkt.

Das grüne Rezept

Um die Unbedenklichkeit von Pflanzenstoffen zu systematisieren und gesetzlich festzuhalten, formierte sich 1976 ein Expertengremium namens Kommission E, das etwa 600 der gebräuchlichsten Heilpflanzen kritisch untersuchte und bisherige Studien und Erfahrungen sondierte. Schlagartig fiel etwa ein Drittel der Heilpflanzen aus dem Katalog wegen zu geringer Wirksamkeit oder zu hohen Nebenwirkungen, die anderen durften zur Therapie genutzt werden. Dieses System soll auf den europäischen Raum von der europäischen Dachorganisation nationaler Fachgesellschaften für Phytotherapie (ESCOP) ausgeweitet werden. Das Gesundheitsmodernisierungsgesetz aus dem Jahr 2004 hält nur noch vier Phytotherapeutika für bestimmte Indikationen für verschreibungsfähig: Ginkgo bei Demenz, Johanniskraut bei leichten bis mittelschweren Depressionen, Flohsamenschalen bei Colitis ulcerosa und Mistel in der Palliativtherapie bei Krebserkrankungen. Alle anderen Heilpflanzen, die in der erfahrungsheilkundlichen Anwendung seit Jahrhunderten gute Wirksamkeit bewiesen, können seither nur noch auf einem sogenannten grünen Rezept vom Arzt verschrieben werden, das von der Krankenkasse nicht mehr übernommen wird.

Wasseranwendungen

Schon in den ältesten Kulturen hat man mit der Heilkraft des Wassers versucht, Krankheiten vorzubeugen und sie zu behandeln. Die moderne Wassertherapie, wie sie heute in Kliniken und Kuren angewendet wird, wurde von dem Naturheiler Vincenz Prießnitz (1799 bis 1851) und dem Wörishofener Pfarrer Sebastian Kneipp (1821 bis 1897) entwickelt. Sie umfasst: Waschungen, Abreibungen, Güsse, Wickel, Ganzkörperpackungen, Bäder und Teilbäder. Je nach Konstitution und Beschwerdebild des Patienten wird eine Variante ausgewählt, die von kleinstem Reiz, wie den Waschungen, bis hin zu starkem Reiz bei Ganzkörperpackungen reichen kann. Viele Anwendungen können gut zu Hause durchgeführt werden.

Wasser wirkt auf die Temperaturrezeptoren in der Haut. Diese Nervenzellen senden über komplexe hormonelle und nervale Wege Botschaften an die Blutgefäße, die zu einer Veränderung der Durchblutung führen. Wie der Körper reagiert, ist abhängig vom Reiz, das heißt von der Temperatur und der Dauer der Einwirkung (siehe unten und Seite 153): Auf einen kurzen Kältereiz hin, wie zum Beispiel beim Schenkelguss, wird die Haut anschließend stärker durchblutet.

Wickel

Wickel, Auflagen oder Packungen sind altbewährte Hausmittel, die entweder nur über den Kälte- oder Wärmereiz oder auch durch die Substanz wirken, die ihnen zugesetzt wurde. Sie werden mit feuchten und/oder trockenen Tüchern ausgeführt. Wickel entziehen Wärme, wie beispielsweise Wadenwickel bei Fieber, oder sie führen sie zu, wie bei einem Leibwickel. Als große Packung wirken sie sogar schweißtreibend.

Wirkung

Kalte Wickel entziehen dem Körper zuerst Wärme, sodass sich die Gefäße verengen. Der Körper arbeitet jedoch gegen diesen Reiz, und nach kurzer Zeit weiten sich die Blutgefäße wieder und führen zu Wärme.

Auch die inneren Organe werden durch die Temperaturreize der Haut über nervale Reflexbögen erreicht und positiv beeinflusst. Die erhöhte Durchblutung und verbesserte Stoffwechselaktivität des Gehirns wirken außerdem harmonisierend auf Nervensystem und Psyche. Ein besonders positives Ergebnis der Wasseranwendungen ist eine gewisse Stärkung des Immunsystems, also die »Abhärtung des Körpers«, zum Beispiel als Vorbeugung gegen Erkältungskrankheiten. Ausreichende wissenschaftliche Untersuchungen dazu liegen allerdings noch nicht vor. Diese reflektorische Wirkung von Wickeln und Auflagen kann durch Zusätze, zum Beispiel Kamille, Kümmel oder Zitrone, noch verstärkt werden.

Anwendungsgebiete

Wickel und Auflagen wirken sowohl bei leichten Befindlichkeitsstörungen als auch zur Unterstützung bei Erkrankungen, wie einer fieberhaften Erkältung. Sie dienen der Schmerzlinderung, wirken Unruhezuständen entgegen und verstärken die Abwehr des Körpers. Außerdem lockern sie Verspannungen und sind schweißtreibend.

Was sollten Sie beachten?

Beachten Sie auf jeden Fall, dass der Körper (vor allem auch die Füße) beim Anlegen eines Wickels warm sind und dass der Raum gut durchwärmt ist. Das feuchte Innentuch soll immer gut ausgewrungen sein und am Patienten faltenfrei und möglichst stramm gewickelt werden. Darüber kommt ein Zwischentuch, das immer etwas größer als das Innentuch sein soll. Das ist wichtig, da die Feuchtigkeit sonst verdampft. Als dritte Lage verwendet man für einen Wickel in der Regel ein dickeres Woll- oder Baumwolltuch. Während der Anwendung empfiehlt es sich, sich zu entspannen und auf jede Art von Ablenkung zu verzichten. Wichtig ist auch, nach der Anwendung des Wickels 30 Minuten nachzuruhen, damit die Körperreaktion langsam abklingen kann.

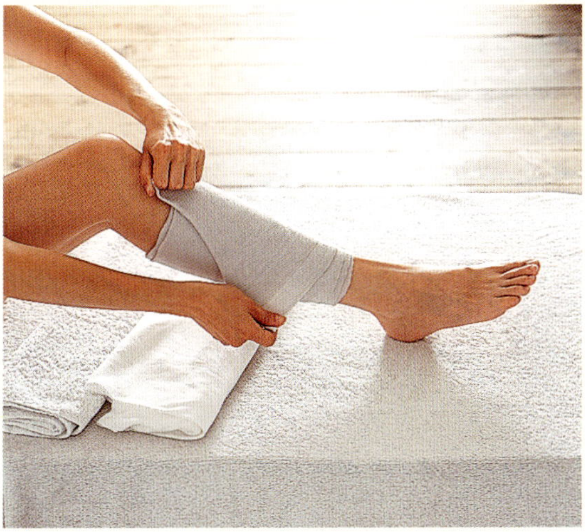

Feuchtkalte Wickel um die Unterschenkel wirken oft schneller als fiebersenkende Medikamente.

Auf einen Blick

In diesem Buch haben wir Ihnen die wichtigsten Wasseranwendungen, die man zu Hause gut ausführen kann, zusammengestellt. Spezielle Anwendungen, die vor allem bei bestimmten Beschwerden helfen, finden Sie den einzelnen Krankheitsbildern zugeordnet:

Wickel und Auflagen

- Bienenwachsauflage (siehe Seite 131)
- Bockshornkleeauflage (siehe Seite 32)
- Brustwickel, feuchtkalt (siehe Seite 150)
- Heiße Rolle (siehe Seite 151)
- Leibauflage (siehe Seite 60)
- Quarkwickel (siehe Seite 31)
- Retterspitzauflage (siehe Seite 33)
- Senfmehlauflage (siehe Seite 152)

Güsse und Bäder

- Armbad, temperaturansteigend (siehe Seite 48)
- Armguss, kalt (siehe Seite 153)
- Armwechselbad (siehe Seite 154)
- Gesichtsguss, kalt (siehe Seite 109)
- Leibwaschung (siehe Seite 154)
- Senfmehlfußbad (siehe Seite 86)
- Wechselschenkelguss (siehe Seite 155)

Brustwickel (feuchtkalt)

Der Brustwickel reicht vom unteren Rippenbogen bis unter die Achsel. Durch den kalten Reiz reagiert der Körper auf die kurze Abkühlungsphase mit einer stärkeren Durchblutung im Brustraum. Innerhalb von Minuten kommt es dadurch zur Erwärmung und einem angenehmen Entspannungsgefühl. Der feuchtkalte Brustwickel wirkt somit reflektorisch auf alle Organe, die zu dieser Körperregion gehören: Er ist ideal für die Behandlung einer Bronchitis und wirkt unterstützend bei Asthma und Fibromyalgie. Bei einer Bronchitis kann man ihn sogar täglich anwenden. Bei Rippenbrüchen beziehungsweise bei einer Entzündung der Nerven des Rippenfells kann er schmerzlindernd wirken und sollte 2- bis 3-mal pro Woche unterstützend angelegt werden. Auch bei stabilen Herzerkrankungen oder Bluthochdruck kann er – die medikamentöse Therapie begleitend – eingesetzt werden. Nach dem gleichen Prinzip wie der Brustwickel wird auch ein Bauchwickel angelegt. Beide können auch mit Zusätzen, wie zum Beispiel ätherischen Ölen, verstärkt werden.

Anwendung

Sie brauchen für den Wickel ein Innentuch (etwa 25 cm x 120 cm), ein größeres baumwollenes Zwischentuch und ein Handtuch oder ein Wolltuch für die Außenlage. In eine Schüssel füllen Sie etwa 15 °C kaltes Wasser. Tauchen Sie das Innentuch so ein, dass es triefend nass wird und wringen Sie es aus (Bild 1). Am besten, Sie legen die Tücher dann in der Reihenfolge »Außentuch, Zwischentuch, Innentuch« zuerst auf das Bett und umwickeln den Patienten dann so, wie in Bild 2 bis 3 beschrieben. Danach wird der Patient mit der Bettdecke eng zugedeckt. Lassen Sie den Wickel 45 bis 75 Minuten wirken. Achten Sie dabei darauf, dass der Patient nie fröstelt. Nach der Anwendung sollte man auf jeden Fall 30 Minuten ruhen.

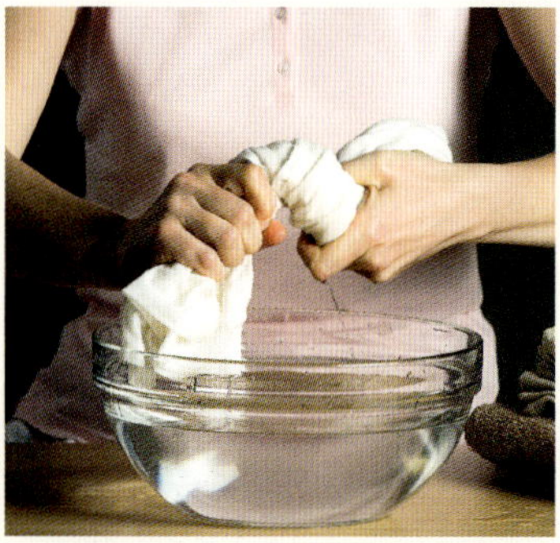

1. Wringen Sie das Innentuch so fest wie möglich aus. Das Tuch sollte nur noch feucht sein, sonst entzieht es bei der Anwendung dem Körper zu viel Wärme.

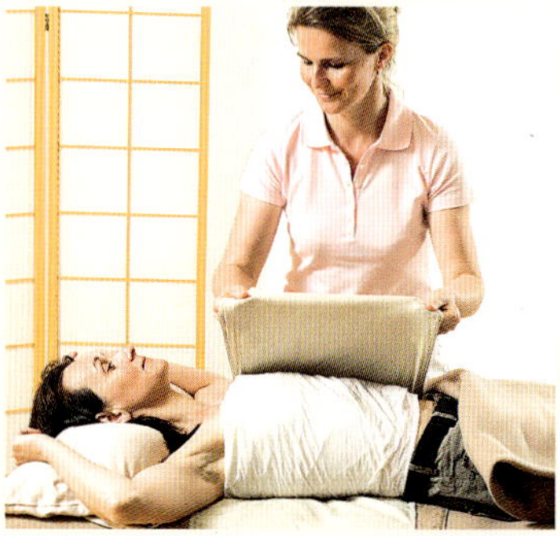

2. Umhüllen Sie mit dem feuchten Tuch die Brust, schlagen Sie es am Rücken übereinander. Danach legen Sie das Zwischentuch um, beide sollten faltenfrei sitzen.

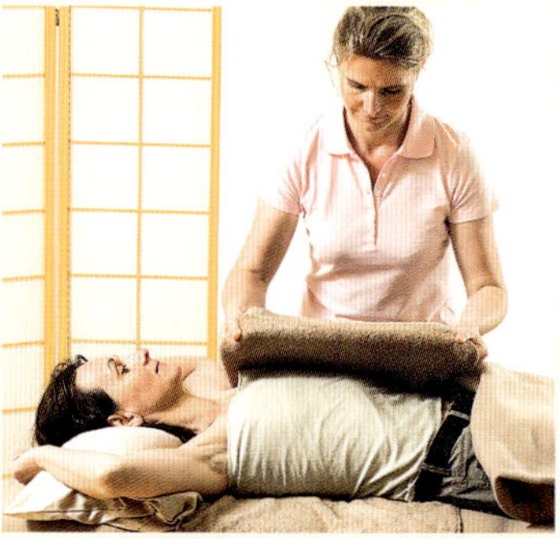

3. Nun legen Sie als dritte Lage das bereitgelegte wollene Tuch oder ein Handtuch über die beiden ersten. Auch die letzte Schicht sollte eng anliegen.

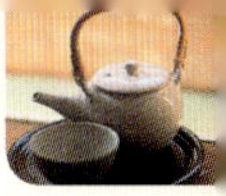

Heiße Rolle

Dieser ebenfalls seit Langem als Hausmittel bewährte Wickel besteht in seiner klassischen Form aus einem trichterförmig zusammengerollten Handtuch, das man – je nach Temperaturempfinden des Patienten – mit heißem oder warmem Wasser beträufelt. Mit dieser Rolle wird der Patient dann vorsichtig abgetupft. Lässt die Temperatur dann langsam nach, rollt man das Handtuch ab und betupft den Patienten mit dem noch warmen Teil der Rolle, der abgekühlte Bereich wird als Gegenrolle wieder aufgewickelt. Die Behandlung wiederholt man so lange, bis das ganze Handtuch abgewickelt ist.

Anwendung

In unserer Klinik haben wir diese klassische Form der heißen Rolle etwas abgewandelt, damit sie zu Hause leichter ausgeführt werden kann, ohne dass man dazu eine zweite Person benötigt, und zudem die Gefahr einer Verbrennung verringert wird. Sie brauchen lediglich einen Wasserkocher, ein mittelgroßes Frotteehandtuch und eine Wärmflasche. Anstelle der Wärmflasche können Sie auch ein Körnerkissen verwenden. Legen Sie die heiße Rolle wie in Bild 1 bis 3 beschrieben an. Handtuch und Wärmflasche (bzw. Körnerkissen) können Sie so lange liegen lassen, wie es als angenehm empfunden wird.

Wirkung

Da die Wärme bei diesem Wickel nur langsam abgegeben wird, kann sie vom Körper besonders gut aufgenommen werden. Auf diese Weise wirkt die heiße Rolle entspannend und entkrampfend auf Muskeln und Bindegewebe, sie lindert Gelenkschmerzen und wirkt insgesamt durchblutungsfördernd und zudem schleimlösend.

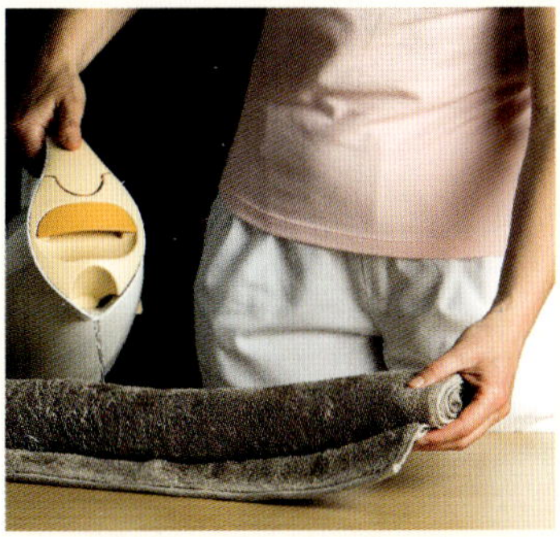

1. Legen Sie das Frotteehandtuch doppelt zusammen und rollen Sie es dann eng ein. Träufeln Sie nun auf diese Rolle kochend heißes Wasser (das Tuch keinesfalls tränken!). Lassen Sie die Rolle etwas abkühlen.

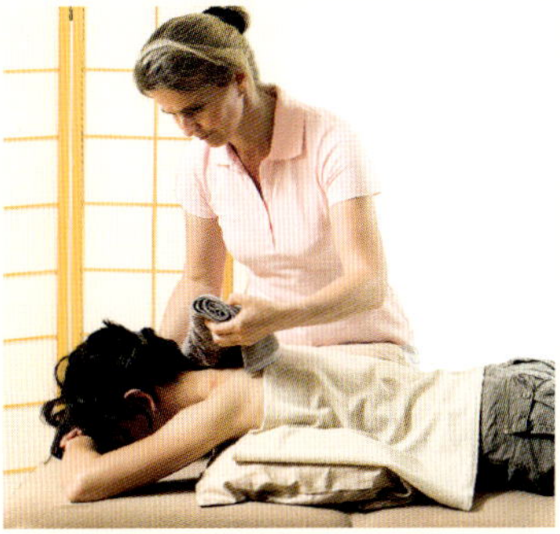

2. Legen Sie die Rolle so vorsichtig auf die schmerzende Stelle, z. B. den Nacken, auf, dass es nicht zu Verbrennungen durch das heiße Wasser kommen kann. Den restlichen Körper halten Sie mit einer Decke warm.

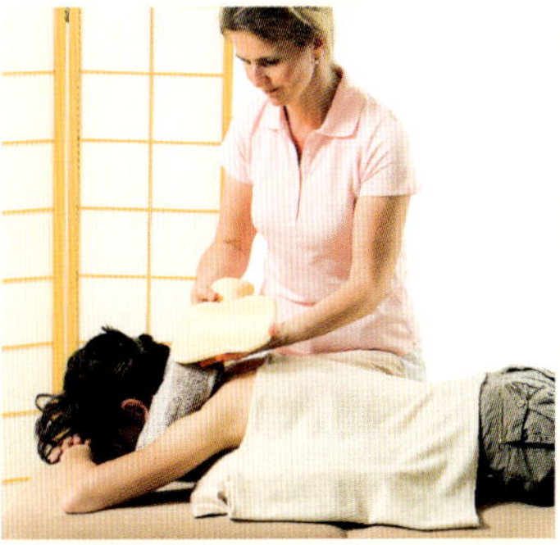

3. Wenn sich die Rolle abkühlt, können Sie wieder Wärme zuführen, indem Sie noch eine Wärmflasche darauflegen. Achten Sie auch hier unbedingt darauf, dass es nicht zu Verbrennungen an den Auflagestellen kommt.

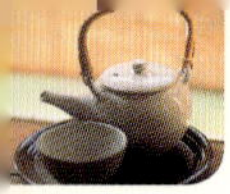

Senfmehlauflage

Der schwarze Senf enthält ein Öl, das durch Zerkleinern und Anrühren mit heißem Wasser austritt. Äußerlich angewendet, regt es die lokale Durchblutung sehr an, wirkt aber auch stark hautreizend. Die gemahlenen Senfsamen setzt man etwa bei Bronchitis und Stirnhöhlenentzündungen ein, aber auch bei Asthma und Rückenschmerzen. Nicht geeignet sind diese Auflagen für geschwächte Patienten oder bei Allergie und Hauterkrankungen im Anwendungsgebiet.

Anwendung

Sie brauchen für die Auflage einen Wasserkocher, ein Schüsselchen, ein Geschirrhandtuch und ein Baumwolltuch.
Die Menge der verwendeten Paste ist abhängig davon, auf welchem Körperbereich Sie den Wickel anwenden. Anfangs müssen Sie ein wenig probieren. Bei Erkältungskrankheiten, Asthma und Rückenschmerzen folgen Sie der Anleitung von Bild 1 bis 3.

Bei Stirn- / Kieferhöhlenentzündung

Bestreichen Sie eine Kompresse mit der Paste und decken Sie den Stirn- oder Kieferhöhlenbereich mit Vaseline ab. Schließen Sie bei der Anwendung die Augen und bedecken Sie diese wegen der abdampfenden ätherischen Öle mit kleinen Kompressen. Von einer zweiten Person wird die Kompresse mit der Stoffseite auf die Haut gelegt.

Wichtig: Bei Senfmehlanwendungen ist große Vorsicht geboten. Auf keinen Fall darf der Senf mit Schleimhäuten (vor allem mit den Augen) in Kontakt kommen. Die Anwendungsdauer liegt wegen der Verbrennungsgefahr im Bereich von Sekunden (Stirnhöhle) bis wenigen Minuten. Wenn die Auflage gut vertragen wird, kann sie im Rücken- und Brustbereich auch länger einwirken (bis zu 30 Minuten). Beenden Sie die Anwendung jedoch sofort, wenn Sie einen Juckreiz oder ein Brenngefühl auf der Haut verspüren.

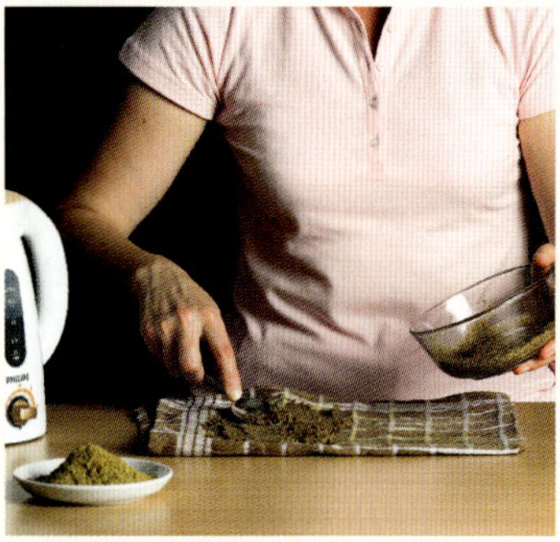

1. Verrühren Sie ca. 4 EL gemahlene Senfsamen mit 1 Glas heißem Wasser. Streichen Sie die Paste von der Mitte aus auf eine Hälfte des Geschirrtuchs.

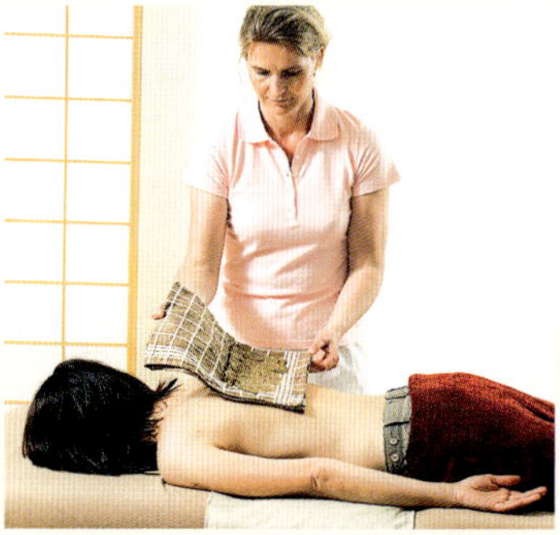

2. Das Tuch wird nun so auf die betroffene Körperstelle gelegt, dass die Seite mit der Paste vom Körper abgewendet ist (nie auf die Haut!). Dann das Tuch falten.

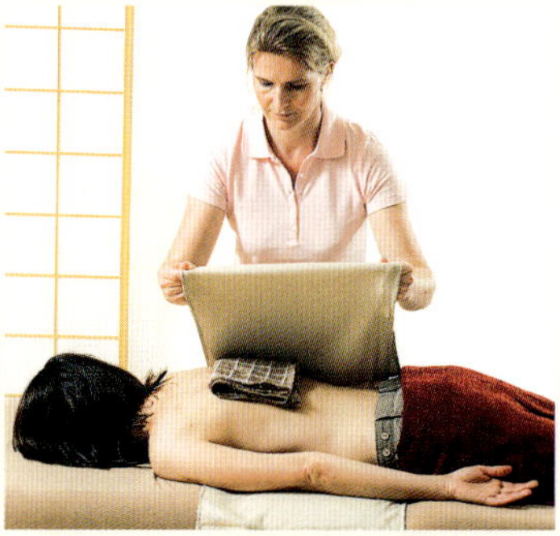

3. Den Körperbereich decken Sie mit einem weiteren Baumwolltuch nun vorsichtig zu und lassen den Wickel dann mehrere Minuten einwirken.

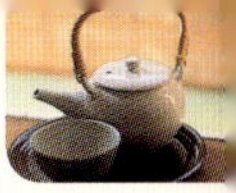

Güsse und Bäder

Je nach Konstitution und Erkrankung nutzt man für Güsse und Bäder alle möglichen Wassertemperaturen: kaltes, temperiertes, warmes, heißes, wechselndes sowie temperaturansteigendes Wasser.
Güsse haben eine höhere Reizwirkung als Wickel, da bei ihnen die Temperatur nicht langsam ausgeglichen wird, sondern die Haut sich durch das fließende Wasser unmittelbar an die jeweilige Temperatur annähert: Bei einem warmen Guss kommt es bereits während der Anwendung zu verstärkter Durchblutung. Bei kaltem Wasser ist die verstärkte Durchblutung eine Folge der Körperreaktion auf die Auskühlung. Die Haut rötet sich dabei deutlich. Zusätzlich empfangen spezielle Rezeptoren unter der Haut den mechanischen Reiz durch Veränderungen des Wasserdrucks.
Um Güsse zu Hause auszuführen, hat sich der original Kneipp-Duschkopf bewährt, den Sie auf Ihren Duschschlauch aufschrauben können (z. B. zu beziehen über Internetversender). Sie können auch einfach an Ihrem Duschschlauch den Brausenkopf entfernen, der sich meist leicht abschrauben lässt.

Armguss (kalt)

Dieser kalte Guss wirkt kreislaufanregend und erfrischend – und Sie brauchen sogar nur 3 Minuten dafür. Bei regelmäßiger Anwendung trainieren Sie das Gefäßsystem – es lernt, flexibel auf die kalten Temperaturreize zu reagieren. Das härtet nicht nur ab, sondern wirkt auch beruhigend und nervenstärkend.
Der kalte Armguss ist anzuwenden bei Erschöpfung, nervlicher Anspannung, bei nervösem Herzjagen und Bluthochdruck. Auf den Armguss verzichten sollten Sie bei ernsten organischen Herzerkrankungen. Auch bei Asthma bronchiale oder wenn man fröstelt, ist er nicht das Mittel der Wahl.
Den Guss führen Sie am besten über die Badewanne gebeugt aus. Wiederholen Sie die Beschreibungen von Bild 1 und 2 je 1-mal. Danach nur das Wasser abstreifen und sich wieder anziehen. Anschließend sollten Sie mindestens 30 Minuten ruhen.

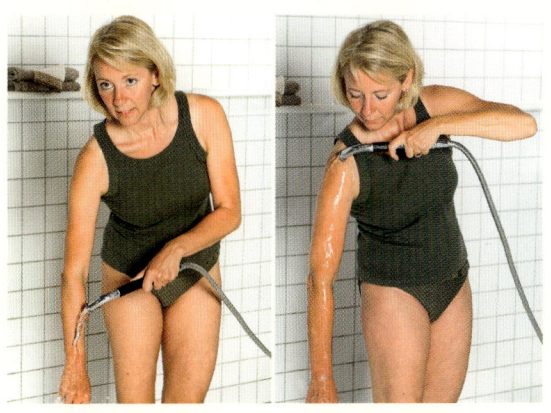

1. Halten Sie den Wasserschlauch in etwa 10 bis 15 cm Abstand an die rechte Hand. Beginnen Sie dort an der Außenseite des Arms mit dem Guss und führen Sie ihn dann hoch bis zur Schulter.

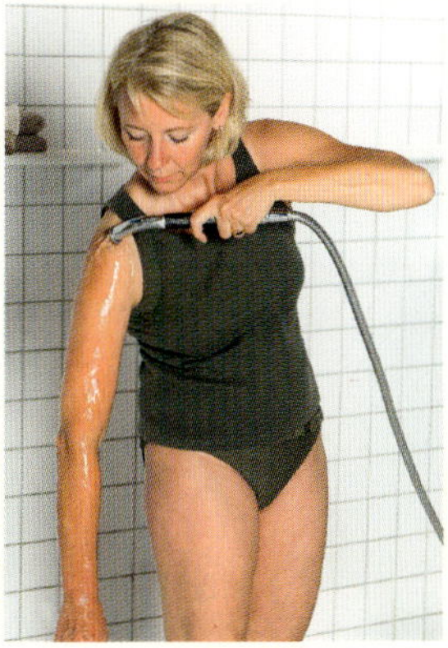

2. An der Schulter beschreiben Sie einige Kreise, danach begießen Sie die Innenseite des Arms (bis zu den Handflächen und Fingern). Wechseln Sie dann zum linken Arm.

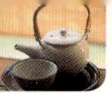

Armwechselbad

Das Armwechselbad ist ein gutes Mittel zur kurzfristigen Kreislaufanregung. Regelmäßig angewendet, trainiert es die Gefäße und lindert daher die Symptome des niedrigen Blutdrucks und der Durchblutungsstörungen in Armen und Beinen. Auch leichter Bluthochdruck kann mit dem Armwechselbad gut behandelt werden. Beim Wechselbad sollte der Warmanteil so lange dauern, bis Sie ein Gefühl der Durchwärmung haben und eine leicht diffuse Hautrötung auftritt. Das Wasser sollte auf keinen Fall zu heiß sein, damit es nicht zu Verbrennungen kommt. Das warme Wasser sollte idealerweise 36 bis 38 °C warm sein, das kalte höchstens 18 °C. Für das Wechselbad nehmen Sie zu Hause am besten Ihr Waschbecken und eine Armbadewanne oder zwei Armbadewannen. Nach der Anwendung sollten Sie sich bewegen oder Bettruhe halten. Geeignete Zusätze für das Warmbad sind: Rosmarin bei Kreislaufstörungen, Fichte bei Arthrosen und Heublumen bei rheumatischen Erkrankungen.

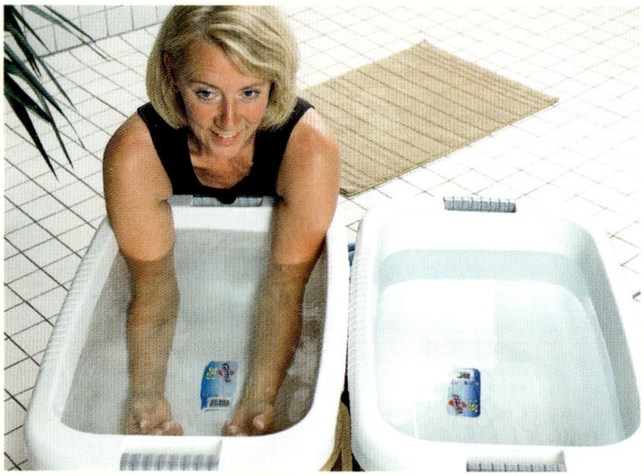

1. Setzen Sie sich bequem hin und tauchen Sie zuerst die Arme bis zur Mitte der Oberarme 5 Minuten ins warme Wasser ein. Danach wechseln Sie 10 Sekunden ins kalte Wasser. 1-mal wiederholen.

Leibwaschung

Dieses Kneipp-Verfahren hat sich seit Langem bewährt. Die Leibwaschung wirkt entkrampfend und beruhigend auf das Nervensystem. Sie löst Blähungen und fördert außerdem den Schlaf.

Tauchen Sie dazu einen Waschlappen in kaltes Wasser und wringen Sie ihn gut aus. Dann beginnen Sie an der Armaußenseite vom rechten Handgelenk, den Waschlappen zügig bis zur Schulter zu ziehen. Fahren Sie an der Arminnenseite zurück zum Handgelenk. Danach streichen Sie an der Innenseite wieder bis zu den Achseln hoch. Tauchen Sie den Waschlappen erneut ins Wasser und wiederholen Sie die Waschung am linken Arm. Waschen Sie nun die Oberkörper-Vorderseite und danach den Rücken. Anschließend die Haut nicht abtrocknen, sondern nur mit den Händen abstreifen. Nach der Anwendung sollten Sie in vorgewärmten Handtüchern mindestens 30 Minuten ruhen.

Zu Beginn sollte das Wasser nicht kälter als 18 bis 20 °C sein. Bei häufigerer Anwendung können Sie die Temperatur weiter senken.

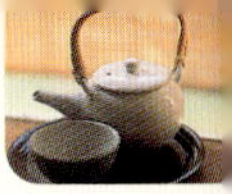

Wechselschenkelguss

Dieser Guss setzt einen besonders starken Reiz, da die Ausdehnung der behandelten Fläche recht groß ist. Man verstärkt bei dieser Wasseranwendung das Gefäßtraining an den Extremitäten und nutzt die Wirkung bei Beinvenenleiden mit Krampfadern und bei leichten arteriellen Durchblutungsstörungen. Außerdem stimuliert der Guss bei regelmäßiger Anwendung auch das Immunsystem und führt zur Abhärtung. Da er das vegetative Nervensystem beruhigt, ist dieser Guss auch eine schlafffördernde Hilfe.

Bei Wechselgüssen wechselt man 2-mal zwischen warmem und kaltem Wasser. Das warme Wasser sollte 36 bis 38 °C warm sein, das kalte höchstens 18 °C. Beginnen Sie stets mit dem warmen Wasser und schließen Sie mit kaltem Wasser ab. Güsse am Unterkörper beendet man mit der Behandlung der Fußsohlen. Falls Sie nicht sicher stehen können, stellen Sie einen Hocker in die Badewanne oder die Dusche und setzen Sie sich darauf. Nach dem Guss streifen Sie das restliche Wasser ab und trocknen nur die Zehenzwischenräume wegen der Fußpilzgefahr gut ab. Um wieder richtig warm zu werden, sollten Sie nach dem Wechselschenkelguss entweder ins Bett zur Nachruhe oder Wollsocken anziehen und leichte Übungen machen.

Wichtig: Sie sollten nie mit den Füßen im kalten Wasser stehen. Wenn Sie die Güsse in der Badewanne ausführen, sollten Sie sich einen kleinen Lattenrost aus Holz, den es in vielen Baumärkten oder Möbelgeschäften gibt, in die Wanne legen.

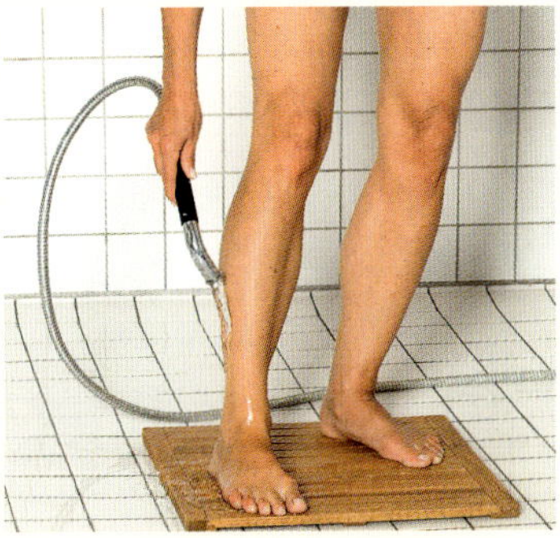

1. Stellen Sie sich bequem hin und richten Sie den warmen Wasserstrahl auf die Außenseite des rechten Fußrückens.

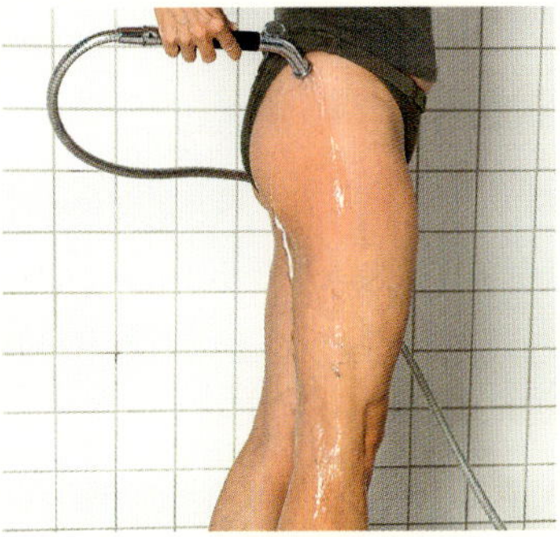

2. Führen Sie den Wasserstrahl an der Beinaußenseite bis zur Leiste. Dort beschreiben Sie mit dem Strahl ein paar kleine Kreise.

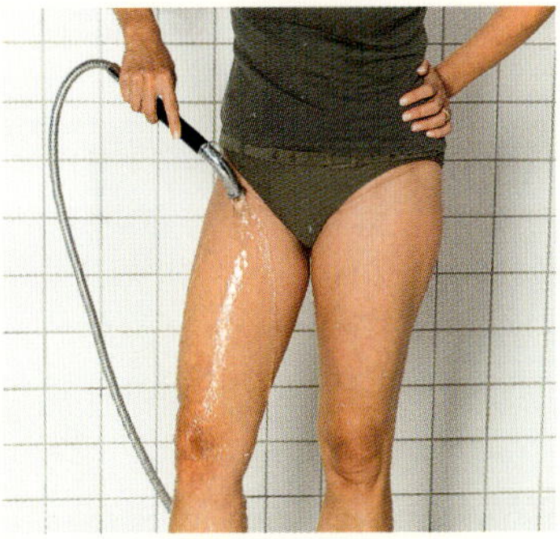

3. Führen Sie den Strahl an der Beininnenseite bis zum Fuß zurück. Wiederholen Sie dies mit dem linken Bein. Dann mit kaltem Wasser zum rechten Bein wechseln.

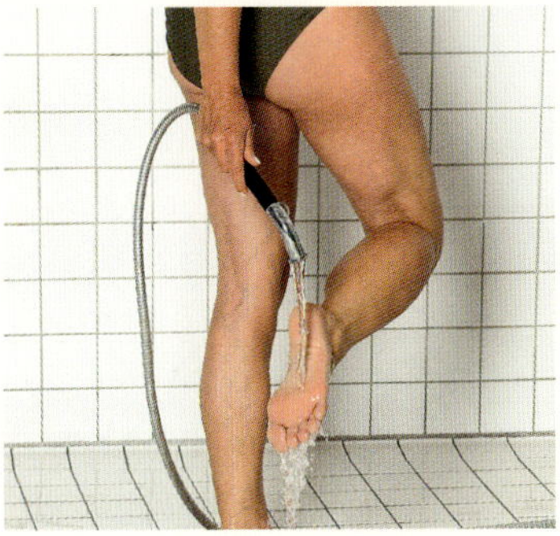

4. Nachdem Sie den Warm-kalt-Turnus 2-mal hintereinander ausgeführt haben, umspülen Sie zum Schluss die Fußsohlen mit dem kalten Wasserstrahl.

Schröpfkopfmassage

Diese Therapie vereint zwei Techniken: das (trockene) Schröpfen, bei dem mithilfe eines Schröpfkopfes ein Unterdruck erzeugt wird, um Schadstoffe über die Haut auszuleiten, und das Massieren.

Wirkung

Der Effekt ist schnell spürbar und meist sehr angenehm. Die Schöpfkopfmassage erzeugt einen Sog auf die Haut und führt so sowohl zu einer vermehrten Durchblutung als auch zu einer Aktivierung des Lymphsystems in der behandelten Körperregion. Dadurch kommt es zu einer Muskelentspannung.

Anwendungsgebiete

Die Schröpfkopfmassage eignet sich unter anderem bei Nacken- oder Schulterverspannungen, bei Rücken- und Kopfschmerzen, Rheuma, Fibromyalgie sowie Migräne.

Gegenanzeigen

Bei Hautekzemen, Sonnenbrand oder Muttermalen ist von einer Schröpfkopfmassage im betroffenen Bereich abzusehen.

Anwendung

Grundsätzlich kann diese Massageform an allen ausreichend weichen Körperregionen durchgeführt werden. Vor der Behandlung sollte ein Hautöl aufgetragen werden, damit der Schröpfkopf über die Haut gleiten kann. Nun wird der Schröpfkopf auf der Haut in langen Zügen hin und her bewegt. Die Massage wird so lange durchgeführt, bis eine vermehrte Durchblutung der Haut sichtbar ist, erkennbar an der Rötung (im Rückenbereich nach etwa 5 Minuten). Die Massage sollte nur leicht ziehen. Die Rötung der Haut mit kleinen Einblutungen ist erwünscht und verschwindet nach zwei, drei Tagen wieder.

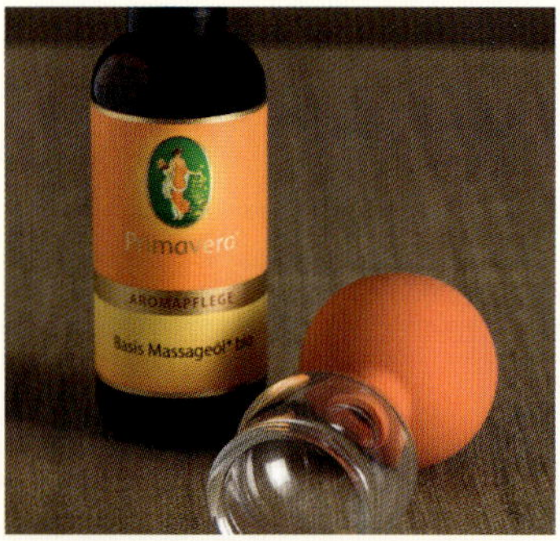

1. Sie benötigen ein Massage- oder Hautöl, das Sie als angenehm empfinden, und einen Schröpfkopf mit einem aufgesetzten Gummiball für das Vakuum (z. B. aus der Apotheke).

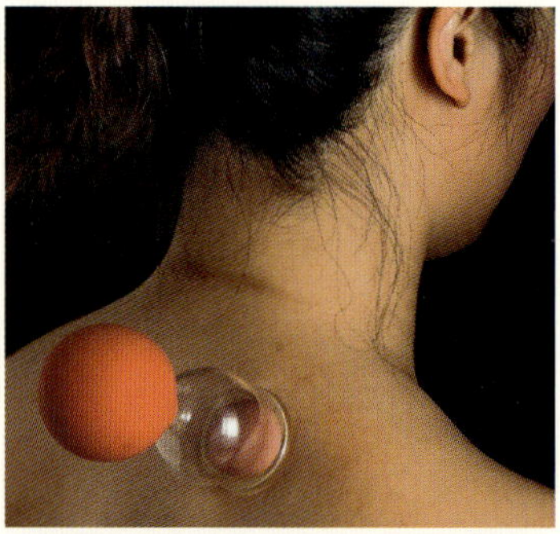

2. Pressen Sie den Gummiball zusammen, drücken Sie das Glas neben der Wirbelsäule auf den Rücken und lassen Sie dann den Ball langsam los. So saugt sich das Glas am Rücken fest.

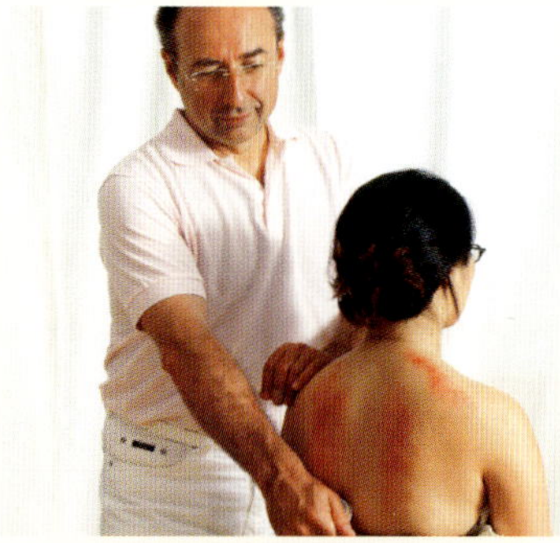

3. Ziehen Sie das Schröpfglas mit einer streichenden Bewegung entlang der Wirbelsäule bis zum Becken. Dann massieren Sie die Zwischenrippenmuskulatur auf beiden Seiten in Richtung Arme.

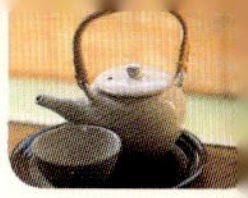

Ernährung und Heilfasten

Schon Hippokrates sagte: »Eure Nahrungsmittel sollen eure Heilmittel und eure Heilmittel sollen eure Nahrungsmittel sein.« In den letzten Jahrzehnten haben sich leider besonders in den Industrieländern die Ernährungsgewohnheiten zunehmend verschlechtert. Wir essen zu viel, zu salzig, zu süß und zu fett. Die Folge: Immer mehr Menschen leiden an den sogenannten großen Zivilisationskrankheiten wie Herz-Kreislauf-Erkrankungen, Diabetes, Übergewicht und Krebs. In der Naturheilkunde wird die Ernährung nicht nur als präventive Maßnahme zur Vermeidung von Krankheiten angesehen, sondern gezielt zur Therapie eingesetzt. Letzteres ist zum Beispiel in der Traditionellen Chinesischen Medizin seit Jahrtausenden üblich. Eine naturheilkundliche Ernährungstherapie besinnt sich auf traditionell bewährte Ernährungsformen, aber beachtet auch, dass sie praktikabel ist. Die veränderten, die Gesundheit fördernden Essgewohnheiten können nur fest etabliert werden, wenn sie auf Dauer in den Alltag des Patienten integrierbar sind.

DASH-Ernährung

Dies ist eine spezielle Form der Kost für Patienten mit Bluthochdruck (siehe Seite 45). Amerikanische Forscher untersuchten in der sogenannten DASH-Studie *(Dietary Approaches to Stop Hypertension)* bei knapp 500 Bluthochdruck-Patienten, wie die Ernährung den Blutdruck beeinflusst. Die Teilnehmer nahmen reichlich Frischgemüse und Obst sowie fettreduzierte Milchprodukte zu sich und reduzierten den Fleischanteil in ihrer Ernährung. Das Ergebnis der Studie: Die hohen Blutdruckwerte sanken. Gleichzeitig verringerten sich auch andere Risikofaktoren für Herz-Kreislauf-Erkrankungen wie die Blutfettwerte oder das Körpergewicht.

Mediterrane Vollwerternährung

Nach derzeitigen Studien gelten die traditionelle mediterrane Ernährung und die Vollwertkost als die gesündesten Ernährungsformen zur Vorbeugung und unterstützenden Behandlung der meisten chronischen Krankheiten. Da beide Formen sich in weiten Bereichen ähneln und sich geschmacklich gut ergänzen, empfehlen wir eine Synthese aus beiden. Eine Vollwerternährung, ganz gleich aus welcher Region, bedeutet, die Lebensmittel sollen sowohl gesund als auch sozial und ökologisch verträglich angebaut oder hergestellt worden sein. Grundsätzlich haben frische, regionale Bio-Produkte den Vorrang vor industriell hergestellten Produkten, die mit viel Zucker, Salz und künstlichen Zusatzstoffen versehen sind. Die traditionelle mediterrane Ernährung besteht aus viel Obst, Gemüse, Olivenöl und fettem Seefisch (z. B. Lachs, Hering, Thunfisch, Makrelen, Sardinen), aber wenig Fleisch. Dies wirkt sich positiv aus auf eine koronare Herzkrankheit, auf Bluthochdruck, Diabetes und Adipositas. Im Folgenden stelle ich Ihnen die wichtigsten Elemente der mediterranen Vollwerternährung vor.

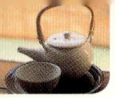

Fette und Fettqualität

In der Vollwerternährung liegt neben der Menge des verzehrten Fettes, die in ihrer Gesamtmenge reduziert sein soll, ein besonderes Augenmerk auf der Zusammensetzung der Fette. Allgemein wird unterschieden in:

- gesättigte Fettsäuren, die überwiegend in tierischen Lebensmitteln vorkommen und
- einfach und mehrfach ungesättigte Fettsäuren, die vor allem in Pflanzenölen und -fetten enthalten sind.

Gesättigte Fettsäuren wirken sich negativ auf den Fettstoffwechsel aus, da sie einen Anstieg der Blutfette bewirken und somit unter anderem das Risiko eines Herzinfarkts erhöhen. Im Zusammenhang mit dem Fettverzehr wird immer wieder das Cholesterin erwähnt. Hierzu sei kurz angemerkt, dass es dabei nicht um das Gesamtcholesterin, sondern um das Verhältnis von »gutem Cholesterin« (HDL) zu »schlechtem Cholesterin« (LDL) geht.

Hochwertige, einfach **ungesättigte Fettsäuren** (in Olivenöl) und mehrfach ungesättigte Fettsäuren (in Raps-, Walnuss-, Leinöl) beeinflussen die Blutfette auf positive Weise. Optimal für den täglichen Bedarf an Fetten sind 30 bis 35 Prozent, wovon jedoch nur 5 Prozent aus gesättigten Fettsäuren bestehen sollten. Versuchen Sie deshalb auch möglichst, versteckte Fette in Wurst oder Fast Food zu meiden. Bei den ungesättigten Fettsäuren ist darüber hinaus der Anteil der verzehrten Omega-3-Fettsäuren und Omega-6-Fettsäuren von Bedeutung. Optimal ist ein Verhältnis von Omega-6- zu Omega-3-Fettsäuren von 5:1. Zwei Fischmahlzeiten pro Woche und die ausschließliche Verwendung von Raps-, Oliven-, Walnuss- und Leinöl stellen eine gute Fettsäurebalance her. Um den Anteil an Omega-3-Fettsäuren im Fleisch zu erhöhen, besteht die Möglichkeit, das Tierfutter bei der Mast mit 5 Prozent Leinsamen (im Trockenfutter) anzureichern. Bei Teilnehmern einer Studie erhöhte sich der Omega-3-Fettsäurespiegel im Blut dadurch um das Dreifache. Sprechen Sie Ihren Bio-Bauern darauf an. Auch Wildfleisch enthält einen hohen Anteil an Omega-3-Fettsäuren.

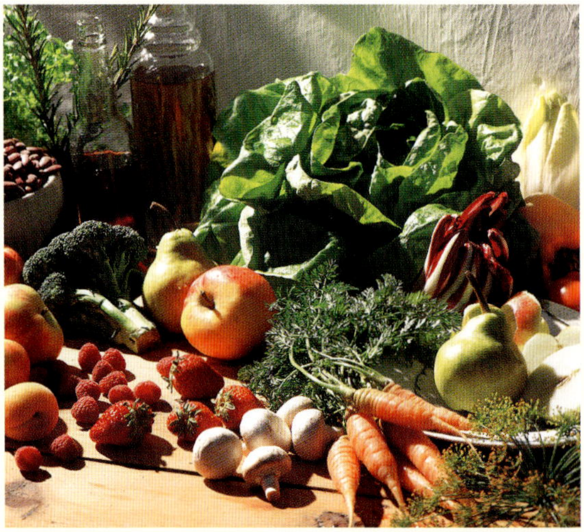

Gemüse und Obst enthalten nicht nur Vitamine, sondern auch gesunde Farb- und Abwehrstoffe.

Neben den gesättigten und ungesättigten Fettsäuren gibt es noch sogenannte **Transfettsäuren**, die besonders in industriell produzierter Nahrung zu finden sind (z.B. Kartoffelchips, Kekse), wo sie durch Härtung von Pflanzenöl entstehen. Nach wissenschaftlichen Erkenntnissen erhöht der Verzehr von Transfettsäuren den Gehalt von LDL-Cholesterin im Blut. Diese gelten als Mitverursacher der koronaren Herzkrankheit oder eines Herzinfarkts. Außerdem wirken sich Transfettsäuren negativ auf eine bestehende Asthma-Erkrankung aus (siehe Seite 36).

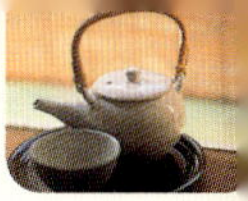

Kohlenhydrate und Ballaststoffe

Kohlenhydrathaltige Lebensmittel wie Brot oder Nudeln liefern nur dann alle wichtigen Vitamine, Mineral- und Ballaststoffe, wenn das Getreide mit Randschichten und Keim verarbeitet wurde (Vollkorn). Vollkornprodukte haben zudem einen niedrigen glykämischen Index.

Dies bedeutet, dass sie vom Körper nur langsam abgebaut werden. Demzufolge steigt bei Vollkornprodukten der Blutzuckerspiegel nicht so stark an, und es dauert länger, bis man wieder Hunger bekommt. Bei vollständig ausgemahlenem Weißmehl dagegen werden die Kohlenhydrate schnell umgewandelt. Der Blutzucker und dadurch der Insulinspiegel steigen rasch an, und man muss schneller wieder etwas essen. Ballaststoffe, die auch reichhaltig in Obst und Gemüse zu finden sind, sättigen gut, fördern eine geregelte Verdauung und bilden den Nährboden für eine gesunde Darmflora. Außerdem binden und scheiden sie Gift- und Schadstoffe aus und beeinflussen den Fettstoffwechsel positiv. Insbesondere kommt im Vollwertgetreide das Vitamin Folsäure vor, das wichtig für die Herzgesundheit und für die Entwicklung des ungeborenen Kindes ist.

Tipps und Regeln

Das sollten Sie beherzigen, um sich gesund nach der mediterranen Vollwertkost zu ernähren:

- Essen Sie 5-mal täglich Obst und Gemüse.
- Bevorzugen Sie Vollkornprodukte.
- Nehmen Sie mehr Omega-3-Fettsäuren zu sich: Raps-, Walnuss- und Leinöl.
- Essen Sie 2-mal pro Woche Fisch (Lachs, Hering, Thunfisch, Makrele, Sardine)
- Ersetzen Sie Fleisch durch eiweißreiche Hülsenfrüchte und Nüsse.
- Wenn Sie nicht auf Fleisch verzichten möchten, dann schlagen Sie Ihrem Bio-Bauern vor, seine Rinder mit 5 Prozent Leinsamen im Trockenfutter zu ernähren.
- Streichen Sie Wurst von Ihrem Speiseplan.
- Würzen Sie lieber mit Kräutern und nur sparsam mit Salz (Norm in Deutschland sind ca. 12 bis 15 Gramm, salzarm ca. 6 Gramm, der Körper benötigt 2 bis 3 Gramm pro Tag).
- Trinken Sie täglich rund 2 Liter Wasser, ungesüßten Tee oder stark verdünnte Saftschorlen.

Eiweiß

Ein wichtiger Grundsatz der mediterranen Vollwerternährung ist es, möglichst wenig Fleisch zu essen, um den Fettanteil zu verringern. Leider liegt die Eiweißzufuhr aus Fleisch in den westlichen Industrieländern und in Südafrika jedoch zwei- bis dreimal über der von der Deutschen Gesellschaft für Ernährung empfohlenen Menge von 0,8 bis 1 Gramm pro Kilo Körpergewicht am Tag. Interessanterweise haben Japaner, die sehr wenig Fleisch essen (rund 30 Prozent der durchschnittlichen Menge eines Europäers) eine deutlich höhere Lebenserwartung. Als Richtlinie gilt: 1- bis 2-mal Fleisch und ein bis zwei Eier die Woche. Neben Seefischen (siehe Seite 158) liefern auch Hülsenfrüchte wie Bohnen, Kichererbsen oder Linsen wertvolles Eiweiß. Sie enthalten außerdem B-Vitamine, Folsäure und Eisen sowie lösliche Ballaststoffe, die eine gesunde Darmflora unterstützen.

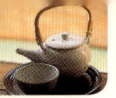

Obst und Gemüse

Vielen Studien zufolge gelten Obst und Gemüse als besonders gesundheitsfördernd. Sie enthalten neben Vitaminen und Mineralstoffen auch sekundäre Pflanzenstoffe. Letztere sind zum Beispiel als Carotinoide (Farbstoffe) in dunkelgrünem Gemüse oder in rotem und gelbem Obst enthalten. Sekundäre Pflanzenstoffe haben ein vielfältiges Wirkungsspektrum und wirken erwiesenermaßen Krebs und Herz-Kreislauf-Erkrankungen entgegen. Besonders die schwefelhaltigen sekundären Pflanzenstoffe, wie sie in Senf, Zwiebeln und Knoblauch vorhanden sind, sind der Gesundheit sehr zuträglich. Sie wirken antibakteriell, antikanzerogen und antioxidativ. Idealerweise sollten täglich fünf Portionen Obst und Gemüse gegessen werden.

Heilfasten

Beim Fasten bezieht der Körper seine Energie aus eigenen Reserven. Zuerst braucht er die Glykogenvorräte in der Leber auf. Danach greift er die Fette und in geringem Umfang Eiweiße an. Die hormonellen Regelkreise des Körpers passen sich der Umstellung an: Adrenalin und Kortisol werden vermehrt ausgeschüttet; sie sind verantwortlich für die entzündungshemmende und schmerzlindernde Wirkung des Fastens. Durch die euphorisierenden Endorphine und das Serotonin beginnt man sich etwa ab dem dritten Tag des Nahrungsverzichts wohlzufühlen. Davor kann es zu kleinen Krisen kommen (Kopfweh, Kreislaufprobleme). Ein Glas Wasser vertreibt den Hunger, auch tägliche Bewegung oder eine leichte Wasseranwendung bringen den Organismus wieder in Schwung. Trauer, Aggression oder Wut können aufkommen. Dann ist ein Fastentagebuch hilfreich. Für zu Hause sehr zu empfehlen ist die Trinkkur des Arztes Otto Buchinger.

Der Fastenplan nach Otto Buchinger

Neben etwa 2,5 Liter Kräutertees und Wasser sind heiße Gemüsebrühen, Obst- und Gemüsesäfte erlaubt. Sie sollen über den Tag verteilt nicht mehr als 200 bis 300 Kilokalorien haben. Die Kur startet mit einem Entlastungstag, an dem man nur Leichtes isst oder einen Obsttag einlegt. Der erste richtige Fastentag beginnt mit einer Darmentleerung, die für den Körper das Startsignal ist, von Aufnahme auf Ausscheiden umzuschalten. Sie ist jeden zweiten Tag notwendig, Fastengeübte greifen dabei auf den Einlauf zurück. In den nächsten Tagen können intensiver Körpergeruch und auch Mundgeruch bemerkbar werden, da viele Stoffe über die Haut und die Mundschleimhaut ausgeschieden werden. Die Fastenwoche wird am 6. Tag mit einem Aufbautag beendet, an dem es zum Beispiel einen frischen oder gedünsteten Apfel gibt.

In der Naturheilkunde gilt die Fastentherapie als sehr geeignet bei entzündlichen Gelenkerkrankungen: nachgewiesen bei rheumatoider Arthritis und Polyarthritis. Das Fasten kann zudem Startschuss für einen modifizierten Lebensstil sein, der nötig ist bei Bluthochdruck oder beim metabolischen Syndrom. In speziellen Kliniken wird Fasten erfolgreich eingesetzt bei Migräne, chronischem Spannungskopfschmerz, Schmerzen des Bewegungsapparats, chronischen Darmerkrankungen oder bei Asthma. Es kann die Basis einer naturheilkundlichen Schmerztherapie sein.

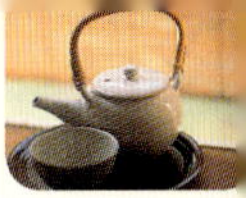

Traditionelle Chinesische Medizin

Die Traditionelle Chinesische Medizin (TCM) umfasst Teile der überlieferten Heilverfahren des antiken China. Bereits in der Zeit von 200 bis 100 v. Chr. entstand eines der bis heute wichtigsten Grundlagenwerke der chinesischen Medizin, das »Huang Di Nei Jing Su Wen« (Klassiker des Gelben Kaisers zur Inneren Medizin). In der Song-Dynastie (960 bis 1279) erreichte die Entwicklung dieses Medizinsystems seinen Höhepunkt, das bis in die späte Kaiserzeit (bis 1911) in weitgehend unveränderter Form Anwendung fand. Zur Zeit der Republik verlor es dann mehr und mehr an Bedeutung (1912 bis 1949). Mitte des 20. Jahrhunderts belebte es Staatsführer Mao Tse-tung im Rahmen seiner »Barfußmedizin« neu, da er eine einfache und kostengünstige medizinische Versorgung der Landbevölkerung sicherstellen wollte. Der Begriff »Traditionelle Medizin« ist eine Wortschöpfung aus den 50er-Jahren. Nach dem Besuch des amerikanischen Präsidenten Richard Nixon 1972 in China wurde die TCM schließlich zum »Exportschlager« der Volksrepublik.

Das Krankheitsverständnis in der TCM

Der theoretische Überbau der chinesischen Medizin ist kein homogenes und in sich geschlossenes System. Sie ist das Ergebnis jahrhundertelanger Beobachtungen und naturalistischer Beschreibungen der Symptome und Bedingungen von Krankheit und Gesundheit. Gleichzeitig enthält die chinesische Medizin auch Systematisierungen und Erklärungsmodelle, die historisch aus politischen oder philosophischen Motiven (beispielsweise einem Wechsel der kaiserlichen Dynastien, einer Staatsneuordnung oder der Ablösung des vorherrschenden Glaubenssystems) herrühren und nur in Teilen empirisch belegt werden können. Eine quellenkritische Betrachtung der TCM ist erst im Entstehen. Im heutigen China werden einzelne der traditionellen Verfahren integrativ mit naturwissenschaftlich orientierter Medizin kombiniert.

Während die westliche Medizin körperliche Veränderungen wie biochemische Merkmale (Laborbefunde) oder morphologische Befunde (z. B. ein Geschwür) diagnostisch ermittelt und gezielt behandelt, folgt die TCM einem anderen Krankheitsverständnis: Sie bezeichnet mit bildhaften Begriffen Disharmonien des körperlich-seelischen Gleichgewichts, die sie mit dem Gleichnis des gestörten Fließens oder der Blockade des »Qi« beschreibt. Im Westen wird dieser Begriff oft als »Energie« übersetzt. Es gibt aber kein körperliches Korrelat für das Qi, es ist ein Bild für eine Summe von Phänomenen.

Das Lösen von Stagnationen

Die TCM nutzt eine spezielle Puls- und Zungendiagnostik. Die Behandlung erfolgt wie im Westen allopathisch, das heißt mit entgegengesetzten Kräften: Während die Schulmedizin zum Beispiel muskuläre Verspannungen an sogenannen Triggerpunkten auflöst und Entzündungen bremst, bezeichnet die TCM ganz ähnliche Vorgänge als Auflösung von Stagnation oder Kühlen von Hitze.

Die Wirkungen auf die Organsysteme

Die Behandlung mit Heilkräutern, aber auch Mineralien und tierischen Bestandteilen ist die eigentliche, im Westen weniger bekannte Domäne der TCM. Nach ihren Vorstellungen wirken diese Mittel durch ihre Geschmacksart (süß, salzig, sauer, bitter, scharf, zusammenziehend und neutral) und ihre Funktion (hebend, senkend, absteigend, hervortretend). Manche haben spezielle Auswirkungen auf Organsysteme wie das der »Leber«, die mit den westlichen nicht deckungsgleich sind. Die Therapie muss ständig an das sich wandelnde Beschwerdebild angepasst werden und kann nur von einem erfahrenen Therapeuten festgelegt werden.

Die fünf Phasen

Die naturphilosophische Grundlage sind der Taoismus und seine Vorstellung der ineinander verschlungenen Gegensätze (Yin und Yang) sowie der Fünf-Phasen-Lehre: Aus der Erkenntnis, dass aus Wasser Holz wird (ein Baum wächst), daraus Feuer entsteht, das wiederum zu Erde wird (Asche), die ihrerseits Metalle birgt, entwickelten sich zum Beispiel Parallelen der Organ-Bezüge: Die Niere wirkt auf die Leber, diese beeinflusst den Dünndarm, jener die Milz usw. Ähnliche Assoziationsketten gelten auch für seelische Befindlichkeiten (Angst, Wut, Freude, Grübeln, Trauer) und empfohlene Nahrungsmittel.

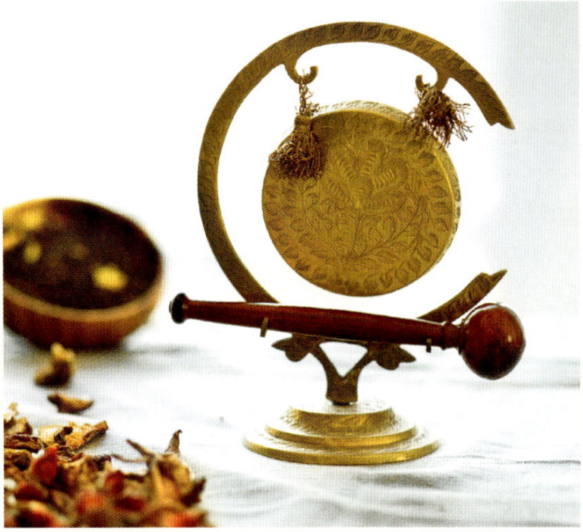

Yin und Yang müssen im Gleichklang sein.

Heilen durch Nahrung

Die chinesische Ernährungslehre ist ein wichtiger Teil der Volksmedizin und nicht mit dem identisch, was im Westen als gesundes Essen verstanden wird. Sie kombiniert Lebensmittel mit Heilkräutern je nach Geschmack (siehe oben) und beabsichtigter Wirkung im menschlichen Körper – ob diese kalt, kühl, heiß, warm oder neutral sein soll.

Die Wirksamkeit

Während es erste wissenschaftliche Hinweise für eine Wirksamkeit der chinesischen Kräutermedizin bei chronischen Leberentzündungen, Reizdarm, Periodenbeschwerden, Malaria und zur Unterstützung der Chemotherapie gibt, fehlen noch Studien zur Wirkung der Ernährungslehre. Einzelne Studien versuchen die Effekte zu interpretieren: Zum Beispiel könnte die Empfehlung gegen Fieber (Hühnersuppe) mit dem hohen Zinkgehalt der ausgekochten Knochen zusammenhängen, der das Immunsystem stärkt.

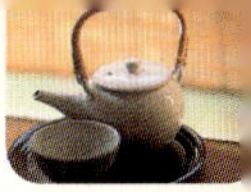

Akupressur

In China ist die Akupressur weit verbreitet und ein wichtiger Bestandteil der Volksmedizin. Bei diesem Verfahren werden – ähnlich wie bei der Akupunktur – sensible oder besonders schmerzhafte Punkte (sogenannte Ashi-Punkte) mit zartem bis kräftigem Fingerdruck auf den Meridianen stimuliert. Die Methode wird deshalb auch als Fingerdruckmassage bezeichnet und kommt im Gegensatz zur Akupunktur ohne Hilfsmittel aus. Dadurch kann der Laie diese sanfte Variante der Akupunktur auch bei sich selbst und bei anderen anwenden, sofern er Kenntnisse über die entsprechenden Punkte auf den Meridianen hat.

Wirkung

Nach chinesischer Vorstellung löst Massieren, Reiben oder Drücken sensibler Punkte oder Areale auf den Leitbahnen Energieblockaden und bewirkt dadurch eine Harmonisierung von Ungleichgewichten im Körper. Das Wirkprinzip ist ähnlich wie bei der Akupunktur, die Wirkung jedoch nicht so tiefgehend wie die der Nadeltherapie.

Anwendungsgebiete

Akupressur eignet sich gut bei allen Schmerzen, die durch Druck und Wärme besser werden. Daher kommt sie als Therapie bei Krankheiten des Bewegungsapparats zum Einsatz, beispielsweise bei Muskelverhärtungen. Zusammenfassende Studien zeigten, dass die Akupressur zur Behandlung von Rückenschmerzen sogar wirksamer als westliche Massageformen ist. Man kann sie mit anderen Massageformen kombinieren, so bei Gesichts- und Zahnschmerzen, bei Spannungskopfschmerzen oder bei Rückenschmerzen.

Gegenanzeigen

Nach einer Behandlung kann ein Gefühl wie bei einem Muskelkater auftreten. Zudem kann es zu leichteren Blutergüssen kommen. Daher sollten Patienten mit Diabetes mellitus, mit erhöhter Blutungsgefahr (z. B. infolge blutverdünnender Medikamente) und speziellen Gefäßleiden nicht mit Akupressur behandelt werden. Auch eine fortgeschrittene Osteoporose sollte ausgeschlossen werden. Besondere Umsicht erfordern Hautareale mit Rötungen, Schwellungen oder Wunden.

Anwendung

Wird die Akupressur durch einen Therapeuten ausgeführt, liegt der Patient auf einer Massageliege oder auf dem Boden. Der Therapeut benutzt seine Finger, manchmal auch den Ellbogen, um entsprechenden Druck auf die schmerzenden Punkte auszuüben. Die Behandlung, die zwischen 30 und 60 Minuten dauert, sollte jedoch maximal leichte Schmerzen auslösen.

Was sollten Sie beachten?

Für die Selbstbehandlung mit Akupressur eignen sich nur einige Punkte, die im Buch beschrieben sind. Der ausgeübte Druck sollte keine Schmerzen verursachen. Zur Durchführung von Partnermassagen empfiehlt es sich, vorher einen entsprechenden Kurs bei fachkundigen Lehrern zu absolvieren.

Tuina-Massage

»Tui« bedeutet »schieben, drücken« und »na« heißt so viel wie »greifen, ziehen«. Tuina beinhaltet eine Kombination aus ganz unterschiedlichen Massagetechniken, manueller Therapie und Akupressur. Von der westlichen Massage unterscheidet sie sich durch ihre Grifftechniken, von denen rund 300 verschiedene bekannt sind. Im Gegensatz zur Akupressur, wo nur einzelne Punkte gedrückt werden, ist eine Tuina-Behandlung wesentlich komplexer und individueller.

Wirkung

Nach Vorstellung der Traditionellen Chinesischen Medizin wird durch die Tuina-Massage eine Lösung von Energieblockaden erreicht. Das Massieren, Reiben, Kneifen und Kneten lockert das Gewebe, wodurch die Durchblutung angeregt wird. Es entsteht eine entspannende Wärme. Eine besondere Technik der Tuina-Massage ist die Druckmassage von Akupunkturpunkten (Akupressur, siehe Seite 163). Die Tuina-Behandlung wird nicht von allen Patienten als angenehm empfunden, doch ist die Wirkung in vielen Fällen bemerkenswert. Wissenschaftlich ist die Wirksamkeit bis jetzt nur wenig belegt.

Anwendungsgebiete

Vor allem Patienten mit Schmerzerkrankungen (akut und chronisch) berichten bereits nach wenigen Behandlungen über verblüffende Besserungen (insbesondere Rückenschmerzen). In ihrer klassischen Form wird die Tuina-Massage bei degenerativen Gelenkerkrankungen, bei Muskel- und bei Bänderzerrungen angewendet. Aber auch bei psychosomatischen Erkrankungen wie etwa Schlaflosigkeit kommt sie zum Einsatz.

Gegenanzeigen

Bei Hauterkrankungen sollte die Tuina-Massage nicht angewendet werde. Außerdem ist sie nicht geeignet, wenn gerinnungshemmende Medikamente eingenommen werden.

Anwendung

Der Therapeut deckt entweder den zu behandelnden Körperbereich mit einem dünnen Baumwolltuch ab, durch das er hindurch arbeitet, um Hautirritationen infolge der meist kräftigen Massagetechnik zu vermeiden, oder er behandelt durch die Kleidung.
Je nach den Erfordernissen der Krankheit und des Patienten kommen spezielle Techniken zum Einsatz: Pressen von schmerzenden Punkten mit der ganzen Hand, dem Handballen, dem Ellbogen oder einzelnen Fingern, Schlagbewegungen mit den Handkanten oder langsames Streichen mit den Fingern entlang der Meridiane.

An wen können Sie sich wenden?

Da es gelegentlich zu Blutergüssen und selten zu Verletzungen der Gefäße, Nerven oder Muskeln kommen kann, sollten Sie sich einen erfahrenen Tuina-Therapeuten suchen. Scheuen Sie sich nicht, den Behandler nach seiner Ausbildung zu fragen. Weitere Informationen erhalten Sie zum Beispiel bei der Internationalen Gesellschaft für Chinesische Medizin (Tel. 089 38888031, www.tcm.edu).

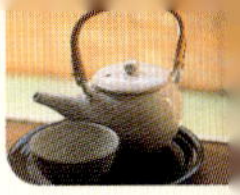

Gua-Sha-Massage

Bei dieser 2000 Jahre alten, in ganz Asien verbreiteten Behandlungstechnik schabt man mit abgerundeten Instrumenten mehrfach über einen Bereich der Haut, bis dieser sich deutlich verfärbt. In den meisten Ländern benutzt man dazu eine Kupfermünze (daher auch die Bezeichnung »Münzmassage«), es kommen aber auch andere Materialien zum Einsatz: In China wurden und werden hierzu beispielsweise Porzellanlöffel verwendet, die sich durch ihre abgerundete Form gut eignen. Ebenso werden Horn, Knochen und Bambus und sogar Deckel von Gläsern benutzt. »Gua« bedeutet »reiben« und »Sha« bezeichnet einen hirseähnlichen Hautausschlag, der einer Blockade von Energie (Blut-Stase) an der Hautoberfläche entspricht. Massiert wird so lange, bis kleinste Hauteinblutungen (Petechien) entstehen, die nach zwei bis drei Tagen abgeheilt sind. Nicht zuletzt wegen der Hautblutungen gehört die Gua-Sha-Massage wie der Aderlass, das Schröpfen, Einläufe oder das Fasten zu den »ausleitenden Verfahren«. Nach traditioneller Vorstellung befreien sie den Körper von Schadstoffen.

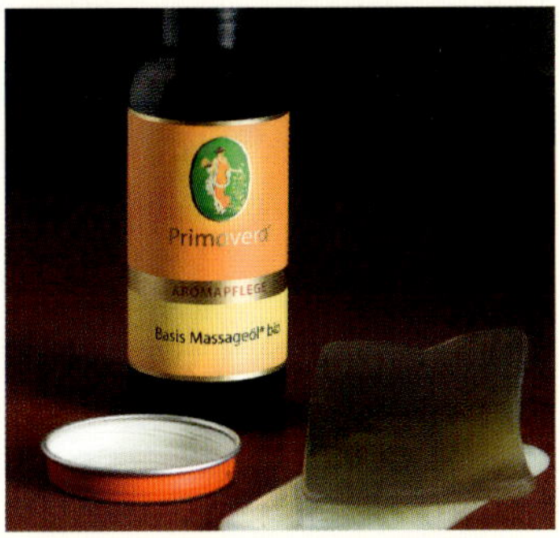

1. Für die Gua-Sha-Massage benötigen Sie ein Hautöl, den Deckel eines Babybreiglases oder einen abgerundeten Schaber.

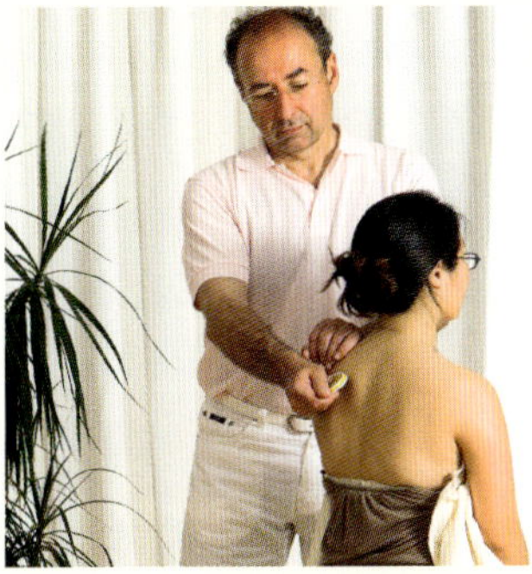

2. Nach Auftragen des Öls streichen Sie mit dem Deckel ca. 1,5 Daumenbreit seitlich der Wirbelsäule von oben nach unten.

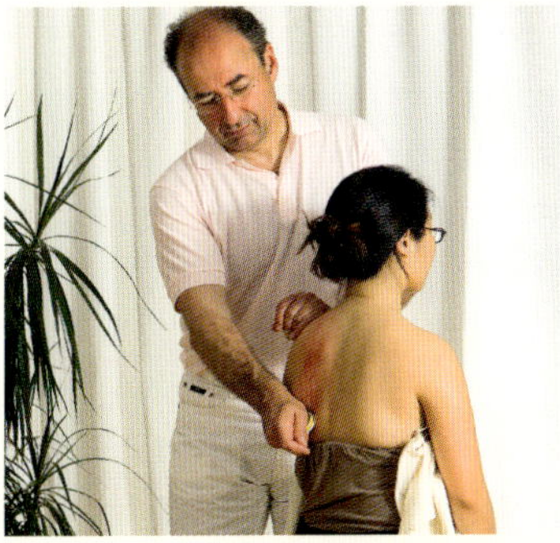

3. Danach folgen Sie derselben Strichrichtung 2-mal versetzt um je weitere 1,5 Daumenbreiten seitlich des ersten Strichs (ebenfalls mit deutlichem Druck).

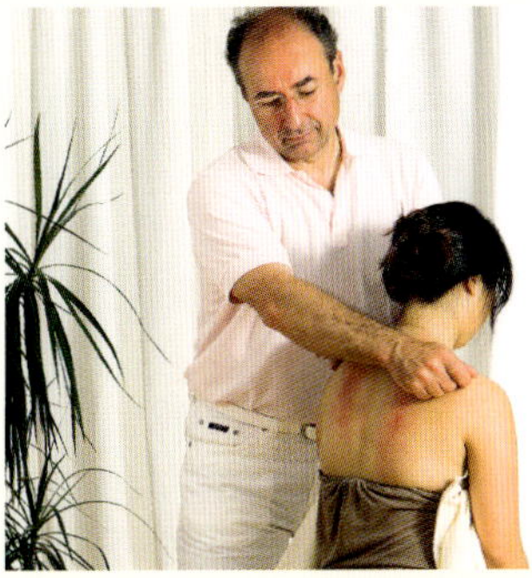

4. Streichen Sie dann mit dem Deckel vom Nacken bis zur Schulter und abschließend seitlich von der Schulter hoch zur Nackenmuskulatur.

Wirkung

In der frühen Ming-Dynastie (1368 bis 1644) erklärte man sich die Wirkung folgendermaßen: »Das Körperinnere steht mit der Körperoberfläche in Verbindung. Die krank machenden Faktoren werden sich daher abwärts bewegen, wenn man sie nach

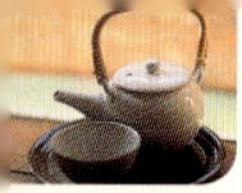

unten streicht. Eine Aufwärtsbewegung der Giftstoffe ist ungünstig und unnatürlich. Eine Abwärtsbewegung ist natürlich. Die Krankheit wird geheilt, wenn es gelingt, den unnatürlichen (ungünstigen) Prozess in einen natürlichen umzuwandeln.«
Wissenschaftliche Studien liegen bisher nur vereinzelt vor. Bisher konnte gezeigt werden, dass Gua Sha die Durchblutung an der Hautoberfläche kurzzeitig um das Sechsfache ansteigen lässt. Darüber hinaus lenkt die Massage in der Körperwahrnehmung die Aufmerksamkeit von den Schmerzen ab und »überschreibt« die Schmerzreize durch eigene. Über komplexe Nervenverschaltungen mit Wirkung von der Haut auf die Eingeweide ist auch eine Verbindung zu den inneren Organen möglich.

Anwendungsgebiete

Bei einer beginnenden Migräne hat sich gezeigt, dass eine Gua-Sha-Behandlung häufig zu einer deutlichen Besserung bis hin zum völligen Verschwinden der Beschwerden führt. Dies sind Erfahrungswerte aus unserer Klinik, die an einer Vielzahl von Patienten gesammelt wurden, sodass diese Form der Massage bei uns inzwischen zur Standardtherapie bei der Behandlung von akuten Migräneanfällen gehört. Außerdem haben bisherige Beobachtungen an unserer Klinik gezeigt, dass die Gua-Sha-Methode aussichtsreiche Therapieergebnisse bei Spannungskopfschmerz und Nackenschmerzen aufweist. Empfohlen wird sie auch bei Muskelverspannungen und Rückenschmerzen. Gute Erfahrungen mit der Methode haben wir zudem bei der Behandlung einer akuten Bronchitis und der Fibromyalgie gemacht.

Gegenanzeigen

Dagegen sollte eine Gua-Sha-Massage nicht bei verletzten Hautarealen vorgenommen werden, bei noch vorhandenen Hautblutungen (Petechien) sowie erhöhter Blutungsgefahr, also auch nicht, wenn blutverdünnende Medikamente eingenommen werden. Auch bei Diabetes mellitus und Gefäßleiden (chronisch entzündliche Venenerkrankungen oder Gefäßverschluss) muss auf eine Gua-Sha-Behandlung im betroffenen Bereich verzichtet werden. Keinesfalls darf der Bauch von Schwangeren behandelt werden.

Anwendung

Vor der Behandlung werden die entsprechenden Hautareale mit Öl oder Vaseline eingerieben. Dann folgen von oben nach unten sowie zur Seite gerichtete streichende Bewegungen mit einem abgerundeten Instrument und deutlichem Druck (siehe Seite 165, Bild 1 bis 4). Die Massage führt zu starken Rötungen und blauen Flecken, die erwünscht sind.

Was sollten Sie beachten?

Die Gua-Sha-Massage ist leicht zu Hause zusammen mit einer zweiten Person auszuführen. Da die Schmerzwahrnehmung bei jedem unterschiedlich ist, ist es wichtig, dass der Patient vor der Behandlung gebeten wird, es sofort zu sagen, wenn die Behandlungsintensität zu stark wird. Erfahrene Gua-Sha-Therapeuten sowie weitere Informationen finden Sie ansonsten bei der Internationalen Gesellschaft für Chinesische Medizin (Tel. 089 38888031, www.tcm.edu) oder der Arbeitsgemeinschaft für Klassische Akupunktur und Traditionelle Chinesische Medizin e.V. (Tel. 08651 690919, www.agtcm.de).

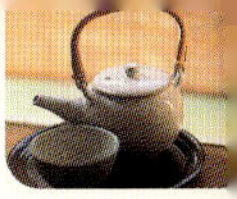

Qigong

Diese Bewegungsform gehört zu den fünf Säulen der TCM und bedeutet so viel wie »Arbeit am Qi«. Nach traditioneller Vorstellung des Qigong besteht das Ziel darin, das Qi des Körpers nach innen zu richten und dort eventuelle Disharmonien auszugleichen. Die Bedeutung des Qigong lässt sich bis 200 v. Chr nachweisen. Im Medizinklassiker »Huang Di Nei Jing Su Wen« (»Klassiker des Gelben Kaisers zur Inneren Medizin«, 200 bis 100 v. Chr.) führt der legendäre Kaiser Huangdi ein fiktives Gespräch mit seinem Leibarzt, in dem sich der Kaiser über die geringe Lebenskraft der Menschen »von heute« beklagt. Die Kraft lasse schon im Alter von fünfzig Jahren nach, obwohl die Menschen früher ohne Kraftverlust hundert Jahre gelebt haben sollen. Der Arzt führte dies auf die unangemessene, unbedachte und verschwenderische Lebensweise zurück, die von Leidenschaft und Erregung getrieben sei. Er empfahl eine ganzheitliche Lebensweise, zu der auch die Kontrolle des Qi durch Ruhe und Konzentration gehört.

Wirkung

In der allgemeinen Prävention, der Therapie, der Stärkung von Körper und Geist sowie der Vorbeugung des vorzeitigen Alterns spielt Qigong eine wichtige Rolle. Mithilfe der »3 Mittel« (Körperhaltung, Atmung, Vorstellungskraft) und der »2 Wege« (Übungen in Bewegung, Übungen in Ruhe) werden die Selbstheilungskräfte aktiviert. Mittlerweile gibt es positive Hinweise auf Qigong bei der Therapie einiger chronischer Krankheiten.

Anwendungsgebiete

Qigong wird häufig nicht in Bezug auf bestimmte Krankheitsbilder verordnet, sondern zielt auf die Förderung individueller Selbstheilungsprozesse. Hinweise für eine positive Wirkung liegen für Schmerzkrankheiten, für stressbedingte Erkrankungen wie Fibromyalgie, Bluthochdruck und Asthma bronchiale sowie für wiederkehrende Stürze bei älteren Menschen vor.

Gegenanzeigen

Zurückhaltung ist bei gravierenden psychischen Erkrankungen geboten.

Anwendung

Qigong ist besonders für all jene geeignet, die Probleme damit haben, sich in Ruhe zu entspannen. Mittels langsamer, konzentriert und leicht angespannt ausgeführter Bewegungen sowie stiller Meditation soll der Übende Ausgeglichenheit, Gesundheit und Wohlbefinden erlangen. Am besten übt man unter der Leitung eines qualifizierten Lehrers. Einfache Übungen, wie die in diesem Buch gezeigten, kann man auch eigenständig ausführen.

Was sollten Sie beachten?

Wichtig ist, dass Sie die Übungen dem jeweiligen körperlichen Zustand anpassen, einige können Sie zum Beispiel auch im Sitzen ausführen. Die gesetzlichen Krankenkassen erstatten einmal im Jahr einen Teil der Kosten für einen qualifizierten Qigong-Kurs. Informationen über Kurse findet man unter: www.qigong-yangsheng.de.

Taiji

Taiji ist eine über 4000 Jahre alte Kampftechnik, die Körper und Geist trainiert, Krankheiten heilt und somit der Lebensverlängerung dient. Dennoch geht es hierbei nicht darum, seine Kräfte zu messen. Im Gegenteil, im Taiji wird auf einen harten Angriff nicht mit gleicher Kraft reagiert, sondern es wird versucht, durch Sanftheit und Nachgeben das Harte zu überwinden.

Wirkung

Zahlreiche wissenschaftliche Untersuchungen haben gezeigt, dass sich Taiji bei regelmäßiger Übung positiv auf die Gesundheit auswirkt. Wer langjährige Taiji-Erfahrung hat, ist seltener von Verformungen der Wirbelsäule betroffen. Durch die typischen Bewegungen des Taiji werden die Gelenke und die umliegenden Muskeln optimal trainiert und ihr Stoffwechsel angeregt. Darüber hinaus lernt man, gelassen zu sein und die Bewegungen mit voller Aufmerksamkeit auszuführen. Außerdem wirkt sich die besondere Körperhaltung auf die Atmung aus.

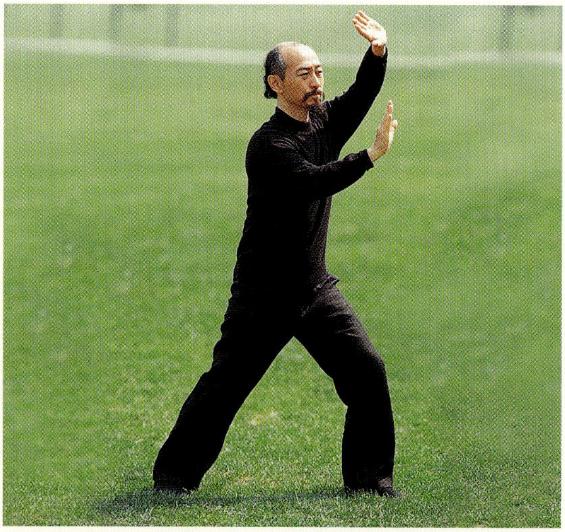

Taiji besteht aus festgelegten Bewegungsmustern, die sich zu Bildern zusammensetzen lassen.

Anwendungsgebiete

Taiji ist besonders für alle geeignet, die Probleme damit haben, sich in Ruhe zu entspannen, und dafür eher Bewegung suchen. Es reduziert bei älteren Menschen nachweislich die Sturzhäufigkeit und Schlafstörungen und ist hilfreich bei Rheuma, Kniegelenkarthrose und Asthma. Zudem reduziert es Bluthochdruck und unterstützt die Behandlung bei koronarer Herzkrankheit und Fibromyalgie.

Gegenanzeigen

Schwere psychische Erkrankungen.

Anwendung

Es empfiehlt sich, die Bewegungen zunächst in Kursen zu lernen (z. B. an Volkshochschulen), die zum Teil auch von den Krankenkassen erstattet werden. Sehen Sie sich den Kurs vorher in einer Probestunde an.

Was sollten Sie beachten?

Laut alter Schriften heißt es, dass dem Übenden schon 20 Minuten am Tag die Gelassenheit eines Weisen, die Kraft eines Holzfällers und die Geschmeidigkeit eines Kindes bringen. Ausschlaggebend ist regelmäßiges, tägliches Üben. Dabei ist es nicht wichtig, die Übungen schnell zu beherrschen, sondern die Abläufe korrekt auszuführen.

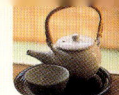

Yoga

Diese etwa 8000 Jahre alte indische Lehre umfasst komplementäre geistige und körperliche Übungen, die das harmonische Zusammenwirken von Körper und Geist unterstützen sollen. Yoga ist nicht mit Gymnastik gleichzusetzen und geht deutlich über rein physiologische Aspekte hinaus.

Wirkung

Stress spielt bei Erkrankungen des Herz-Kreislauf-Systems eine entscheidende Rolle. Yoga kann in diesem Fall sowohl präventiv als auch therapeutisch deutliche Erfolge vorweisen. Auch die Lungenfunktion kann durch die Asanas und Pranayamas beeinflusst werden. Die Dehnungen während der Asanas können im Magen-Darm-Trakt zu Reaktionen der Darmmuskulatur führen, wodurch die Darmmotorik angeregt wird. Physiologisch soll Yoga auch bei der Harmonisierung des Hormonhaushalts wirken. Die Asanas fördern die Beweglichkeit und trainieren und dehnen die Muskulatur. Zudem wirkt Yoga auf das Nervensystem und beeinflusst die Psyche positiv.

Anwendungsgebiete

Yoga ist sinnvoll bei allen durch Stress hervorgerufenen Erkrankungen. Positive Hinweise für seine Wirksamkeit liegen unter anderem vor für chronische Rückenschmerzen, leichte und mittelschwere Depression, Angststörungen, Fibromyalgie und Reizdarmsyndrom. Als begleitende Therapie ist es hilfreich bei arteriellem Bluthochdruck, koronarer Herzkrankheit und Asthma.

Gegenanzeigen

Lediglich bei schweren psychischen Erkrankungen und fortgeschrittener Osteoporose wird von Meditation abgeraten.

Anwendung

Yoga versucht das Gleichgewicht von Körper und Geist vor allem durch körperliche Übungen (Asanas), Atemübungen (Pranayama) und durch Meditation (Dhyana) zu erreichen. Am häufigsten zur Erhaltung der Gesundheit angewendet wird das Hatha-Yoga.

Was sollten Sie beachten?

Anfänger sollten sich mit den Übungen nicht überfordern. Informationen zu qualifiziertem Yoga-Unterricht erhalten Sie über den Berufsverband der Yogalehrenden in Deutschland e.V.: www.yoga.de.

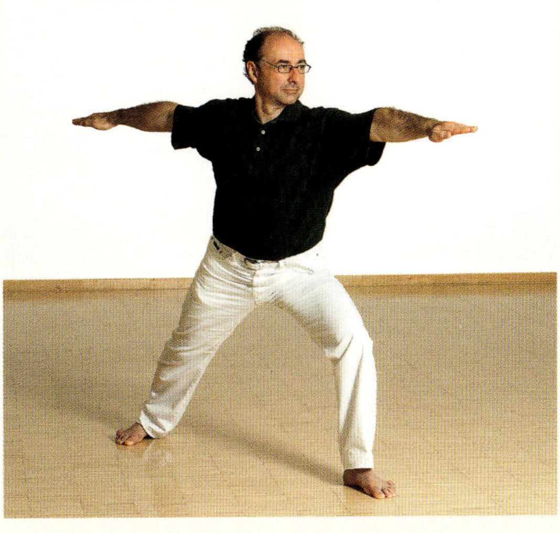

Im antiken Indien diente Yoga der Stärkung der Männer für den Kampf: hier der »Krieger«.

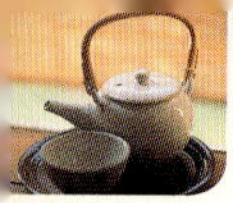

Mind-Body-Medizin

Die Mind-Body-Medizin (MBM) greift auf das ganzheitliche Körperverständnis antiker Gesundheitslehren zurück und erweitert sie um die Erkenntnisse moderner Medizin. Im Zentrum steht eine Lebensordnung, die sich an den natürlichen Rhythmen des Körpers wie der Umwelt orientiert und als »Ordnungstherapie« auch Bestandteil der Naturheilkunde ist.

Zentraler Ausgangspunkt der Mind-Body-Medizin ist die Salutogenese, ein Forschungsansatz, der nicht nach den Ursachen von Krankheit, sondern nach den Quellen der Gesundheit fragt und dabei auf die individuellen Ressourcen des Patienten setzt. Diese will die Mind-Body-Medizin durch Information, Training und Motivation stärken. Ihr Ziel ist, die Betroffenen zu befähigen, kompetent und nachhaltig schonend mit ihrem Körper und ihrer Psyche umzugehen.

Mit Stress umgehen lernen

Entstanden ist die Mind-Body-Medizin aus der Stressforschung. Bei einer akuten Stressreaktion kommt es zur Freisetzung von Adrenalin, Noradrenalin und Kortisol. Dieser evolutionär geprägte Mechanismus soll in bedrohlichen Lebenslagen »Kampf oder Flucht« ermöglichen. Dazu werden die Herz- und Atemfrequenz erhöht, der Blutdruck nach oben getrieben, die Muskeln angespannt und der Stoffwechsel verlangsamt. Wenn die Belastung vorbei ist, sollte es eigentlich zu einer »Entspannungsreaktion« kommen: Die Werte pegeln sich rasch wieder auf ihrem Ausgangsniveau ein.

In der modernen Gesellschaft werden die Stressauslöser jedoch kaum noch mit »Kämpfen oder Fliehen« beantwortet. Die Entspannungsreaktion bleibt häufig aus. Andauernde Belastungen führen dazu, dass Stress chronisch wird. Die ständige Überreizung des Nervensystems stört das komplexe Botenstoffsystem des Organismus, was negative Auswirkungen auf den Hormonhaushalt, die Immunabwehr und die Psyche hat. Stress ist deshalb als wichtiger Kofaktor an den meisten Zivilisationskrankheiten beteiligt.

Die Schule der Achtsamkeit

Die Mind-Body-Medizin versucht, die negative Stress-Spirale umzudrehen und durch Entspannung, kognitive Verfahren wie auch Meditation das Zusammenspiel von Körper, Geist, Psyche und Verhalten positiv zu beeinflussen. Den Rahmen bilden unter anderem Stressbewältigungsprogramme, die in den USA von dem Kardiologen Herbert Benson und dem Stressforscher Jon Kabat-Zinn entwickelt wurden. Als Yoga-Experte wollte Kabat-Zinn die heilsamen Wirkungen östlicher Meditation auch denjenigen Menschen zugutekommen lassen, die kein Interesse an Spiritualität hatten. Daraus wurde ein »Mindfulness-Based Stress Reduction (MBSR)«-Programm, in dessen Mittelpunkt die Schulung von »Achtsamkeit« steht, der bewussten Aufmerksamkeit auf das Sein in diesem Moment. Sie soll nicht nur bei der Meditation, sondern auch in alltäglichen Situationen die Haltung der Patienten bestimmen.

Neue Gedankenmuster lernen

Aus der Verhaltensforschung kommt die »Kognitive Umstrukturierung«, die auf eine bewusst durchgeführte Abschwächung selbstschädigender Gedanken zielt. Die Patienten sollen die Muster ihrer Wahrnehmung erkennen (z. B. »Katastrophisierung« oder »Selbstzweifel«) und dann lernen, diese mit der Realität zu vergleichen und entsprechend zu relativieren.

Prinzipien der Ordnungstherapie

Neben Entspannung und »Umdenken« kommen auch die Bewegung und die Ernährung als klassische Elemente der Ordnungstherapie zum Tragen. Die Patienten werden zu regelmäßigem Ausdauertraining wie Walken, Fahrradfahren, Schwimmen oder Joggen motiviert (30 Minuten oder 3-mal 10 Minuten täglich). Vermittelt wird der Wert gesunder Ernährung mit viel Obst und Gemüse, die höchstens 2-mal wöchentlich Fleisch enthält und mehr fetten Seefisch (z. B. Lachs, Hering) mit seinen gesunden Omega-3-Fettsäuren.

Langfristige Lebensstilveränderung

Die Mind-Body-Medizin will über die begrenzten Therapiezeit hinaus, in der sie erlernt wird, wirken und langfristige Veränderungen des Lebensstils erzielen. Sie versucht, über eine verinnerlichte Zustimmung (Adhärenz) ein dauerhaft verbessertes Gesundheitsverhalten zu erreichen. Zudem sollen die individuellen schützenden und die heilenden Kräfte des Menschen nachhaltig gestärkt werden. Um das zu erreichen, lernen die Patienten, eigene Alltagserfahrungen zu reflektieren, und sie erfahren körperlich, dass sie die Symptome ihrer Krankheit selbst beeinflussen können.

Soziale Unterstützung

Mind-Body-Verfahren werden am besten in der Gruppe erlernt, da viele Studien zeigen, dass soziale Unterstützung das Risiko für Krankheiten senkt, die psychische Verfassung bessert, motiviert und anregt. Sie stärkt ein positives Selbstbild, das dem Einzelnen die Gewissheit vermittelt, sich selbst und die eigenen Lebensbedingungen steuern und gestalten zu können.

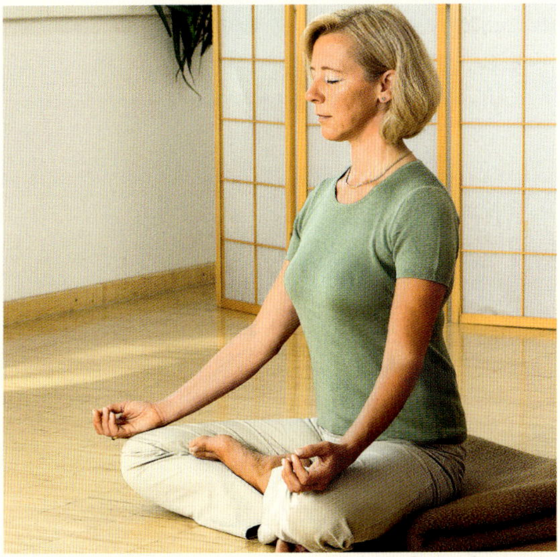

Regelmäßige Meditation stärkt die Selbstheilungskräfte des Körpers und hilft bei vielen Krankheiten.

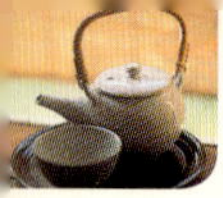

Achtsamkeitsübungen

»Vipassana« ist das indische Wort für Einsicht, jene Art von Meditation, die sich möglichst zwanglos auf Gegenwärtiges wie das Atmen fokussiert:

Übung: Setzen Sie sich im Schneidersitz auf ein Kissen (oder auf einen Stuhl mit Lehne). Legen Sie Ihre Hände leicht auf Ihre Knie, die Handflächen nach oben geöffnet, die Spitzen von Daumen und Zeigefingern berühren sich. Schließen Sie die Augen und konzentrieren Sie sich auf Ihre gerade Haltung und den Endpunkt Ihrer Atembewegung, der etwa zwei Fingerbreit unter dem Bauchnabel liegt. Beobachten Sie von dort den Fluss Ihres Atems. Versuchen Sie nicht, diesen zu beeinflussen. Wenn sich Gedanken aufdrängen, nehmen Sie diese wahr und schicken sie dann weg, um sich wieder Ihrem Atem zuzuwenden. Solche Ablenkungen sind normal. Die Sitzmeditation sollte Sie nicht anstrengen.

Beginnen Sie mit 10 Minuten täglich und dehnen Sie diesen Zeitraum langsam aus, bis Sie 30 oder 40 Minuten erreicht haben. Lassen Sie sich Zeit! Wenn Sie die Übung beenden, kehren Sie langsam und bewusst in den Alltag zurück. Nehmen Sie die wache und positive Haltung mit in Ihren Alltag. Dabei hilft es Ihnen, wenn Sie mehrfach am Tag bewusst atmen.

Beim Atmen bleiben

Der Atem verbindet das Innere mit dem Äußeren, das Bewusste mit dem Unbewussten. Zu atmen ist ein Reflex, doch wir können ihn bis zu einem gewissen Grad kontrollieren. Atemübungen sind ein guter Weg, Energien im Körper auszugleichen und zu entspannen. Dafür können Sie die unterschiedlichsten Gelegenheiten nutzen – zum Beispiel wenn Sie wartend in einer Schlange stehen oder vor einer roten Ampel.

Übung: Folgen Sie mit Ihrem Bewusstsein dem Atem bis tief in Ihren Bauch hinein. Registrieren Sie, wie der Strom Ihrer Atemluft in Ihren Körper eintritt, stellen Sie sich vor, wie er jede einzelne Zelle mit Energie versorgt und dann wieder austritt. Verfolgen Sie die Pausen zwischen den Atemzügen und beobachten Sie, wie diese immer länger werden. Wenn sich Gedanken aufdrängen, begrüßen Sie diese und lassen Sie wieder ziehen. Kehren Sie zurück zu Ihrem Atem. Lächeln Sie.

Den Schmerz ansehen

Wenn wir lernen, unsere Vorstellung zu leiten, können wir damit positive Ergebnisse erzielen. Eine Hilfe ist das besonders für Schmerz-Patienten.

Übung: Setzen Sie sich entspannt auf einen Stuhl, die Hände in Ihrem Schoß, und schließen Sie die Augen. Jetzt konzentrieren Sie sich ganz auf Ihren Schmerz. Sie stellen ihn sich als rote Kugel vor. Über Ihre Nervenfasern fließt die schmerzvolle Energie in die Mitte des Körpers und sammelt sich dort in einer gleißend roten Kugel. Nun fangen Sie an, den Schmerz auszuatmen: Wenn Sie einatmen, drehen Sie die Kugel in Ihrer Mitte. Wenn Sie ausatmen, nimmt die kühle Luft jedes Mal einen Teil der Schmerzenergie mit. Vor Ihrem inneren Auge sehen Sie, wie die Kugel langsam immer kleiner wird. Üben Sie täglich und nehmen Sie wahr, was passiert. Sie können diese Anleitung auch aufnehmen und abspielen oder Entspannungs-CDs mit Visualisierung nutzen.

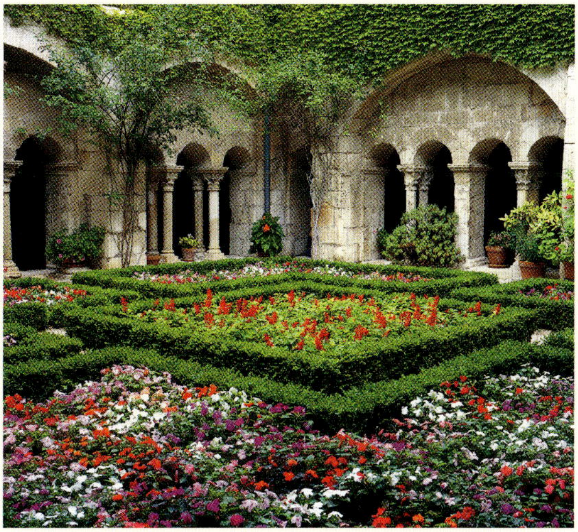

Klösterliche Ruhe ist eine der Möglichkeiten, sich eine Auszeit zu nehmen, um neue Kraft zu schöpfen.

Body Scan

Eine einfache Übung, die aber Geduld erfordert, ist der sogenannte Body Scan. Ihre Konzentration sollte sich ganz dem betreffenden Körperteil widmen.

Übung: Legen Sie sich auf eine feste Unterlage entspannt auf den Rücken, am besten mit einer Decke auf den Boden. Die Füße fallen zur Seite, Ihre Hände liegen neben Ihren Hüften. Lassen Sie sich schwer in Ihre Unterlage sinken. Jetzt konzentrieren Sie sich ganz auf den kleinen Zeh Ihres linken Fußes. Spüren Sie ihn, so gut Sie das können, seinen Nagel, seine Oberfläche, seine Unterseite. Spüren Sie auch den Zwischenraum zu seinem Nachbarn. Jetzt kommt der nächste Zeh dran. Konzentrieren Sie sich darauf. Lassen Sie Ihre Gedanken dann nach und nach durch den gesamten Körper wandern – erst das linke Bein hinauf, dann das rechte Bein, Becken, Bauch, Oberkörper innen und außen. Dann die Arme und den Kopf. Spüren Sie Ihr Kinn, Ihren Kiefer, Ihre Nase, Ihre Augen, Ihre Augenbrauen usw. Wenn die Übung mit Anleitung leichter fällt, dem empfehle ich zum Beispiel »Die heilende Kraft der Achtsamkeit« von Jon Kabat-Zinn und Ulrike Kesper-Grossman.

Geh-Meditation

Sie müssen nicht unbedingt still sitzen oder liegen, um zu meditieren. Gerade Menschen mit Schmerzen profitieren von dieser Art der bewegten Achtsamkeit.

Übung: Gehen Sie so, dass Sie jeden einzelnen Schritt bewusst wahrnehmen. Sie können sich eine bestimmte Zeit auswählen oder einen bestimmten Rhythmus oder auch besonders langsam gehen. Wichtig ist, dass Sie sich eine Umgebung suchen, in der Sie nicht leicht abgelenkt werden.

Beginnen Sie damit, dass Sie bewusst stehen, gerade, aber entspannt, aufrecht, die Füße in Schulterbreite parallel zueinander stehend. Nehmen Sie wahr, wie der Boden Sie trägt, wie Sie mit der Erde verbunden sind, spüren Sie Ihr eigenes Gewicht auf Ihren Fußsohlen. Warten Sie, bis Ihr Körper bereit ist zu gehen. Achten Sie bei jedem Schritt auf Ihre Bewegung. Nehmen Sie wahr, wie Ihr Fuß den Kontakt zum Boden verliert und dann wieder findet. Nehmen Sie alle Empfindungen dabei wahr, die aufkommen – Freude, Ernst, Neugierde oder andere Gefühle. Sprechen Sie Ihre Bewegungen stumm mit: Anheben, Bewegen, Absetzen. Nehmen Sie eine Haltung der aufmerksamen Neugier ein. Sie können auch die Augen dabei schließen. Lächeln während der Meditation hilft, präsent zu bleiben und nicht mit den Gedanken abzuschweifen.

Danksagung

Das Wissen in diesem Buch ist, da mit der Integrativen Medizin Neuland betreten wird, notwendigerweise mit Mut zur Lücke und gewiss nicht frei von Fehlern erarbeitet worden. Dass es entstehen konnte, ist nicht zuletzt vielen Menschen zu verdanken, die in unterschiedlicher Art und Weise daran mitgewirkt haben. Dabei möchte ich zuerst meine Patienten nennen, die meine Sinne für das Wesentliche geschärft und mich zu diesem Buch inspiriert haben.

Außerdem gilt mein Dank meinen Mitarbeitern und Wegbegleitern, die mit mir während der vergangenen 10 Jahre das in Deutschland neue Konzept der Integrativen Medizin entstehen und mich an ihrem Wissen und ihrer Begeisterung teilhaben ließen. Neben vielen anderen, gilt mein besonderer Dank Frau Dr. Anna Paul, Leiterin der Abteilung für Mind/Body Medizin, meinen Oberärzten, Dr. Thomas Rampp, Dr. Felix Jonto Saha, Prof. Dr. Jost Langhorst und Dr. Ulrich Deuse (ehemaliger OA). Meinem ehemaligen Oberarzt und jetzigem Inhaber der Professur für Klinische Naturheilkunde, Prof. Dr. Andreas Michalsen, sei ebenfalls gedankt.

Zu Dank verpflichtet bin ich auch denjenigen, die mir Gesprächspartner waren oder das Manuskript ganz oder in Teilen vorab gelesen haben: Das waren neben den oben genannten Frau Dr. Astrid Gendolla (Kopfschmerz/Migräne), Prof. Wolfgang Grotz (Hypertonie), Prof. Jörn Elsner (Allergie), PD Dr. Hans-Joachim Kullmann und Dr. Michael Sarrach (Asthma), PD Dr. Benno Brinkhaus und Frau Prof. Dr. Claudia Witt (Homöopathie). Folgenden Mitarbeitern danke ich für Korrekturen der Texte: Frau Katja Schubert und Herrn Otto Langels (Anwendungen naturheilkundlicher Verfahren), Frau Christiane Pithan, Ökotrophologin (Ernährung), und Dr. Nils Altner (Mind/Body Medizin). Mein besonderer Dank gilt Frau Prof. Dr. Frauke Musial (Psycho-Physiologin) für wegweisende Diskussionen zu den neurophysiologischen Grundlagen naturheilkundlicher Therapien im Rahmen der Integrativen Medizin. Herrn Paul Rothenfußer danke ich für die visionären Gespräche, die nicht ohne Wirkung blieben. Herrn Horst Defren danke ich dafür, dass er von Anfang an das Konzept der Integrativen Medizin geglaubt und den Rahmen dafür geschaffen hat. Mein ganz besonderer Dank gilt Frau Dr. Petra Thorbrietz, die es immer wieder geschafft hat, aus »meinen wissenschaftlichen Abhandlungen« ein für Laien verständliches Buch zu machen.

Literatur

Wie sich Naturheilkunde und moderne Medizin ergänzen

1 Dobos G. J., Deuse U., Michalsen A.: Chronische Erkrankungen integrativ. Elsevier Urban & Fischer Verlag, München 2006.

2 Ezzo J., Bausell B., Moerman D. E., Berman B., Hadhazy V.: Reviewing the reviews. How strong is the evidence? How clear are the conclusions? Int J Technol Assess Health Care 2001 Fall; 17(4):457–66.

3 Hoffman J. W. et al.: Reduced sympathetic nervous system responsivity associated with the relaxation response. Science 1982 Jan 8; 215(4529):190–2.

4 Damasio A.R.: Der Spinoza-Effekt. Wie Gefühle unser Leben bestimmen. List Verlag, München 2003.

5 Ader R. et al. Behaviorally conditioned immunosuppression. Psychosom Med. 1975 Jul-Aug; 37(4):333–40.

6 Stavemann H. H.: Im Gefühlsdschungel. Emotionale Krisen verstehen und bewältigen. Beltz PVU, Weinheim 2001.

7 Selhub E.: The Love Response: Your Prescription to Transform Fear, Anger and Anxiety into Vibrant Health and Well-being. Ballantine Books/ Random House Publishing Group 2009.

8 Thaker P. H.: Chronic stress promotes tumor growth and angiogenesis in a mouse model of ovarian carcinoma. Nat Med. 2006 Aug; 12(8):939–44.

9 wie 7.

10 Stefano G. B. et al.: Morphine- and anandamide-stimulated nitric oxide production inhibits presynaptic dopamine release. Brain Res. 1997 Jul 18; 763(1):63–8.

11 wie 3.

12 Michalsen A., Knoblauch N. T., Lehmann N., Grossman P., Kerkhoff G., Wilhelm F. H., Moebus S., Konstantinides S., Binder L., Heusch G., Siffert W., Budde T., Dobos G. J.: Effects of lifestyle modification on the progression of coronary atherosclerosis, autonomic function, and angina – the role of GNB3 C825T polymorphism. Am Heart J. 2006 Apr; 151(4):870–7.

13 Ornish D. et al.: Changes in prostate gene expression in men undergoing an intensive nutrition and lifestyle intervention. Proc Natl Acad Sci USA. 2008 Jun 17; 105(24):8369–74.

14 wie 8.

Allergien

1 BMLV, Aktionsplan gegen Allergien 2010: www.aktionsplan-allergien.de/cln_160/nn_472416/SharedDocs/Downloads/08__Aktionsplan/Aktionsplan-Broschuere.html

2 European Centre for Allergy Research Foundation: www.ecarf.org/de/die_stiftung/ueber_uns/warum_eine_allergiestiftung.html

3 Dobos S. 220

4 Lee J. et al.: Meta-analysis of clinical trials of probiotics for prevention and treatment of pediatric atopic dermatitis. J Allergy Clin Immunol. 2008 Jan; 121(1):116–121.

5 Reuter J. et al.: Anti-inflammatory potential of a lipolotion containing coriander oil in the ultraviolet erythema test. J Dtsch Dermatol Ges. 2008 Oct; 6(10):847–51. Epub 2008 Mar 26.

6 Lee J. et al.: Meta-analysis of clinical trials of probiotics for prevention and treatment of pediatric atopic dermatitis. J Allergy Clin Immunol. 2008 Jan; 121(1):116–121.

7 Weiland S. K. et al.: Intake of trans fatty acids and prevalence of childhood asthma and allergies in Europe. ISAAC Steering Committee. Lancet. 1999 Jun 12; 353(9169):2040.

8 Ram F. S. et al.: Physical training for asthma. Cochrane Database Syst Rev. 2005 Oct 19; (4):CD001116.

9 Brinkhaus B. et al.: Acupuncture and Chinese herbal medicine in the treatment of patients with seasonal allergic rhinitis: a randomized-controlled clinical trial. Allergy. 2004 Sep; 59(9):953–60.

10 Brinkhaus B. et al.: Acupuncture in seasonal allergic rhinitis (ACUSAR)-design and protocol of a randomised controlled multicentre trial. Forsch Komplementmed. 2010 Apr; 17(2):95–102.

11 Guo R. et al.: Herbal medicines for the treatment of allergic rhinitis: a systematic review. Ann Allergy Asthma Immunol. 2007 Dec; 99(6):483–95.

12 Schapowal A.: Petasites Study Group. Randomised controlled trial of butterbur and cetirizine for treating seasonal allergic rhinitis. BMJ. 2002 Jan 19; 324(7330):144–6.

13 Lüdtke R., Wiesenauer M.: A meta-analysis of homeopathic treatment of pollinosis with Galphimia glauca. Wien Med Wochenschr. 1997; 147(14):323–7.

14 Kim L. S. et al.: Treatment of seasonal allergic rhinitis using homeopathic preparation of common allergens in the southwest region of the US: a randomized, controlled clinical trial. Ann Pharmacother. 2005 Apr; 39(4):617–24.

15 Kabat-Zinn J. et al.: Influence of a mindfulness meditation-based stress reduction intervention on rates of skin clearing in patients with moderate to severe psoriasis undergoing phototherapy (UVB) and photochemotherapy (PUVA). Psychosom Med. 1998 Sep-Oct; 60(5):625–32.

16 Brinkhaus B. et. al.: Acupuncture in patients with allergic rhinitis: a pragmatic randomized trial. Ann Allergy Asthma Immunol. 2008 Nov; 101(5):535–43.

17 www.filesking.net/pdf/urtikaria.html

18 Zhang W. et al.: Chinese herbal medicine for atopic eczema. Cochrane Database Syst Rev. 2005 Apr 18; (2):CD002291.

19 Singh B. B. et al.: Herbal treatments of asthma: a systematic review. J Asthma. 2007 Nov; 44(9):685–98.

20 Xue C. C. et al.: Does acupuncture or Chinese herbal medicine have a role in the treatment of allergic rhinitis? Curr Opin Allergy Clin Immunol. 2006 Jun; 6(3):175–9. Review.

Arthrose

1 Moseley J. B. et al.: A controlled trial of arthroscopic surgery for osteoarthritis of the knee. N Engl J Med. 2002 Jul 11; 347(2):81–8.

2 Chrubasik J. E. et al.: Evidence of effectiveness of herbal antiinflammatory drugs in the treatment of painful osteoarthritis and chronic low back pain. Phytother Res. 2007 Jul; 21(7):675–83.

3 Roddy E. et al.: Evidence-based recommendations for the role of exercise in the management of osteoarthritis of the hip or knee-the MOVE consensus. Rheumatology (Oxford). 2005 Jan; 44(1):67–73.

4 Roddy E. et al.: Aerobic walking or strengthening exercise for osteoarthritis of the knee? A systematic review. Ann Rheum Dis. 2005 Apr; 64(4):544–8.

5 Lee M. S. et al.: Tai chi for osteoarthritis: a systematic review. Clin Rheumatol. 2008 Feb; 27(2):211–8.

6 Little P. et al. Randomised controlled trial of Alexander technique lessons, exercise, and massage (ATEAM) for chronic and recurrent back pain. BMJ. 2008 Aug 19; 337:a884. doi: 10.1136/bmj.a884.

7 Chrubasik J. E. et al.: Evidence of effectiveness of herbal antiinflammatory drugs in the treatment of painful osteoarthritis and chronic low back pain. Phytother Res. 2007 Jul; 21(7):675–83.

8 Warnock M. et al.: Effectiveness and safety of Devil's Claw tablets in patients with general rheumatic disorders. Phytother Res. 2007 Dec; 21(12):1228–33.

9 Andereya S. et al.: Assessment of leech therapy for knee osteoarthritis: a randomized study. Acta Orthop. 2008 Apr; 79(2):235–43.

10 Michalsen A., Klotz S., Lüdtke R., Moebus S., Spahn G., Dobos G. J.: Effectiveness of leech therapy in osteoarthritis of the knee: a randomized, controlled trial. Ann Intern Med. 2003 Nov 4; 139(9):724–30.

11 Michalsen A. et al. Effectiveness of leech therapy in women with symptomatic arthrosis of the first carpometacarpal joint: a randomized controlled trial. Pain. 2008 Jul 15;137(2):452-9. Epub 2008 Apr 14.

12 Bäcker M., Lüdtke R., Afra D., Cesur O., Langhorst J., Fink M., Bachmann J., Dobos G. J., Michalsen A. Effectiveness of leech therapy in chronic lateral epicondylitis: a randomized controlled trial. Clin J Pain. 2011 Jun; 27(5):442–7.

13 Witt C. et al.: Acupuncture in patients with osteoarthritis of the knee: a randomised trial. Lancet. 2005 Jul 9-15; 366(9480):136–43.

Asthma

1 Kilpeläinen M. K. et al.: Stressful life events promote the manifestation of asthma and atopic diseases. Clin Exp Allergy. 2002 Feb; 32(2):256–63.

2 Milam J. et al.: Parental stress and childhood wheeze in a prospective cohort study. J Asthma 2008 May; 45(4):319–23.

3 Wright R.J.: Alternative modalities for asthma that reduce stress and modify mood states: evidence for underlying psychobiologic mechanisms. Annals of Allergy, Asthma & Immunology 2004 August; 93(2):18–23.

4 Manocha R. et al.: Sahaja yoga in the management of moderate to severe asthma: a randomised controlled trial. Thorax. 2002 Feb; 57(2):110–5.

5 Nagarathna R., Nagendra H. R.: Yoga for bronchial asthma: a controlled study. Br Med J. 1985 Oct 19; 291(6502):1077–9.

6 Nickel C. et al.: Effect of progressive muscle relaxation in adolescent female bronchial asthma patients: a randomized, double-blind, controlled study. J Psychosom Res. 2005 Dec; 59(6):393–8.

7 Holloway E., Ram FS.: Breathing exercises for asthma. Cochrane Database Syst Rev. 2004; (1):CD001277.

8 McCarney R. W. et al.: An overview of two Cochrane systematic reviews of complementary treatments for chronic asthma: acupuncture and homeopathy. Respir Med. 2004 Aug; 98(8):687–96.

9 Jose V. M. et al.: Study of association between use of complementary and alternative medicine and non-compliance with modern medicine in patients presenting to the emergency department. J Postgrad Med. 2007 Apr-Jun; 53(2):96–101.

10 Huntley A. et al.: Relaxation therapies for asthma: a systematic review. Thorax 2002 Feb; 57(2):127–31.

11 Ram F. S. et al.: Physical training for asthma. Cochrane Database Syst Rev. 2005 Oct; 19(4):CD001116.

12 Weiland S. K. et al.: Intake of trans fatty acids and prevalence of childhood asthma and allergies in Europe. ISAAC Steering Committee. Lancet. 1999 Jun 12; 353(9169):2040.

13 Miyamoto S.: Osaka Maternal and Child Health Study Group.Fat and fish intake and asthma in Japanese women: baseline data from the Osaka Maternal and Child . Health Study. Int J Tuberc Lung Dis. 2007 Jan; 11(1):103–9.

14 Salam M. T. et al.: Maternal fish consumption during pregnancy and risk of early childhood asthma. J Asthma. 2005 Jul–Aug; 42(6):513–8.

15 Weiland S. K. et al.: Intake of trans fatty acids and prevalence of childhood asthma and allergies in Europe. ISAAC Steering Committee. Lancet. 1999 Jun 12; 353(9169):2040.

16 Reuther I., Aldridge D.: Qigong Yangsheng as a complementary therapy in the management of asthma: a single-case appraisal. J Alter Complement Med. 1998 Summer; 4(2):173–83.

17 Eley R. et al: Didgeridoo playing and singing to support asthma management in Aboriginal Australians. J Rural Health. 2010 Winter; 26(1):100–4.

18 Vig R. S. et al.: The role of stress in asthma: insight from studies on the effect of acute and chronic stressors in models of airway inflammation. Ann N Y Acad Sci. 2006 Nov; 1088:65–77.

19 Ram F. S. et al.: Physical training for asthma. Cochrane Database Syst Rev. 2005 Oct; 19(4):CD001116.

Bluthochdruck

1 Appel L. J. et al.: Writing Group of the PREMIER Collaborative Research Group. Effects of comprehensive lifestyle modification on blood pressure control: main results of the PREMIER clinical trial. JAMA. 2003 Apr 23–30; 289(16):2083–93.

2 Sacks F. M. et al.: DASH-Sodium Collaborative Research Group. Effects on blood pressure of reduced dietary sodium and the Dietary Approaches to Stop Hypertension (DASH) diet. DASH-Sodium Collaborative Research Group. N Engl J Med. 2001 Jan 4; 344(1):3–10.

3 Whelton S. P. et al.: Effect of aerobic exercise on blood pressure: a meta-analysis of randomized, controlled trials. Ann Intern Med. 2002 Apr 2; 136(7):493–503.

4 Yeh G. Y. et al.: The effect of tai chi exercise on blood pressure: a systematic review. Prev Cardiol. 2008 Spring; 11(2):82–9.

5 Flachskampf F. A. et al.: Randomized trial of acupuncture to lower blood pressure. Circulation. 2007 Jun 19; 115(24):3121–9.

6 Lee M. S. et al.: Qigong for hypertension: a systematic review of randomized clinical trials. J Hypertens. 2007 Aug; 25(8):1525–32. Review.

7 Hayashi T. et al.: Walking to work and the risk for hypertension in men: the Osaka Health Survey. Intern Med. 1999 Jul 6; 131(1):21–6.

8 Whelton S. P. et al.: Effect of aerobic exercise on blood pressure: a meta-analysis of randomized, controlled trials. Ann Intern Med. 2002 Apr 2; 136(7):493–503.

9 Sacks F. M. et al.: DASH-Sodium Collaborative Research Group. Effects on blood pressure of reduced dietary sodium and the Dietary Approaches to Stop Hypertension (DASH) diet. DASH-Sodium Collaborative Research Group. N Engl J Med. 2001 Jan 4; 344(1):3–10.

10 Appel L. J. et al.: OmniHeart Collaborative Research Group. Effects of protein, monounsaturated fat, and carbohydrate intake on blood pressure and serum lipids: results of the OmniHeart randomized trial. JAMA. 2005 Nov 16; 294(19):2455–64.

11 Yoshizawa K. et al.: Mercury and the risk of coronary heart disease in men. N Engl J Med. 2002 Nov 28; 347(22):1755–60.

12 Pittler M. H., Ernst E.: Clinical effectiveness of garlic (Allium sativum). Mol Nutr Food Res. 2007 Nov; 51(11):1382–5.

13 Hoffman J. W. et al.: Reduced sympathetic nervous system responsivity associated with the relaxation response. Science. 1982 Jan 8; 215(4529):190–2

14 Anderson J. W. et al.: Blood Pressure Response to Transcendental Meditation: A Meta-analysis. Am J Hypertens. 2008 Mar; 21(3):310–6.

15 Puhan M. A. et al.: Didgeridoo playing as alternative treatment for obstructive sleep apnoes syyndrome: randomised controlled trial. BMJ 2006 Feb. 4; 332(7536):266–70. Epub 2005 Dec 23.

16 wie 4.

17 wie 6.

18 McKay D. L. et al. Hibiscus sabdariffa L. tea (tisane) lowers blood pressure in prehypertensive and mildly hypertensive adults. J. Nutr. December 1, 2009 jn.109.115097

19 Houschyar K., Lüdtke R., Rampp T., Dobos G., Michalsen A.: Phlebotomie (bloodletting) in patients with metabolic syndrome. A randomized controlled trial. Europ.J.Int.Med, 2009; 1(4):187–188.

Chronisch entzündliche Darmerkrankungen

1 Langhorst J., Anthonisen I. B., Steder-Neukamm U., Lüdtke R., Spahn G, Michalsen A., Dobos G. J.: Amount of systemic steroid medication is a strong predictor for the use of complementary and alternative medicine in patients with inflammatory bowel disease: results from a German national survey. Inflamm Bowel Dis. 2005 Mar; 11(3):287–95.

2 Langhorst J., Anthonisen I. B., Steder-Neukamm U., Lüdtke R., Spahn G., Michalsen A., Dobos G. J.: Patterns of complementary and alternative medicine (CAM) use in patients with inflammatory bowel disease: perceived stress is a potential indicator for CAM use. Complement Ther Med. 2007 Mar; 15(1):30–7.

3 Katz S.: Mind the Gap: an unmet need for new therapy in IBD. J Clin Gastroenterol. 2007 Oct; 41(9):799–809.

4 Schwickert M., Müller H., Rampp T., Dobos J. G: Informed consent in complementary and alternative medicine. Dtsch Med Wochenschr. 2006 May 5; 131(18):1047–9.

5 wie 1.

6 wie 2.

7 Anton P. A.: Stress and mind-body impact on the course of inflammatory bowel diseases. Semin Gastrointest Dis. 1999 Jan; 10(1):14–9.

8 Carroll D., Seers K.: Relaxation for the relief of chronic pain: a systematic review. J Adv Nurs. 1998 Mar; 27(3):476–87.

9 Anton P. A.: Stress and mind-body impact on the course of inflammatory bowel diseases. Semin Gastrointest Dis. 1999 Jan; 10(1):14–9.

10 Elsenbruch S., Langhorst J., Popkirowa K., Müller T., Luedtke R., Franken U., Paul A., Spahn G., Michalsen A., Janssen O. E., Schedlowski M., Dobos G. J.: Effects of mind-body therapy on quality of life and neuroendocrine and cellular immune functions in patients with ulcerative colitis. Psychother Psychosom. 2005; 74(5):277–87.

11 Carroll D., Seers K.: Relaxation for the relief of chronic pain: a systematic review. J Adv Nurs. 1998 Mar; 27(3):476–87.

12 wie 10

13 Mussell M. et al.: Reducing psychological distress in patients with inflammatory bowel disease by cognitive-behavioural treatment: exploratory study of effectiveness. Scand J Gastroenterol. 2003 Jul; 38(7):755–62.

14 Ng V. et al.: Exercise and Crohn's disease: speculations on potential benefits. Can J Gastroenterol. 2006 Oct; 20(10):657–60.

15 Turner D. et al.: Omega 3 fatty acids (fish oil) for maintenance of remission in Crohn's disease. Cochrane Database Syst Rev. 2007 Apr 18; (2):CD006320.

16 Fernández-Bañares F. et al.: Randomized clinical trial of Plantago ovata seeds (dietary fiber) as compared with mesalamine in maintaining remission in ulcerative colitis. Spanish Group for the Study of Crohn's Disease and Ulcerative Colitis (GETECCU). Am J Gastroenterol. 1999 Feb; 94(2):427–33.

17 Böhm S. K., Kruis W.: Probiotics: do they help to control intestinal inflammation? Ann N Y Acad Sci. 2006 Aug; 1072:339–50. Review.

18 Kruis W. et al.: Maintaining remission of ulcerative colitis with the probiotic Escherichia coli Nissle 1917 is as effective as with standard mesalazine. Gut. 2004 Nov; 53(11):1617–23.

19 Mallon P. et al.: Probiotics for induction of remission in ulcerative colitis. Cochrane Database Syst Rev. 2007 Oct 17; (4):CD005573

20 Joos S. et al.: Acupuncture and moxibustion in the treatment of active Crohn's disease: a randomized controlled study. Digestion. 2004; 69(3):131–9.

21 Joos S. et al.: Acupuncture and moxibustion in the treatment of ulcerative colitis: a randomized controlled study. Scand J Gastroenterol. 2006 Sep; 41(9):1056–63.

22 Tang J.-L. et al.: Review of randomised controlled clinical trials of traditional Chinese medicine. BMJ 1999 (319): 160–161.

23 wie 13.

Fibromyalgie

1 Goldenberg D. L. et al.: Management of fibromyalgia syndrome. JAMA. 2004 Nov 17; 292(19):2388–95.

2 Baranowsky J, et al.: Qualitative systemic review of randomized controlled trials on complementary and alternative medicine treatments in fibromyalgia. Rheumatol Int. 2009 Nov;30(1):1-21. Epub 2009 Aug 12.

3 Langhorst J., Klose P., Dobos G. J., Bernardy K., Häuser W.: Efficacy and safety of Meditative Movement Therapies in fibromyalgia syndrome – a systematic review and meta-analysis of randomised controlled trials. RHEUMATOLOGY INTERNATIONAL 2012; in print.

4 Wang C. et al.; A randomized trial of tai chi for fibromyalgia. N Engl J Med. 2010 Aug 19;363(8):743-54.

5 da Silva G. D. et al.: Effects of yoga and the addition of Tui Na in patients with fibromyalgia. J Altern Complement Med. 2007 Dec; 13(10):1107–13.

6 Michalsen A. et al.: Rapid stress reduction and anxiolysis among distressed women as a consequence of a three-month intensive yoga program. Med Sci Monit. 2005 Dec; 11(12):CR555–561. Epub 2005 Nov 24.

7 Busch A. J. et al.: Exercise for Fibromyalgia: A Systematic Review. J Rheumatol. 2008 Jun; 35(6):1130–44. Epub 2008 May 1.

8 Kelley G. A. et al.: Efficacy and effectiveness of exercise on tender points in adults with fibromyalgia: a meta-analysis of randomized controlled trials. Arthritis. 2011; 2011:125485. Epub 2011 Oct 9.

9 Grossman P. et al.: Mindfulness training as an intervention for fibromyalgia: evidence of postintervention and 3-year follow-up benefits in well-being. Psychother Psychosom. 2007; 76(4):226–33.

10 Michalsen A., Riegert M., Lüdtke R., Bäcker M., Langhorst J., Schwickert M., Dobos G. J.: Mediterranean diet or extended fasting's influence on changing the intestinal microflora, immunoglobulin A secretion and clinical outcome in patients with rheumatoid arthritis and fibromyalgia: an observational study. BMC Complement Altern Med. 2005 Dec 22; 5:22.

11 Smith J. D. et al.: Relief of fibromyalgia symptoms following discontinuation of dietary excitotoxins. Ann Pharmacother. 2001 Jun; 35(6):702–6.

12 Kaartinen K. et al.: Vegan diet alleviates fibromyalgia symptoms. Scand J Rheumatol. 2000; 29(5):308–13.

13 Field T. et al.: Fibromyalgia pain and substance P decrease and sleep improves after massage therapy. J Clin Rheumatol. 2002 apro; 8(2): 72–6.

14 Berman B. M. et al.: Is acupuncture effective in the treatment of fibromyalgia? J Fam Pract. 1999 Mar; 48(3):213–8.

15 Brockow T. et al.: A randomized controlled trial on the effectiveness of mild water-filtered near infrared whole-body hyperthermia as an adjunct to a standard multimodal rehabilitation in the treatment of fibromyalgia. Clin J Pain. 2007 Jan; 23(1):67–75.

Depressionen

1 Pilkington K. et al.: Complementary medicine for depression. Expert Rev Neurother. 2006 Nov; 6(11):1741–51. Review.

2 wie 1.

3 da Rocha C. M. et al.: High dietary ratio of omega-6 to omega-3 polyunsaturated acids during pregnancy and prevalence of postpartum depression. Matern Child Nutr. 2012 Jan; 8(1):36-48. doi: 10.1111/j.1740-8709.2010.00256.x. Epub 2010 Jun 21.

4 Jiang W. et al. Plasma Omega-3 Polyunsaturated Fatty Acids and Survival in Patients with Chronic Heart Failure and Major Depressive Disorder. J Cardiovasc Transl Res. 2012 Feb; 5(1):92–99.

5 Cabral P. et al. Effectiveness of yoga therapy as a complementary treatment for major psychiatric disorders: a meta-analysis. Prim Care Companion CNS Disord. 2011; 13(4). pii: PCC.10r01068.

6 Eisendrath S. et al.: Adapting Mindfulness-Based Cognitive Therapy for Treatment-Resistant Depression: A Clinical Case Study. Cogn Behav Pract. 2011 Aug; 18(3):362–370.

7 Shawyer F. et al. The DARE study of relapse prevention in depression: design for a phase 1/2 translational randomised controlled trial involving mindfulness-based cognitive therapy and supported self monitoring. BMC Psychiatry. 2012 Jan 19; 12(1):3. [Epub ahead of print]

8 Roeder C. et al.: 2004 Meta-analysis of effectivness and tolerability of treatment of mild to moderate depression with St. Johns Wort. Fortschritte Neuro. Psychiatr 2004; 72(6):330–43.

9 Hoffman M. D., Hoffman D. R.: Does aerobic exercise improve pain perception and mood? A review of the evidence related to healthy and chronic pain subjects. Curr Pain Headache Rep. 2007 Apr; 11(2):93–7.

10 Jadoon A. et al.: Associations of polyunsaturated fatty acids with residual depression or anxiety in older people with major depression. J Affect Disord. 2011 Nov 21. [Epub ahead of print]

Gelenkrheuma

1 Cutolo M., Straub R. H.: Stress as a risk factor in the pathogenesis of rheumatoid arthritis. Neuroimmunomodulation. 2006; 13(5–6):277–82.

2 Pradhan E. K. et al.: Effect of Mindfulness-Based Stress Reduction in rheumatoid arthritis patients. Arthritis Rheum. 2007 Oct 15; 57(7):1134–42.

3 Kjeldsen-Kragh J. et al.: Controlled trial of fasting and one-year vegetarian diet in rheumatoid arthritis. Lancet. 1991 Oct 12; 338(8772):899–902.

4 Lord G. M. et al.: Leptin modulates the T-cell immune response and reverses starvation-induced immunosuppression. Nature 1998 Aug 27; 394(6696):897–901.

5 Müller H. et al.: Fasting followed by vegetarian diet in patients with rheumatoid arthritis: a systematic review. Scand J Rheumatol. 2001; 30(1):1–10. Review.

6 Han A. et al.: Tai chi for treating rheumatoid arthritis. Cochrane Database Syst Rev. 2004; (3):CD004849.

7 Goldberg R. J., Katz J.: A meta-analysis of the analgetic effects of omega-3 polyunsaturated fatty acid supplementation for inflammatory joint pain. Pain. 2007 May; 129(1–2):210–23.

8 Berman B. M. et al.: The evidence for acupuncture as a treatment for rheumatologic conditions. Rheum Dis Clin North Am. 2000 Feb; 26(1):103–15.

9 Tien C. H. et al.: Acupuncture-associated Listeria monocytogenes arthritis in a patient with rheumatoid arthritis. Joint Bone Spine. 2008 Jul; 75(4):502–3. Epub 2008 May 2.

10 Lord G. M. et al.: Leptin modulates the T-cell immune response and reverses starvation-induced immunosuppression. Nature 1998 Aug 27; 394(6696):897–901.

11 Müller H. et al.: Fasting followed by vegetarian diet in patients with rheumatoid arthritis: a systematic review. Scand J Rheumatol. 2001; 30(1):1–10. Review.

12 Gagnier J. J. et al.: Herbal medicine for low back pain: a Cochrane review. Spine (Phila Pa 1976). 2007 Jan 1; 32(1):82–92.

13 Soeken K. L.: Selected CAM therapies for arthritis-related pain: the evidence from systematic reviews., Clin J Pain. 2004 Jan–Feb; 20(1):13–8.

14 Randall C. et al.: Randomized controlled trial of nettle sting for treatment of base-of-thumb pain. J R Soc Med. 2000 Jun; 93(6):305–9.

15 Toussirot E. et al.: Bacterial extract (OM-89) specific and non specific immunomodulation in rheumatoid arthritis patients. Autoimmunity. 2006 Jun; 39(4): 299–306.

16 Hatakka K. et al.: Effects of probiotic therapy on the activity and activation of mild rheumatoid arthritis-a pilot study. Scand J Rheumatol. 2003; 32(4):211–5.

17 Bäcker M. et al.: Effectiveness of leech therapy in chronic lateral epicondylitis: a randomized controlled trial. Clin J Pain. 2011 Jun; 27(5):442–7.

18 Michalsen A., Klotz S., Lüdtke R., Moebus S., Spahn G., Dobos G. J.: Effectiveness of leech therapy in osteoarthritis of the knee: a randomized, controlled trial. Ann Intern Med. 2003 Nov 4; 139(9):724–30.

19 Andereya S. et al.: Assessment of leech therapy for knee osteoarthritis: a randomized study. Acta Orthop. 2008 Apr; 79(2):235–43.

Kopfschmerzen

1 Torelli P. et al.: Psychiatric comorbidity and headache: clinical and therapeutical aspects. Neurol Sci. 2006 May; 27 Suppl 2:73–6.

2 wie 1.

3 Göbel H. et al.: Effectiveness of Oleum menthae piperitae and paracetamol in therapy of headache of the tension type. Nervenarzt. 1996 Aug; 67(8):672–81.

4 Michalsen A., Grossman P., Acil A., Langhorst J., Lüdtke R., Esch T., Stefano G. B., Dobos G. J.: Rapid stress reduction and anxiolysis among distressed women as a consequence of a three-month intensive yoga program. Med Sci Monit. 2005 Dec; 11(12):CR555–561.

5 Sierpina V. et al.: Mind-body therapies for headache. Am Fam Physician. 2007 Nov 15; 76(10):1523–4.

6 Abbott R. B. et al.: A Randomized Controlled Trial of Tai Chi for Tension Headaches. Evid Based Complement Alternat Med. 2007 Mar; 4(1):107–113.

7 Maintz L. et al.: Die verschiedenen Gesichter der Histaminintoleranz: Konsequenzen für die Praxis. Histamine Intolerance in Clinical Practice. Dtsch Arztebl 2006; 103(51–52): A-3477 / B-3027 / C-2903.

8 Endres H. G. et al.: Acupuncture for tension-type headache: a multicentre, sham-controlled, patient-and observer-blinded, randomised trial. J Headache Pain. 2007 Oct; 8(5):306–14.

9 Melchart D. et al.: Acupuncture in Patients with Tension Type Headache - A Randomized Trial. BMJ 2005; 331:376–82.

10 Hufnagel A. et al.: Stroke following chiropractic manipulation of the cervical spine. J Neurol. 1999 Aug; 246(8):683–8.

11 Anderson R. E., Seniscal C.: A comparison of selected osteopathic treatment and relaxation for tension-type headaches. Headache 2006 Sep; 46(8):1273–80.

12 Shevel E.: Craniomandibular muscles, intraoral orthoses and migraine. Expert Rev Neurother. 2005 May; 5(3):371–7. Review.

13 Perozzo P. et al.: Anger and emotional distress in patients with migraine and tension-type headache. J Headache Pain. 2005 Oct; 6(5): 392–9.

Koronare Herzerkrankung

1 Yusuf S. et al.: INTERHEART Study Investigators. Effect of potentially modifiable risk factors associated with myocardial infarction in 52 countries (the INTERHEART study): case-control study. Lancet. 2004 Sep 11–17; 364(9438):937–52.

2 Ornish D. et al.: Can lifestyle changes reverse coronary heart disease? The Lifestyle Heart Trial. Lancet. 1990 Jul 21; 336(8708):129–33.

3 Michalsen A., Grossman P., Lehmann N., Knoblauch N. T., Paul A., Moebus S., Budde T., Dobos G. J.: Psychological and quality-of-life outcomes from a comprehensive stress reduction and lifestyle program in patients with coronary artery disease: results of a randomized trial. Psychother Psychosom. 2005; 74(6):344–52.

4 Michalsen A., Knoblauch N. T., Lehmann N., Grossman P., Kerkhoff G., Wilhelm F. H., Moebus S., Konstantinides S., Binder L., Heusch G., Siffert W., Budde T., Dobos G. J.: Effects of lifestyle modification on the progression of coronary atherosclerosis, autonomic function, and angina – the role of GNB3 C825T polymorphism. Am Heart J. 2006 Apr; 151(4):870–7.

5 Michalsen A., Lehmann N., Pithan C., Knoblauch N.T., Moebus S., Kannenberg F., Binder L., Budde T., Dobos G. J.: Mediterranean diet has no effect on markers of inflammation and metabolic risk factors in patients with coronary artery disease. Eur J Clin Nutr. 2006 Apr; 60(4):478–85.

6 Wilbert-Lampen U. et al.: Cardiovascular events during World Cup soccer. N Engl J Med. 2008 Jan 31; 358(5):475–83.

7 Dickens C. et al.: New onset depression following myocardial infarction predicts cardiac mortality. Psychosom Med. 2008 May; 70(4):450–5.

8 Ornish D. et al.: Love and Survival: 8 Pathways to Intimacy and Health. William Morrow Paperbacks; 1 edition. 1999.

9 Medalie J. H., Goldbourt U.: Angina pectoris among 10,000 men. II: Psychosocial and other riskfactors as evidenced by a multivariate analysis of a five year incidence study. Am J Med. 1976 May 31; 60(6):910–21.

10 Michalsen A., Richarz B., Reichardt H., Spahn G., Konietzko N., Dobos G.J.: Smoking cessation for hospital staff. A controlled intervention study. Dtsch Med Wochenschr. 2002 Aug 23; 127(34–35):1742–7.

11 Willich S. N. et al.: PIN Study Group. Cardiac risk factors, medication, and recurrent clinical events after acute coronary disease; a prospective cohort study. Eur Heart J. 2001 Feb; 22(4):307–13.

12 Gordon N. F. et al.: Effectiveness of therapeutic lifestyle changes in patients with hypertension, hyperlipidemia, and/or hyperglycemia. Am J Cardiol. 2004 Dec 15; 94(12):1558–61.

13 Michalsen A., Grossman P., Lehmann N., Knoblauch N. T., Paul A., Moebus S., Budde T., Dobos G. J.: Psychological and quality-of-life outcomes from a comprehensive stress reduction and lifestyle program in patients with coronary artery disease: results of a randomized trial. Psychother Psychosom. 2005; 74(6):344–52.

14 wie 2.

15 Stampfer M. J. et al.: Primary prevention of coronary heart disease in women through diet and lifestyle. N Engl J Med. 2000 Jul 6; 343(1):16–22.

16 wie 10.

17 Sacks F. M. et al.: DASH-Sodium Collaborative Research Group. Effects on blood pressure of reduced dietary sodium and the Dietary Approaches to Stop Hypertension (DASH) diet. DASH-Sodium Collaborative Research Group. N Engl J Med. 2001 Jan 4; 344(1):3–10.

18 Appel L. J. et al.: OmniHeart Collaborative Research Group. Effects of protein, monounsaturated fat, and carbohydrate intake on blood pressure and serum lipids: results of the OmniHeart randomized trial. JAMA 2005 Nov 16; 294(19):2455–64.

19 Yoshizawa K. et al.: Mercury and the risk of coronary heart disease in men. N Engl J Med. 2002 Nov 28; 347(22):1755–60.

20 Pittler M. H., Ernst E.: Clinical effectiveness of garlic (Allium sativum). Mol Nutr Food Res. 2007 Nov; 51(11):1382–5.

21 de Lorgeril M. et al.: Mediterranean diet, traditional risk factors, and the rate of cardiovascular complications after myocardial infarction: final report of the Lyon Diet Heart Study. Circulation. 1999 Feb 16; 99(6):779–85.

22 Cunnane St. C., Thomson L. U.: Flexseed in human nutrition Champaign: AOCS Press, Champaign, Illinois, 1995.

23 Simopoulos A. P., Salem N.: Jrn-3 fatty acids in eggs from range-fed Greek chickens. N Engl J Med. 1989 Nov 16; 321(20):1412.

24 Goldfinger T. M.: Beyond the French paradox: the impact of moderate beverage alcohol and wine consumption in the prevention of cardiovascular disease. Cardiol Clin. 2003 Aug; 21(3):449–57.

25 Tolstrup J., Grønbaek M.: Alcohol and atherosclerosis: recent insights. Curr Atheroscler Rep. 2007 Aug; 9(2):116–24.

26 Knowler W. C. et al.: Diabetes Prevention Program Research Group. Reduction in the incidence of type 2 diabetes with lifestyle intervention or metformin. N Engl J Med. 2002 Feb 7; 346(6):393–403.

27 Tuomilehto J. et al.: Finnish Diabetes Prevention Study Group. Prevention of type 2 diabetes mellitus by changes in lifestyle among subjects with impaired glucose tolerance. N Engl J Med. 2001 May 3; 344(18):1343-50.

28 Holloszy J. O.: Mortality rate and longevity of food-restricted exercising male rats: a reevaluation. J. Appl Physiol. 1997 Feb; 82(2):399–403.

29 Hambrecht R. et al.: Effect of exercise on coronary endothelial function in patients with coronary artery disease. N Engl J Med. 2000 Feb 17; 342(7):454–60.

30 Dimsdale J. E.: Psychological stress and cardiovascular disease. J Am Coll Cardio. 2008 Apr. 1; 51(13):1237–46.

31 Michaelsen A., Grossman P., Lehmann N., Knoblauch N., Moebus S., Budde T., Dobos G. J.: Psychological and quality-of-life outcomes from a comprehensiv stress reducktion and lifestyle program in patients with coronary artery disease: results of a randomized trial. Psychother Psychosom. 1005; 74(6):344–52

32 Appel L. J. et al.: OmniHeart Collaborative Research Group. Effects of protein, monounsaturated fat, and carbohydrate intake on blood pressure and serum lipids: results of the OmniHeart randomized trial. JAMA 2005 Nov 16; 294(19):2455–64.

33 Naska A. et al.: Siesta in healthy adults and coronary mortality in the general population. Arch Intern Med. 2007 Feb 12; 167(3):296–301.

34 Lakkireddy D et al. Impact of yoga on arrhythmia burden and quality of life (QOL) in patients wth symptomatic paroxysmalattrial fibrillation: the yoga my heart study. J Am Coll Cardiol. 2011; 57:129, doi:10.1016/S0735-1097(11)60129-0.

35 Fields J. Z. et al.: Effect of a multimodality natural medicine program on carotid atherosclerosis in older subjects: a pilot trial of Maharishi Vedic Medicine. Am J Cardiol. 2002 Apr 15; 89(8):952–8.

36 Bernardi L. et al.: Effect of rosary prayer and yoga mantras on autonomic cardiovascular rhythms: comparative study. BMJ. 2001 Dec 22-29; 323(7327):1446–9.

37 Miller J. J. et al.: Three-year follow-up and clinical implications of a mindfulness meditation-based stress reduction intervention in the treatment of anxiety disorders. Gen Hosp Psychiatry. 1995 May; 17(3):192–200.

38 Michalsen A., Lüdtke R., Bühring M., Spahn G., Langhorst J., Dobos G. J.: Thermal hydrotherapy improves quality of life and hemodynamic function in patients with chronic heart failure. Am Heart J. 2003 Oct; 146(4):728–33.

39 Holubarsch C. J. et al.: Survival and prognosis: investigation of Crataegus extract WS 1442 in congestive heart failure (SPICE)-rationale, study design and study protocol. Eur J Heart Fail. 2000 Dec; 2(4):431–7.

40 Pittler M. H. et al.: Hawthorn extract for treating chronic heart failure. Cochrane Database Syst Rev. 2008 Jan 23;(1):CD005312.

Migräne

1 Blau J. N. et al.: Water-deprivation headache: a new headache with two variants. Headache 2004 Jan; 44(1):79–83.

2 Göbel H. et al.: Effectiveness of Oleum menthae piperitae and paracetamol in therapy of headache of the tension type. Nervenarzt 1996 Aug; 67(8):672–81.

3 Jordt S. E. et al.: Mustard oils and cannabinoids excite sensory nerve fibres through the TRP channel ANKTM1. Nature 2004; 427(6971):260–265.

4 Schwickert M. E. et al. Gua Sha for migraine in inpatient withdrawal therapy of headache due to medication overuse Forsch Komplementmed. 2007 Oct;14(5):297-300. Epub 2007 Oct 25. Article in German.

5 Maizels M., Geiger A. M.: Intranasal lidocaine for migraine: a randomized trial and open-label follow-up. Headache 1999 Sep; 39(8):543–51.

6 Shevel E.: Craniomandibular muscles, intraoral orthoses and migraine. Expert Rev Neurother. 2005 May;5(3):371–7. Review.

7 Zhou D. et al.: Serotonin transporters in the rat frontal cortex: lack of circadian rhythmicity but down-regulation by food restriction. J Neurochem. 1996 Aug; 67(2):656–61.

8 Michalsen A., Kuhlmann M. K., Lüdtke R., Bäcker M., Langhorst J., Dobos G. J.: Prolonged fasting in patients with chronic pain syndromes leads to late mood-enhancement not related to weight loss and fasting-induced leptin depletion. Nutr Neurosci. 2006 Oct–Dec; 9(5-6):195–200.

9 Lord G. M. et al.: Leptin modulates the T-cell immune response and reverses starvation-induced immunosuppression. Nature. 1998 Aug 27; 394(6696): 897–901.

10 Sierpina V. et al.: Mind-body therapies for headache. Am Fam Physician. 2007 Nov 15; 76(10):1523–4.

11 Friedrichs E. et al.: Qigong Yangsheng-Übungen als Begleittherapie bei Migräne und Spannungskopfschmerz – Ergebnisse einer multizentrischen prospektiven Pilotstudie. Deutsche Zeitschrift für Akupunktur (DZA) 2003 Dec; 46(4):6–17.

12 Wöber C. et al.: Trigger factors of migraine and tension-type headache: experience and knowledge of the patients. J Headache Pain 2006 Sep; 7(4):188–95.

13 Lipton R. B. et al.: Petasites hybridus root (butterbur) is an effective preventive treatment for migraine. Neurology. 2004 Dec 28; 63(12):2240–4.

14 Melchart D. et al.: Acupuncture versus placebo versus sumatriptan for early treatment of migraine attacks: a randomized controlled trial. J Intern Med. 2003 Feb; 253(2):181–8.

15 Linde K. et al.: Acupuncture for Patients with Migraine - A Randomized Controlled Trial. JAMA 2005; 293(17):2118–2125.

16 Diener H. C. et al.: GERAC Migraine Study Group. Efficacy of acupuncture for the prophylaxis of migraine: a multicentre randomised controlled clinical trial. Lancet Neurol. 2006 Apr; 5(4):310–6.

17 Bronfort G. et al.: Non-invasive physical treatments for chronic/recurrent headache. Cochrane Database Syst Rev. 2004; (3):CD001878.

18 Hufnagel A. et al.: Stroke following chiropractic manipulation of the cervical spine. J Neurol. 1999 Aug; 246(8):683–8.

19 wie 18.

20 Shevel E.: Craniomandibular muscles, intraoral orthoses and migraine. Expert Rev Neurother. 2005 May;5(3):371–7. Review.

Reizdarm

1 Keefer L., Blanchard E. B.: The effects of relaxation response meditation on the symptoms of irritable bowel syndrome: results of a controlled treatment study. Behav Res Ther. 2001 Jul; 39(7):801–11.

2 Kuttner L. et al.: A randomized trial of yoga for adolescents with irritable bowel syndrome. Pain Res Manag. 2006 Winter; 11(4):217–23.

3 Motivala S. J. et al.: Tai Chi Chih acutely decreases sympathetic nervous system activity in older adults. J Gerontol A Biol Sci Med Sci. 2006 Nov; 61(11):1177–80.

4 van der Veek P. P. et al.: A Clinical trial: short- and long-term benefit of relaxation training for irritable bowel syndrome. Aliment Pharmacol Ther. 2007 Sep 15; 26(6):943–52.

5 Sapone A. et al. Divergence of gut permeability and mucosal immune gene expression in two gluten-associated conditions: celiac disease and gluten sensitivity. BMC Med. 2011 Mar 9; 9:23.

6 http://miriam-betancourt.ksta-blogs.de/

7 Bensoussan A. et al.: Treatment of irritable bowel syndrome with Chinese herbal medicine: a randomized controlled trial. JAMA 1998 Nov 11; 280(18):1585–9.

8 Schneider A. et al.: Acupuncture treatment in gastrointestinal diseases: a systematic review. World J Gastroenterol. 2007 Jul 7; 13(25):3417–24.

9 Liu J. P. et al.: Herbal medicines for treatment of irritable bowel syndrome. Cochrane Database Syst Rev. 2006 Jan 25; (1):CD004116.

10 Rösch W. et al.: Phytotherapy for functional dyspepsia: a review of the clinical evidence for the herbal preparation STW 5. Phytomedicine. 2006; 13 Suppl 5:114–21.

11 Grigoleit H. G., Grigoleit P.: Peppermint oil in irritable bowel syndrome. Phytomedicine. 2005 Aug; 12(8):601–6.

12 wie 1.

13 Kuttner L. et al.: A randomized trial of yoga for adolescents with irritable bowel syndrome. Pain Res Manag. 2006 Winter; 11(4):217–23.

14 wie 3.

15 Webb A. N. et al.: Hypnotherapy for treatment of irritable bowel syndrome. Cochrane Database Syst Rev. 2007 Oct 17; (4):CD005110.

16 Nikfar S. et al.: Efficacy of probiotics in irritable bowel syndrome: a meta-analysis of randomized, controlled trials. Dis Colon Rectum. 2008 Dec;51(12):1775-80. Epub 2008 May 9.

17 Wilhelm S. M. et al.: Effectiveness of probiotics in the treatment of irritable bowel syndrome. Pharmacotherapy. 2008 Apr; 28(4):496–505.

18 Daley A. J. et al.: The effects of exercise upon symptoms and quality of life in patients diagnosed with irritable bowel syndrome: a randomised controlled trial. Int J Sports Med. 2008 Sep;29(9):778–82. Epub 2008 May 6.

19 Villoria A. et al.: Physical activity and intestinal gas clearance in patients with bloating. Am J Gastroenterol. 2006 Nov; 101(11):2552–7.

20 wie 11.

21 wie 9.

22 Webb A. N. et al.: Hypnotherapy for treatment of irritable bowel syndrome. Cochrane Database Syst Rev. 2007 Oct 17; (4):CD005110.

Rückenschmerzen

1 Pfingsten M., Hildebrandt J.: Treatment of chronic low back pain through intensive activation – an assessment of 10 years. Anasthesiol Intensivmed Notfallmed Schmerzther. 2001 Sep; 36(9):580–9.

2 Haake M. et al.: German Acupuncture Trials (GERAC) for chronic low back pain: randomized, multicenter, blinded, parallel-group trial with 3 groups. Arch Intern Med. 2007 Sep 24; 167(17):1892–8. Erratum in: Arch Intern Med. 2007 Oct 22; 167(19):2072.

3 Chrubasik J. E. et al.: Evidence of effectiveness of herbal anti-inflammatory drugs in the treatment of painful osteoarthritis and chronic low back pain. Phytother Res. 2007 Jul; 21(7):675–83.

4 Gagnier J. J. et al.: Herbal medicine for low back pain: a Cochrane review. Spine. 2007 Jan 1; 32(1):82–92.

5 Frerick H. et al.: Topical treatment of chronic low back pain with a capsicum plaster. Pain. 2003 Nov; 106(1–2):59–64.

6 Smith C. A. et al. Acupuncture for primary dysmenorrhoea. Cochrane Database Syst Rev. 2011 Jan 19; (1):CD007854.

7 Roelofs P. D. et al.: Non-steroidal anti-inflammatory drugs for low back pain. Cochrane Database Syst Rev. 2008 Jan 23; (1):CD000396.

8 Wolfe M. M. et al.: Gastrointestinal toxicity of nonsteroidal anti-inflammatory drugs. N Engl J Med. 1999 Jun 17; 340(24): 1888–99.

9 Morone N. E. et al.: Mindfulness meditation for the treatment of chronic low back pain in older adults: a randomized controlled pilot study. Pain. 2008 Feb; 134(3):310–9.

10 Ostelo R. W.et al.: Behavioural treatment for chronic low-back pain. Cochrane Database Syst Rev. 2005 Jan 25; (1): CD002014. Review.

11 Sherman K. J. et al.: Comparing yoga, exercise, and a self-care book for chronic low back pain: a randomized, controlled trial. Ann Intern Med. 2005 Dec 20; 143(12):849–56.

12 Hayden J. A. et al.: Exercise therapy for treatment of non-specific low back pain. Cochrane Database Syst Rev. 2005 Jul 20; (3):CD000335.

13 wie 1.

14 Nach AOK: www.aok.de/baden-wuerttemberg/gesundheit/aok-studie-39615.php, abgefragt am 9.2.2012.

15 wie 5.

16 Andersson G. B.: Epidemiological features of chronic low-back pain. Lancet. 1999 Aug 14; 254(9178):581–5. Review.

17 Furlan A. D. et al.: Massage for low back pain. Cochrane Database Sys. Rev. 2002 (2): CD001929.

Register

Adressen

Informationen über naturheilkundliche Methoden

Wer ein besonderes Interesse an naturheilkundlichen Verfahren hat, kann sich an die Karl und Veronica Carstens-Stiftung und den Förderverein »Natur und Medizin« e.V. wenden. Die Carstens-Stiftung setzt sich für die wissenschaftliche Erforschung der Komplementärmedizin ein.
Der Verein »Natur und Medizin« berät Patienten bei allen Fragen rund um Naturheilkunde und Homöopathie.

Kontakt und weitere Informationen:

Carstens-Stiftung
Am Deimelsberg 36
45276 Essen
Tel. 0201-56305-0
E-Mail: info@carstens-stiftung.de
Internet: www.carstens-stiftung.de

Natur und Medizin e.V.

Am Deimelsberg 36
45276 Essen
Tel. 0201-56305-70
E-Mail: info@naturundmedizin.de
Internet: www.naturundmedizin.de

Kliniken für Integrative Medizin

Kliniken Essen Mitte, Standort:
Knappschafts-Krankenhaus
Innere V, Naturheilkunde und
Integrative Medizin
Stiftungsprofessur für Naturheilkunde
und Integrative Medizin
der Alfried Krupp von Bohlen
und Halbach-Stiftung
Universität Duisburg-Essen
Prof. Dr. med. Gustav J. Dobos
Am Deimelsberg 34a
45276 Essen
Tel.: 0201-174 25008
E-Mail:
g.dobos@kliniken-essen-mitte.de
Internet: www.uni-duisburg-essen.de/naturheil-kunde/de/naturheilkunde/index.php
www.kliniken-essen-mitte.de/

Klinik Blankenstein
Abteilung für Naturheilkunde
Im Vogelsang 5–11
45527 Hattingen
(Chefarzt: Prof. Dr. med. A.-M. Beer)
www.klinik-blankenstein.de/

Krankenhaus für Naturheilweisen
Sanatoriumsplatz 2
81545 München
(Chefarzt: Dr. med. Benno Ostermayr)
www.krankenhaus-naturheilweisen.de

Waldhausklinik Deuringen
Sandbergstr. 47–49
86391 Stadtbergen
(Leitender Arzt: Dr. med. Walter Manz)
www.waldhausklinik.de

Immanuel-Krankenhaus
Abteilung für Naturheilkunde
Königstraße 63
14109 Berlin
(Ärztl. Leitung: Prof. Dr. med. Andreas Michalsen, Dr. med Rainer Stange)
www.immanuel.de/einrichtungen/berlin-wannsee

Hufeland-Klinik
Abteilung Naturheilkunde
Taunusallee 5
56130 Bad Ems
(Chefarzt: Dr. med. Andreas Bünz)
www.hufeland-klinik.com

Bildnachweis

Dr. Kai-Uwe Nielsen: 37, 46, 149; Getty Images: 23; Jana Liebenstein: 4 l., 5 r., 20/21, 27, 32, 33, 38, 39, 40, 41, 48, 50, 51, 60, 62, 63, 70, 71, 81, 86, 89, 90, 103, 109, 113, 115, 121, 123, 125, 128, 131, 132, 152, 153, 154, 155, 156, 165, 169, 171, Umschlag hinten (l.); Mauritius: 4 r., 8–19 (Vignetten), 68, 101, 144–173 (Vignetten), 162, 168, 173, Umschlag hinten (r.); Stockfood: 5 l., 25, 49, 110, 119, 146, 158, Umschlag hinten (mitte); Stockfood/Food Photography Eising: 95; Tom Pflaum: 22, 30, 36, 45, 57, 67, 76, 84, 94, 106, 118

Hinweis

Die im Buch veröffentlichten Ratschläge wurden mit größter Sorgfalt von Autor und Verlag erarbeitet und geprüft. Eine Garantie kann jedoch nicht übernommen werden. Ebenso ist eine Haftung des Autors bzw. des Verlags und seiner Beauftragten für Personen-, Sach- oder Vermögensschäden ausgeschlossen.
Erkrankungen mit ernstem Hintergrund gehören immer in ärztliche Behandlung.
Bei bereits bestehenden Beschwerden kann das Buch deshalb keinen fachärztlichen Rat ersetzen.